全国中医药行业高等职业教育"十四五"规划教材

全国高等医药职业院校规划教材（第六版）

康复护理

（第三版）

（供护理、康复治疗技术专业用）

主　编　李为华　王　建

全国百佳图书出版单位

中国中医药出版社

·北　京·

图书在版编目（CIP）数据

康复护理 / 李为华，王建主编. -- 3 版. --北京：
中国中医药出版社，2025.1.（2025.10 重印）--
（全国中医药行业高等职业教育"十四五"规划教材）.
ISBN 978-7-5132-9217-7

Ⅰ. R47

中国国家版本馆 CIP 数据核字第 20248A2R98 号

融合教材服务说明

全国中医药行业职业教育"十四五"规划教材为新形态融合教材，各教材配套数字教材和相关数字化教学资源（PPT 课件、视频、复习思考题答案等）仅在全国中医药行业教育云平台"医开讲"发布。

资源访问说明

到"医开讲"网站（jh.e-lesson.cn）或扫描教材内任意二维码注册登录后，输入封底"激活码"进行账号绑定后即可访问相关数字化资源（注意：激活码只可绑定一个账号，为避免不必要的损失，请您刮开序列号立即进行账号绑定激活）。

联系我们

如您在使用数字资源的过程中遇到问题，请扫描右侧二维码联系我们。

中国中医药出版社出版

北京经济技术开发区科创十三街 31 号院二区 8 号楼
邮政编码　100176
传真　010-64405721
山东华立印务有限公司印刷
各地新华书店经销

开本 850×1168　1/16　印张 12　字数 319 千字
2025 年 1 月第 3 版　2025 年 10 月第 2 次印刷
书号　ISBN 978-7-5132-9217-7

定价　45.00 元
网址　www.cptcm.com

服 务 热 线　010-64405510
购 书 热 线　010-89535836
维 权 打 假　010-64405753

微信服务号　**zgzyycbs**
微商城网址　**https://kdt.im/LIdUGr**
官 方 微 博　**http://e.weibo.com/cptcm**
天猫旗舰店网址　**https://zgzyycbs.tmall.com**

全国中医药行业高等职业教育"十四五"规划教材
全国高等医药职业院校规划教材（第六版）

《康复护理》编委会

全国中医药行业高等职业教育"十四五"规划教材
全国高等医药职业院校规划教材（第六版）

《康复护理》
融合出版数字化资源编创委员会

主　编

李为华（重庆三峡医药高等专科学校）　　　王　建（山东中医药高等专科学校）

副主编

孙会娟（渭南职业技术学院）　　　　　　　张立峰（大庆医学高等专科学校）

何海艳（四川中医药高等专科学校）　　　　吴华平（江苏医药职业学院）

编　委（以姓氏笔画为序）

王　卉（重庆三峡医药高等专科学校）　　　王太娟（山东中医药高等专科学校）

田　晔（山东药品食品职业学院）　　　　　田梦晨（南京中医药大学）

杨　燕（重庆健康职业学院）　　　　　　　冷成香（济南护理职业学院）

陈天昊（湖北中医药高等专科学校）　　　　徐含秀（江西中医药高等专科学校）

黄秋慧（广西卫生职业技术学院）

前　言

"全国中医药行业高等职业教育'十四五'规划教材"是为贯彻党的二十大精神和习近平总书记关于职业教育工作和教材工作的重要指示批示精神，落实《中医药发展战略规划纲要（2016—2030 年）》等文件精神，在国家中医药管理局领导和全国中医药职业教育教学指导委员会指导下统一规划建设的，旨在提升中医药职业教育对全民健康和地方经济的贡献度，提高职业技术院校学生的实践操作能力，实现职业教育与产业需求、岗位胜任能力严密对接，突出新时代中医药职业教育的特色。鉴于由中医药行业主管部门主持编写的"全国高等医药职业院校规划教材"（三版以前称"统编教材"）在 2006 年后已陆续出版第三版、第四版、第五版，故本套"十四五"行业规划教材为第六版。

中国中医药出版社是全国中医药行业规划教材唯一出版基地，为国家中医、中西医结合执业（助理）医师资格考试大纲和细则、实践技能指导用书，全国中医药专业技术资格考试大纲和细则唯一授权出版单位，与国家中医药管理局中医师资格认证中心建立了良好的战略伙伴关系。

本套教材由 50 余所开展中医药高等职业教育的院校及相关医院、医药企业等单位，按照教育部公布的《高等职业学校专业教学标准》内容，并结合全国中医药行业高等职业教育"十三五"规划教材建设实际联合组织编写。本套教材供中医学、中药学、针灸推拿、中医骨伤、中医康复技术、中医养生保健、护理、康复治疗技术 8 个专业使用。

本套教材具有以下特点：

1. 坚持立德树人，融入课程思政内容和党的二十大精神。把立德树人贯穿教材建设全过程、各方面，体现课程思政建设新要求，发挥中医药文化的育人优势，推进课程思政与中医药人文的融合，大力培育和践行社会主义核心价值观，健全德技并修、工学结合的育人机制，努力培养德智体美劳全面发展的社会主义建设者和接班人。

2. 加强教材编写顶层设计，科学构建教材的主体框架，打造职业行动能力导向明确的金教材。教材编写落实"三个面向"，始终围绕中医药职业教育技术技能型、应用型中医药人才培养目标，以学生为中心，以岗位胜任力、产业需求为导向，内容设计符合职业院校学生认知特点和职业教育教学实际，体现了先进的职业教育理念，贴近学生、贴近岗位、贴近社会，注重科学性、先进性、针对性、适用性、实用性。

3. 突出理论与实践相结合，强调动手能力、实践能力的培养。鼓励专业课程教材融入中医药特色产业发展的新技术、新工艺、新规范、新标准，满足学生适应项目学习、案例学习、模块化学习等不同学习方式的要求，注重以典型工作任务、案例等为载体组织教学单元，有效地激发学生的学习兴趣和创新潜能。同时，编写队伍积极吸纳了职业教育"双师型"教师。

4. 强调质量意识，打造精品示范教材。将质量意识、精品意识贯穿教材编写全过程。教材围绕"十三五"行业规划教材评价调查报告中指出的问题，以问题为导向，有针对性地对上一版教材内容进行修订完善，力求打造适应中医药职业教育人才培养需求的精品示范教材。

5. 加强教材数字化建设。适应新形态教材建设需求，打造精品融合教材，探索新型数字教材。将新技术融入教材建设，丰富数字化教学资源，满足中医药职业教育教学需求。

6. 与考试接轨。编写内容科学、规范，突出职业教育技术技能人才培养目标，与执业助理医师、药师、护士等执业资格考试大纲一致，与考试接轨，提高学生的执业考试通过率。

本套教材的建设，得到国家中医药管理局领导的指导与大力支持，凝聚了全国中医药行业职业教育工作者的集体智慧，体现了全国中医药行业齐心协力、求真务实的工作作风，代表了全国中医药行业为"十四五"期间中医药事业发展和人才培养所做的共同努力，谨此向有关单位和个人致以衷心的感谢。希望本套教材的出版，能够对全国中医药行业职业教育教学发展和中医药人才培养产生积极的推动作用。需要说明的是，尽管所有组织者与编写者竭尽心智，精益求精，本套教材仍有一定的提升空间，敬请各教学单位、教学人员及广大学生多提宝贵意见和建议，以便修订时进一步提高。

国家中医药管理局教材办公室
全国中医药职业教育教学指导委员会
2024 年 12 月

编写说明

随着社会经济的发展及人民生活水平的提高，人口老龄化、慢性疾病及意外伤害导致的功能障碍患者逐年增加，改善患者生活质量，使其重返社会，需要康复医师、治疗师及康复护士等的共同努力。

本教材坚持立德树人贯穿教材建设的全过程，推进课程思政、党的二十大精神与中医药人文的融合，体现现代康复与传统康复的融合。根据职业院校学生认知特点和职业教育教学实际，本教材的编写以学生为中心，以岗位胜任力为导向，注重以案例、典型工作任务等为载体，组织教学单元，并融入新技术，丰富数字化教学资源，有效激发学习兴趣和创新潜能。

本教材以现代康复理念为指导，突出康复护理特点和工作要求，体现中医康复特色，编写内容注重"科学性、先进性、针对性、适用性、实用性"，包括概论、康复护理评定、常用康复治疗技术、常用康复护理技术、常见临床症状的康复护理、常见伤残疾患的康复护理6个模块34个项目。学生系统学习后能够熟悉康复医学和康复护理的基本理论、基本知识，掌握康复护理的基本操作技能，能够运用康复护理的知识和技能对常见病、伤、残者开展康复护理，在护理过程中体现人文关怀。本教材适合职业院校护理专业、康复治疗技术专业学生及临床护理人员使用。

根据编委会成员的专长，本次编写的具体分工如下：模块一项目一和项目五由王建编写；模块一项目二至项目四由田晔编写；模块二项目一由李为华编写；模块二项目二由李为华和王卉编写；模块三项目一由陈天昊和张立峰编写；模块三项目二和项目七由张立峰编写；模块三项目三至项目六由杨燕编写；模块四项目一至项目二由黄秋慧编写；模块四项目三至项目四由吴华平编写；模块五项目一至项目二由何海艳编写；模块五项目三至项目四由冷成香编写；模块六项目一至项目四由孙会娟编写；模块六项目五和项目十二由王太娟编写；模块六项目六至项目八由徐含秀编写；模块六项目九至项目十由田梦晨编写；模块六项目十一由李为华编写。

本教材是在中国中医药出版社及各位专家的倾情付出之下完成的，在此对编者及编者所在单位给予的大力支持表示感谢。康复护理是一门新兴学科，其理论和实践都在不断更新，各院校师生在使用过程中如发现不足之处，请提出宝贵建议，以便再版时修改完善。

《康复护理》编委会

2024 年 10 月

目　录

扫一扫，查阅
本模块 PPT 等
数字资源

模块一　概　　论

项目一　康复医学概述

【学习目标】

掌握：康复、康复医学的概念。

熟悉：康复范畴。

了解：康复医学发展简史。

一、相关概念

（一）康复

1. 康复的概念　康复译自 rehabilitation，是指通过综合协调地应用各种措施，消除或减轻病、伤、残者身心及社会功能障碍，达到或保持最佳功能水平，同时改善患者与环境的关系，增强自理能力，使其重返社会，提高生存质量。

2. 康复范畴　包括医学康复、康复工程、教育康复、职业康复和社会康复等构成的全面康复。

（1）医学康复　是通过医学手段解决病、伤、残者的功能障碍，促进康复。

（2）康复工程　是应用工程学的原理和方法，研究并解决病、伤、残者全面康复中的工程技术问题的学科。

（3）教育康复　是指对适龄病、伤、残儿童实施文化教育，可以在普通学校中开设特殊教育班或建立专门招收残障儿童的学校，如特殊教育学校。

（4）职业康复　是通过帮助病、伤、残者获得与其能力相适应的职业以促进他们康复和发展的方法。

（5）社会康复　是从社会的角度推进医学康复、康复工程、教育康复和职业康复实施的过程，如改善残疾人的经济环境和生活质量；制定相关的法律和法规，保证残疾人的合法权益等。

3. 康复服务方式

（1）机构康复　包括综合医院的各临床相关学科、康复科、康复门诊、康复医院（中心）及特殊的康复机构等。其特点是有较完善的康复设施，有经过正规训练的各类专业人员，有较高的专业技术水平，能解决病、伤、残者各种康复问题。

（2）社区康复　是指在社区内或基层开展的康复治疗。它依靠基层社区内的民政、教育等

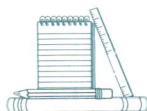

有关部门和一切可利用的人力、物力、设施等资源为本社区的病、伤、残者就近就便提供训练指导、康复护理、知识普及、亲友培训、辅助器具及咨询转介等多种康复服务。

（3）上门服务　是指具有一定治疗技术的康复人员走出康复机构，为病、伤、残者提供上门康复训练和服务。

（二）康复医学

康复医学是应用医学的方法，以研究病、伤、残者功能障碍的预防、诊断、评定、治疗和训练等为主要任务，以改善其功能、预防和处理并发症、提高自理能力、改善生存质量，并促使其重返社会为目的的一门医学学科。

二、康复医学的服务对象

1.各种原因引起的功能障碍者　如有躯体、内脏、精神、心理等方面的功能障碍者。

2.老年人群　当前我国仍将面临人口的快速老龄化，大多数老年人患有各种疾病（包括内脏、肌肉、骨关节）或功能障碍。老龄化将进一步加剧我国康复服务需求的压力。

3.亚健康状态者　亚健康状态者主观症状重，客观证据少，表现为不明原因的体力疲劳、情感障碍、焦虑或神经质、人际关系难以协调等。亚健康状态是一种动态的变化，如果处理得当，则身体可向健康状态转化，反之则易患上各种疾病。

三、康复医学的内容

康复医学主要包括康复预防、康复评定和康复治疗等。

1.康复预防　主要是结合康复实践研究残疾或功能障碍的流行病学、致残原因及预防措施等。

知识链接

康复的三级预防

康复预防分为3级，从3个不同的层次预防伤残或功能障碍的发生。一级预防是指预防能导致病损的各种损伤、疾病、发育缺陷、精神创伤等；二级预防是指病损发生后要积极开展临床治疗和康复治疗，防止功能障碍和残疾的发生；三级预防是在功能障碍和残疾发生后要积极进行康复治疗以限制其发展，避免发生永久及严重的残疾。

2.康复评定　是在临床检查的基础上，对病、伤、残者的功能状况及其水平进行客观的定性和（或）定量描述，并对结果做出全面、合理解释的过程，又称功能评定。康复评定是康复治疗的基础。

3.康复治疗　是根据康复评定所明确的功能障碍的部位、程度，规划、设计、实施康复治疗方案的过程，包括有机、协调地应用各种治疗手段。常用的康复治疗手段包括物理治疗、作业治疗、言语治疗、心理治疗、康复工程、文体治疗、中国传统康复疗法、康复护理等。

四、康复医学与临床医学的关系

康复医学与临床医学有着不可分割的联系。一方面，临床医学的迅速发展，促进了康复

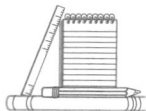

医学的发展，并为康复医学的发展提供了良好的基础和可能性。同样，康复医学的发展也推动了临床各学科的发展。另一方面，康复医学贯穿临床医学实践的全过程，使临床医学更加完善。

康复医学与临床医学又有着明显区别。临床医学的目的在于治愈疾病或稳定病情，而康复医学则着眼于功能恢复，提高生活质量。

五、康复医学的工作方式

康复医学涉及医学的各个领域和不同的专业，通常采用多科联合建立工作团队的方式开展工作。领队是康复医师，成员包括物理治疗师、作业治疗师、言语治疗师、心理治疗师、假肢/矫形器技师、文体治疗师、康复护士、社会工作者等。

在康复医师的领导下，团队成员对患者功能障碍的性质、部位、严重程度、发展趋势、预后与转归充分发表各自的意见，提出相应的对策（包括近期、中期、远期的治疗方法和目标），然后由康复医师归纳、总结为一个完整的康复治疗计划，由各专业人员分头实施；治疗中期，再召开小组会议，对治疗计划的执行情况进行评价、修改、补充；治疗结束时再召开小组会对康复效果进行总结、评价，并为下一阶段的治疗或出院后的康复提出意见。

六、康复医学发展简史

20世纪是现代康复医学的形成和发展时期。两次世界大战极大地推进了创伤康复的发展。20世纪50年代，经Rusk等学者的努力，康复医学开始成为一门独立的学科。20世纪50～80年代，康复医学走向成熟，20世纪80年代以后不断发展壮大。

我国两千年前的中医学就已经出现了功能康复的概念，有使用针灸、导引、热、磁等治疗的记载。中医康复医学的大量学术内容，可见于各个时期养生、预防和临床医籍中。现存最早的中医古籍《黄帝内经》对经络、腧穴、针灸方法及适应证等都做了较为详细的论述，为中医预防医学、临床医学和康复医学奠定了理论基础。

目前我国以独特的传统康复医学与现代康复医学相结合，积极开展国外学术交流，吸收国外先进技术，已形成了具有中国特色的康复医学体系。

复习思考题

1. 下列康复服务的领域，不包括（ ）

    A. 康复工程　　　　　　　　B. 教育康复

    C. 社区康复　　　　　　　　D. 职业康复

    E. 社会康复

2. 下列哪项不属于康复医学的服务对象（ ）

    A. 健康者　　　　　　　　　B. 慢性病患者

    C. 亚健康状态者　　　　　　D. 老年人群

    E. 功能障碍者

3. 康复医学的内容有哪些？

扫一扫，查阅
复习思考题答案

（王　建）

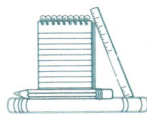

项目二 康复护理概述

【学习目标】
掌握：康复护理的概念。
熟悉：康复护理的工作流程，康复护理与临床护理的区别。
了解：康复护理的发展趋势。

一、康复护理的概念

康复护理是在康复计划的实施过程中，由康复护士配合康复医师和康复治疗师等专业人员，对康复对象进行基础护理和实施各种康复护理的专门技术，以预防继发性残疾，减轻残疾的影响，最大限度地改善功能和重返社会。康复护理是康复医学不可分割的一个重要组成部分，也是护理学的一个重要分支。

二、康复护理的目标

最大限度地帮助病、伤、残者康复或减轻残疾的影响，使之回归家庭和重返社会。康复护理作为一种概念和指导思想必须渗透整个护理系统包括门诊、住院、出院、家庭、社区患者的护理计划中。

三、康复护理的发展趋势

康复护理是一门新兴的学科，随着人口老龄化、慢性病患者的增多及医学技术的不断发展，人们对健康的需求越来越迫切，对康复护理的要求更高，这为康复护理的发展提供了更广阔的空间。

（一）康复护理与各学科相互渗透

康复护理已广泛应用于神经、骨伤、内分泌、精神、肿瘤等学科领域，以及伤病残者的各个阶段，成为现代护理工作的重要组成部分。这就要求康复护士在临床工作中始终贯彻康复护理理念，遵循整体护理观念，以提高疾病治愈率，促进患者早日康复。

（二）康复护理工作范围明显扩大

康复护理工作不仅在医院、康复中心、康复机构进行，还在养老院、疗养院、基层单位、家庭、社区广泛开展，而且社区将是实施康复服务的重要场所之一。

（三）中医传统康复护理与现代康复护理相结合

中国传统康复护理技能内容丰富，通过将推拿、理筋正骨、运动疗法、饮食疗法、五行音乐疗法等中医传统康复护理同现代康复护理相结合，创建具有中国特色的康复护理，是促进我国康复护理事业发展的重要措施。

（四）培养较高层次的康复护理梯队

康复护理人员不仅要有临床护理人员的基础理论和实践经验，还要有康复医学及康复护理

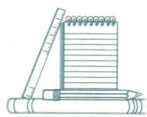

学的理论知识和技能。通过规范化培训和各种形式的继续教育，加强康复护理学科建设和人才培养，加速康复护理学的发展。

四、康复护理的对象

与康复医学对象一致，凡是需要接受康复的对象就是康复护理的对象，包括各种原因引起的功能障碍者、老年人群和亚健康状态者。

五、康复护理的工作方式

康复医学的基本工作方式常以团队模式进行。康复护理工作是在康复治疗计划下进行的，康复护士作为康复医疗团队的主要成员之一，在康复医疗工作中发挥着重要的作用，团队模式涉及多专业和多学科合作，包括学科内团队模式和多学科团队模式。

（一）学科内团队模式

学科内团队模式是通过多种康复专业技术人员的合作工作组来进行康复治疗。学科内团队包括康复医师、康复护士、物理治疗师、作业治疗师、言语治疗师、心理治疗师、社会工作者、假肢/矫形器技师等，应注重参与康复过程的各个成员的独立和相互作用。团队成员对康复治疗的所有结果承担共同的责任。他们共同参与康复目标的确定，提供与目标相关的观察结果，在互相尊重的基础上，共享工作经验，互相学习，取长补短。

（二）多学科团队模式

多学科团队模式是由不同学科的专业人员组成康复医疗团队，为患者提供更加全面、细致的康复治疗服务。团队成员相互协助，建立共同的康复目标和计划，目的是使创伤或残疾患者及其家庭发挥最大的康复潜能，避免对专业知识的过度划分而失去对患者整体的关注。

团队成员的交流方式是通过团队会议进行，各成员从各自专业角度讨论患者的主要功能障碍、治疗情况及下一步治疗计划等。一般采取定量分析的方式记录患者的功能改变，疗效评估通常以回归社会或出院后的结果为依据。

六、康复护理的工作流程

康复护理的工作流程规定了康复护士的工作内容，明确了康复护士的工作程序。利用优化的流程，提高康复护理质量，减少缺陷的发生，消除潜在隐患。一般临床康复护理的工作流程可结合整体护理程序这一方式进行。

（一）收集资料，进行康复护理评估

1.收集资料　收集有关患者的一般资料、生活状态及自理程度、体格检查、心理方面状况。

2.康复护理评估　在整个康复护理流程中，康复护理评估是重要的环节，贯穿康复护理的始终。通常住院期间会进行3次评估，即初期、中期、后期评估。

（二）制定康复护理目标和计划

首先，康复护士针对患者入院康复护理评估进行全面分析，确保目标和计划实际可行。其次，与康复治疗小组其他成员协商，共同制定，以利于目标和计划的全面性和整体性。

（三）实施康复护理措施

1.病室的准备　根据患者的伤残程度及使用辅助设施的需求情况，尽可能选择相适应的病房设施。

2.康复护理技术的应用　协助和指导患者在病区内进行康复护理，主要目的是继续加强患

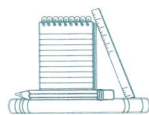

者的功能锻炼，预防二次损伤。如指导患者进行日常生活活动训练、简单的运动疗法训练、简单的言语训练、心理治疗等。

3. 预防并发症 患者住院期间应特别注意预防各种并发症的发生，以免影响康复效果，如预防压疮、泌尿系感染、肺部感染、关节挛缩、直立性低血压、神经源性膀胱等。

4. 心理护理 心理护理工作贯穿康复护理的全过程。由于护士与患者或家属接触时间比较长，因此，及时给予患者心理支持，恰当解释病情或改善情况，适时鼓励患者主动参与康复治疗，对有心理障碍的患者给予心理咨询，以及将患者出现的心理问题转告医生和治疗师，这些都是心理护理的重要内容。

（四）出院指导

1. 健康教育 贯穿康复护理工作的始终。康复教育的主要内容包括皮肤管理、感染预防、二便管理、残存肌力训练、功能障碍部位关节的保护、各种矫形器的保管方法、营养指导、安全问题管理等。康复教育的方法可由康复护士灵活掌握，最终达到易学易掌握的目的。

2. 试回归家庭的指导 对于即将出院的患者，试回归家庭是对患者参与家庭、社会生活实践的一种检验。出院前对患者进行一系列的指导，如试验性地回归家庭生活一段时间，其间观察患者康复的效果，记录存在的问题，作为调整出院后康复计划的依据，为患者出院做好充分准备，尽量减少回归家庭、社会的障碍。

3. 出院后的康复护理指导 是康复护理工作的延续。患者出院时，康复护士要为患者及家属制定继续训练的目标与实施方法，以及患者自我健康管理的具体措施。

4. 康复护理目标执行情况的评价 患者出院时，康复护士应根据其康复效果对患者在住院期间康复护理目标、护理措施进行评价，不断提高康复护理工作的质量。

5. 促进患者回归社会 康复护士应当与社会工作者进行沟通，全面反馈患者训练效果，并提出建设性意见。根据患者实际情况，配合社会工作者，将患者回归家庭和社会时存在的住房、房屋改建、经济、工作、学习等方面的困难和要求向有关部门反映。

七、康复护理与临床护理的区别

（一）护理对象

康复护理对象主要是针对因疾病或损伤而导致的各种功能障碍者、慢性病患者及老年病患者。而临床护理的对象主要是以治疗期间的各种临床疾病的患者为主。

（二）护理目的

康复护理的目的是减轻患者病痛和促进健康，此外还要积极预防残疾及减轻残疾程度，最大限度地恢复其生活和活动能力，使患者早日回归社会。而临床护理主要是针对原发病进行护理，改善症状，以消除致病因素，恢复健康。

（三）护理内容

康复护理通过协助患者进行功能训练并给予指导与监督，强化自我护理，使患者发挥身体残余功能和潜在功能，以替代丧失的部分能力，最终患者能部分或全部照顾自己，为重返社会创造条件。而临床护理是通过护理活动帮助患者维持生命，减少痛苦，促进恢复健康。

（四）病区环境

康复病区和临床其他专科病区不同，不仅是治疗疾病的场所，也是功能训练的场所。在环境设施方面，康复病房更加注重患者的安全保护装置、功能训练设备、无障碍设施的设置等。

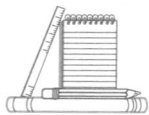

复习思考题

1. 康复护理的目标是（　　　　）

    A. 维持患者肢体功能　　　　　　　　B. 对患者进行心理辅导和支持

    C. 协助患者对功能障碍肢体的训练　　D. 防范其他并发症的形成

    E. 以上都是

2. 康复护理与临床护理的主要区别为（　　　　）

    A. 以基础护理技术为主　　　　　　　B. 被动护理

    C. 替代护理　　　　　　　　　　　　D. 辅助护理

    E. 自我护理

3. 试述康复护理的工作流程。

（田　晔）

扫一扫，查阅
复习思考题答案

项目三　社区康复

【学习目标】

    掌握：社区康复的概念。

    熟悉：社区康复的目标与模式。

    了解：社区康复护理的特点。

一、社区康复的概念

社区康复是指在社区内为康复对象提供康复服务，即在社区范围内，利用和依靠社区的人力、物力、财力、信息和技术资源等，为本社区的病、伤、残者提供有效、可行、经济的全面康复服务。

二、社区康复的目标与模式

1. 目标　通过社区康复，使病、伤、残者和慢性病、老年病者的身心功能得到改善；日常生活活动能够自理，积极参与社区活动；能享有与健康人均等的机会；使病、伤、残者能融入社会，不受歧视，并能得到必要的方便条件和支持以参加社会活动；最终提高病、伤、残者的生存质量。

2. 模式　不同国家的社区康复服务模式有所差异，主要的社区康复模式有4种：社区服务保障模式、社区卫生服务模式、家庭病床模式、社会化综合康复服务模式。我国有独特而有效的中医传统治疗，充分发挥其优势，采取中西医结合的综合康复技术，是开展社区康复的有利条件。

三、社区康复护理概念与特点

（一）概念

社区康复护理是指在社区康复过程中，康复护士根据整体康复医疗计划，围绕全面康复目

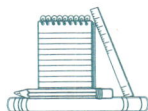

标，针对病、伤、残者进行生理、心理、社会多方面的康复指导，使其自觉地坚持康复锻炼，减少疾病的影响，预防继发性残疾，以达到最大限度的康复。

（二）特点

社区康复护理是医院治疗护理的延续，精髓在于"社区组织、社区参与、社区训练、社区依靠、社区受益"。其特点如下。

1. 社区康复护理工作面向社区，主要是依靠社区的人力、物力、财力开展工作。

2. 社区康复护理对象主要是居住在社区内的功能障碍者、老年人群和亚健康状态者，需要积极主动参与。

3. 提供全面的康复护理，运用康复护理技术，对康复对象进行躯体、精神、教育、职业、社会、生活等各方面的康复护理。

4. 注重功能训练，如日常生活活动能力训练，包括言语、认知、吞咽动作、床上运动、室内移动、步态、轮椅使用、排便、入浴等。以自我护理方法为主，提高和改善康复对象的功能水平。

5. 可建立良好的支持系统，取得家庭、康复机构、社区卫生部门、民政部门等的支持。

6. 康复费用少，社会收益面大，康复技术易学、易掌握。

7. 医护人员需掌握社区康复对象需求，提供有针对性的转介服务，规范社区康复转介服务流程。

复习思考题

1. 以下关于社区康复的目标描述正确的是（　　　）

    A. 使残疾者生活能完全自理

    B. 使病、伤、残者在社会上获得成功

    C. 使病、伤、残者生理和社会上得到完全恢复

    D. 能完全避免并发症和继发性损害的发生

    E. 提高病、伤、残者的生活质量

2. 社区康复的服务方式包括（　　　）

    A. 社区服务保障模式　　　　　　B. 家庭病床模式

    C. 社会化综合康复服务模式　　　D. 社区卫生服务模式

    E. 以上都是

3. 社区康复护理有哪些特点？

（田　晔）

扫一扫，查阅
复习思考题答案

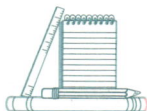

项目四　残　　疾

【学习目标】

掌握：残疾的概念，残疾的三级预防。

熟悉：残疾、残损、残障的关系。

了解：残疾的分类。

一、残疾的概念

残疾是一个不断发展的概念。目前普遍认为，残疾是人体因疾病、受伤、精神因素或发育缺陷等原因造成明显的身心功能障碍，以致不同程度地影响正常生活、工作、学习和社会交往能力的一种状态。

二、残疾的分类

（一）国际残疾分类法

1. 国际残疾分类 1980年，WHO制定并颁布第一版《国际残损、残疾与残障分类》（International Classification of Impairment，Disabilities and Handicaps，ICIDH），已被康复医学和残疾学界普遍采用。它从器官、个体和社会3个层次反映人体的功能损伤程度，将残疾划分为3类，即残损、残疾、残障。

（1）残损 是指心理上、生理上、解剖结构上或功能上的任何丧失或异常，是发生在器官水平的残疾，包括视力残损、听力残损、言语残损、认知残损、运动残损、心理残损、内脏残损、畸形、多种综合残损等。这些功能障碍虽然对活动、生活及工作造成一定影响，但仍能日常生活自理。

（2）残疾 是指由于残损使能力受限或缺乏，以致不能按正常的方式和范围进行活动，是发生在个体水平的功能障碍，分为交流残疾、行为残疾、生活自理残疾、运动残疾、环境适应残疾、特殊技能残疾、其他活动方面的残疾等。

（3）残障 是指由于残损或残疾限制或阻碍了个体发挥正常的社会活动和社会交往，是发生在社会水平的残疾，分为定向识别残障、身体自主残障、行为残障、就业残障、社会活动残障、经济自理残障及其他残障等。

2. 国际功能、残疾与健康分类 2001年，第54届世界卫生大会通过了新分类方法——《国际功能、残疾与健康分类》（International Classification of Functioning，Disability and Health，ICF），从而提出了一个全新的关于功能、残疾与健康概念的新模式（图1-1）。

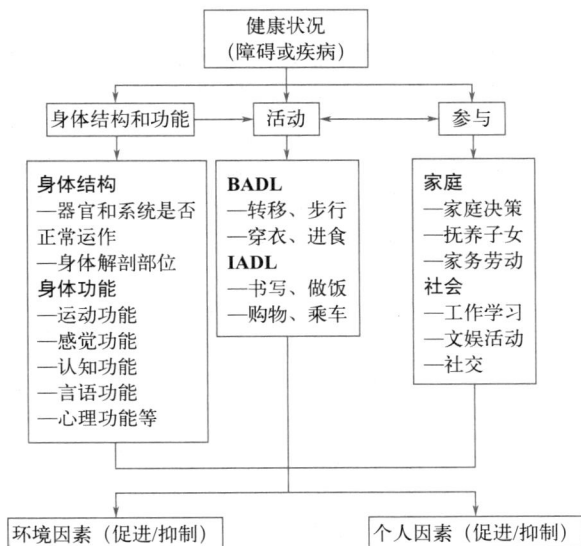

注：BADL：基础性日常生活活动能力；IADL：工具性日常生活活动能力。

图1-1 国际功能、残疾与健康分类

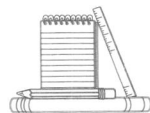

（二）国内残疾分类法

根据 2011 年 5 月 1 日正式实施的《残疾人残疾分类和分级》标准，我国将残疾分为 7 类，包括视力残疾、听力残疾、言语残疾、肢体残疾、智力残疾、精神残疾和多重残疾。

三、残疾的预防

预防重于治疗，残疾的预防分为三级。

1. 一级预防　是指积极采取措施，在残疾发生前预防残疾的发生。一级预防是最为有效的预防措施，如优生优育、预防接种、预防致残性外伤等。

2. 二级预防　是指在病、伤、残出现后，采取积极有效的措施，防止由残损发展到狭义的残疾。二级预防既是预防措施，同时也是治疗措施，包括早期发现疾病、早期医疗干预、早期康复治疗等。

3. 三级预防　是指在残疾发生后，采取积极有效的措施，预防残疾发展为残障，可采取的措施包括系统的康复功能训练、康复工程、康复咨询等。

扫一扫，查阅复习思考题答案

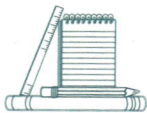

复习思考题

1. 残疾二级预防的目的是（　　　）
　　A. 防止由残损发展到残疾　　　　　　B. 锻炼身体
　　C. 经常保健　　　　　　　　　　　　D. 经常疗养
　　E. 预防伤病
2. 下列各项属于残疾预防中的三级预防措施的有（　　　）
　　A. 身体锻炼　　　　　　　　　　　　B. 药物治疗及手术
　　C. 康复咨询　　　　　　　　　　　　D. 预防接种
　　E. 早期治疗
3. 简述残疾的三级预防。

（田　晔）

项目五　长期制动对机体的影响

【学习目标】

掌握：长期制动对机体产生的不利影响。

制动是指人体局部或全身保持固定或限制活动，是由于疾病、损伤或临床保护性治疗措施的需要，迫使患者长期卧床或固定于某种姿势。长期制动可累及机体多系统功能，影响疾病的康复过程。

一、对运动系统的影响

（一）肌肉废用性萎缩

由于肌肉不活动或活动减少而引起肌容积缩小、松弛，因此，肌肉制动后出现的第一个表

现是废用性萎缩，功能性后果是肌力减退。承担体重和步行的肌肉制动后萎缩最明显，因此，下肢肌力减退比上肢显著。

（二）骨质疏松

正常骨质的维持需要骨代谢的动态平衡，长期制动使骨吸收和骨形成的平衡被打破，骨吸收加快，骨形成减少，导致骨钙丢失，骨密度降低，表现为骨质疏松。骨质丢失最明显的是承受重力的下肢和躯干骨。

（三）关节挛缩

当长期卧床或制动，关节不活动或活动不充分，肌肉、韧带、关节囊等软组织维持在短缩状态下，肌腹变短，约3周后肌肉和关节周围疏松结缔组织被致密结缔组织取代，而致关节囊收缩，出现关节挛缩、关节活动范围受限。

二、对心血管系统的影响

（一）基础心率增加

严格卧床者，基础心率增加。基础心率加快，舒张期缩短，将减少冠状动脉的血流灌注，长期卧床者，即使从事轻微的体力活动也可能导致心动过速。

（二）血栓形成

长期卧床可引起血容量进行性减少，静脉回流减少，血黏稠度增高，易导致下肢血流瘀滞，静脉血栓形成。卧床者血栓形成的概率明显增加，以深部静脉血栓、血栓性脉管炎和肺栓塞为主。

（三）体位性低血压

体位性低血压指由卧位转换为坐位或立位时血压显著下降，出现头晕、恶心、出汗、心动过速，甚至晕厥的表现。卧床休息数天即可产生体位性低血压，有可能与循环血容量减少、静脉回流不足或自主神经功能改变有关。

（四）心功能变化

长期卧床，由于血容量降低、下肢静脉顺应性增加、肌肉萎缩导致肌肉泵的作用降低等因素，均可使心室充盈量下降，每搏量减少，心功能降低；加之卧床可影响红细胞中酶的活性，也使氧运载和使用效率下降。

三、对中枢神经系统的影响

长期制动后，由于感觉输入减少，可引起感觉异常，痛阈下降，严重者可出现异常的触觉、运动觉，甚至对事物的认知能力、判断力及记忆力下降，幻视，幻听。由于长时间的疾病痛苦及与社会的长期隔离，患者往往产生焦虑、抑郁、易怒等心理精神改变。

四、对呼吸系统的影响

（一）肺通气效率降低

卧位时，膈肌上移，胸腔容积减小，膈肌运动受限，肺呼吸幅度减小。另外，长期卧床可出现废用性肌力减退，肺活量减少，使肺通气效率降低，气体交换受到影响。

（二）坠积性肺炎发生率增加

长期制动后，由于全身肌肉的力量和耐力下降，肋间肌和膈肌活动受到不同程度的限制，使最大通气量和肺活量明显下降，呼吸表浅，咳嗽无力，呼吸道分泌物排出困难，黏附于支气

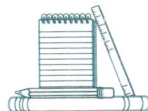

管壁，大大增加了坠积性肺炎的发生率。

五、对消化系统的影响

长期卧床及病痛可减少胃液的分泌，使胃排空时间延长，食欲下降，造成蛋白和碳水化合物吸收减少，产生一定程度的低蛋白血症。胃肠蠕动减弱，食物残渣因在肠道内停留的时间过长、水分吸收过多而变得干结，引起排便困难，造成便秘。

六、对泌尿系统的影响

长期制动时，骨钙代谢障碍，钙自骨组织释放入血，导致血钙增高；抗利尿激素分泌减少，尿量增加，随尿液排出的钙、磷、钾、钠等电解质也增加。尿中较高的钙磷含量为结石的形成提供了物质基础，易继发尿路感染。而卧位时膈肌活动受限、腹肌收缩无力、盆底肌松弛及神经损伤患者神经支配异常等因素，使膀胱括约肌与逼尿肌不能协调运动，不利于膀胱排空，容易导致尿潴留的发生。

七、对皮肤系统的影响

长期制动对皮肤组织的影响主要是产生压力性损伤。压力性损伤的形成是因为局部组织长时间受压，血液循环障碍，局部持续缺血、缺氧、营养不良，导致软组织溃烂和坏死。此外，卫生不良可导致皮肤感染。

八、对代谢和内分泌系统的影响

长期卧床往往伴有代谢和内分泌系统功能障碍，易出现肌肉、骨骼和心血管系统并发症。常见的代谢和内分泌系统的失调包括负氮平衡、激素水平变化及水、电解质紊乱等。

复习思考题

1. 关于长期卧床患者泌尿系统的变化，哪项是正确的（   ）
　　A. 随尿排出的钾、钠、氮减少　　　　B. 抗利尿激素分泌增加
　　C. 低钙血症　　　　　　　　　　　　D. 不易形成尿潴留
　　E. 尿路感染的概率增加

2. 长期制动对运动系统的影响不包括（   ）
　　A. 肌肉废用性萎缩　　　　　　　　　B. 骨质疏松
　　C. 关节挛缩　　　　　　　　　　　　D. 体位性低血压
　　E. 肌力减退

3. 长期制动对机体产生的不利影响有哪些？

（王　建）

扫一扫，查阅
复习思考题答案

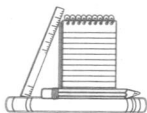

模块二　康复护理评定

扫一扫，查阅本模块 PPT 等数字资源

项目一　康复护理评定概述

【学习目标】
　　掌握：康复护理评定的目的及基本过程。
　　熟悉：康复护理评定的注意事项。
　　了解：康复护理评定的内容。

一、康复护理评定的目的

康复护理评定是对病、伤、残者的功能状况及水平进行定性和（或）定量描述，并对其结果做出合理解释的过程。它是通过收集患者的病史和相关信息，使用客观的方法有效和准确地评定功能障碍的种类、性质、部位、范围、严重程度、预后，以及制定康复计划和评定疗效的过程。康复护理评定的目的主要包括以下几个方面。

1. 明确康复护理诊断　经过系统评定，了解患者存在哪些功能障碍，程度如何，找出患者所需要解决的护理问题，然后确立护理诊断。

2. 制定康复护理目标　根据评定结果，制定预期康复护理目标，拟订针对性、具体的护理计划和措施，达成目标。

3. 评定康复治疗效果　通过对前一阶段康复治疗后康复目标的实现情况进行评估，了解功能障碍的恢复程度，从而为康复疗效提供客观评价指标。

4. 调整及修订康复护理计划　根据评定结果制定或修订下一阶段的康复护理方案，针对性地适应目前患者功能障碍的状况和对康复护理的需求。

5. 判断患者康复预后　根据具体的评估结果，与患者及家属沟通预后及转归，使其对康复预后有心理准备和切合实际的康复要求。

6. 推动康复护理学科发展　不断开展康复护理评定，会积累大量的数据和宝贵的经验。整理和分析资料，总结康复护理中的成果经验和失败教训，使康复护理学科按正确的轨道前进，推动康复护理学科不断发展。

二、康复护理评定的内容

康复护理评定的内容，既有主观评定资料，也有客观评定资料。在评定中，要结合患者的

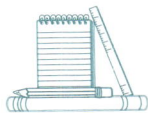

功能情况及医护人员的专业特点选择相关的评定内容。主要评定内容包括躯体功能评定（运动功能评定、日常生活活动能力评定、心肺功能评定等）、神经肌肉电生理评定、精神心理功能评定（认知功能评定、心理功能评定）、言语功能评定及社会功能评定（社会生活能力评定、生活质量评定、就业能力评定等）。

三、康复护理评定的基本过程

康复小组成员一同完成康复护理评定，包括以下 3 个方面。

1. 康复评定方法的选择　根据患者的功能障碍选择恰当的评定量表和检查手段。

2. 康复评定时间的选择　患者住院时进行全面的初期评定，根据功能障碍制定相应的康复护理目标及具体措施并实施计划。定期（一般每 2 周 1 次）进行再评定，即中期评定，检查康复护理计划的执行情况、康复护理效果及存在的问题，判定疗效，对康复护理计划进行调整及修订。出院前进行末期评定，判定康复护理效果，提出出院康复护理指导及随访计划。

3. 康复护理评定的流程　康复评定贯穿康复的全过程。对患者实施的康复护理，实际上是解决患者功能障碍的过程，流程如下。

初期评定→明确患者的康复需求→确定康复护理目标→实施康复护理计划→中期评定→调整或改进康复护理计划→实施新的康复护理方案→末期评定→出院前康复护理指导或转入社区康复。

四、康复护理评定的注意事项

1. 明确评定的目的　根据患者疾病诊断和功能障碍的不同，选择正确的评定方法对患者评估，以便针对性地发现患者的问题所在。

2. 选择合适的方法　在临床康复护理中，目前有许多用于评定功能障碍的方法和设备，但不同的方法和设备评定的目的各有侧重，在选择使用时应注意鉴别。

3. 评定内容体现全面整体护理观　不但要关注患者身体的康复护理，还要关注心理康复。结合患者病情、家庭背景及社会环境进行个体化的评价，体现全面护理观念。

4. 采取客观的评定态度　一般进行评价时，尽可能采用同一个测量工具，由同一个人自始至终完成评定，避免出现误差。无论是急性期患者还是恢复期患者，都应尽快地进行功能评定。在康复过程中，应反复多次地进行康复评定，及时掌握患者的功能状态，不断完善、修正康复计划。

5. 争取患者和家属的配合　尽管康复评定手段绝大多数是无创性的，但为了最大限度地获得患者和家属的协作与支持，评定前要向患者及其家属说明评定的目的和方法，消除不安情绪，取得他们的积极配合。

6. 防止意外情况的发生　康复护理的对象多为老年人或其他功能残疾者，常合并多种疾病。在进行评定的过程中，患者可能会出现不适或其他并发症，此时应及时终止评定，积极查找原因，给予相应的处理。

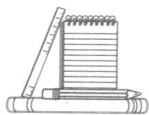

复习思考题

1. 康复护理评定的目的包括（　　　）

    A. 明确功能障碍的情况　　　　　　　　B. 确定康复护理目标

    C. 制定康复护理方案　　　　　　　　　D. 了解康复护理效果

E. 以上都是

2. 中期康复护理评定一般在初期评定后（　　　）

A. 1 周　　　　　　B. 2 周　　　　　　C. 1 个月　　　　　　D. 2 个月　　　　　　E. 半年

3. 康复护理评定需要注意哪些事项？

（李为华）

扫一扫，查阅
复习思考题答案

项目二　康复护理常用评定

【学习目标】

掌握：日常生活活动能力评定和心理功能评定。

熟悉：运动功能评定、认知功能评定、吞咽功能评定、言语功能评定。

了解：感觉功能评定及生活质量评定。

案例导入

患者，男，43 岁。7 个月前出现右侧肢体活动不灵伴言语不能。颅脑 CT 平扫提示左侧脑出血、脑室内积血。急诊行左侧基底节脑出血钻孔引流术、右侧脑室外引流术。术后患者神志清，因遗留右侧肢体活动不灵而入康复科。目前患者对周围事物丧失兴趣，拒绝康复治疗。患者记忆力下降、注意力不集中，因运动障碍、言语障碍、日常生活活动能力受限而产生自责和无价值感。

问题：该患者可能存在哪些功能障碍？如何评定？

一、运动功能评定

（一）肌力评定

1. 概念　肌力是指肌肉随意收缩时产生的最大力量。肌力评定是在肌力明显减弱或功能活动受到影响时，检测相关肌群或肌肉的最大收缩力量。

2. 评定方法

（1）徒手肌力检查（manual muscle testing，MMT）　不借助任何器材，根据患者自身重力和检查者用手施加阻力而产生的主动运动来评定肌肉或肌群的力量和功能的方法。徒手肌力评定的肌力分级多采用 Lovett 分级法（表 2–1），分 0 ～ 5 级，每级根据受试肌肉收缩时所产生的肌肉活动、带动的关节活动范围、抵抗重力和阻力的情况而定。

（2）器械肌力测试　适合 3 级以上肌力的检查，可以进行比较准确的定量评定。

1）握力测试：通常使用握力计测定。测试时将把手调至适当的宽度，上肢自然下垂，肘关节伸直，用力握 2 ～ 3 次，取最大值。握力用握力指数来评定，握力指数 = 握力（kg）/ 体重（kg）×100%，参考值为体重的 50%。

2）捏力测试：用捏力计评定。拇指和其他手指相对捏压捏力计上的指板。捏力参考值约为握力的 30%。

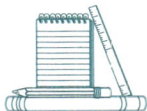

表 2-1 Lovett 分级法评定标准

级别	名称	标准
0	零	无可见或可触知的肌肉收缩
1	微缩	可触及肌肉收缩，但不能引起关节活动
2	差	解除重力的影响，能完成全关节活动范围的运动
3	好	能抗重力完成全关节活动范围的运动，但不能抗阻力
4	良好	能抗重力和中等阻力，完成全关节活动范围的运动
5	正常	能抗重力和最大阻力，完成全关节活动范围的运动

注：根据完成关节运动的难易程度，可用"+""-"标注，如 2^+ 级、3^- 级。

3）背拉力测试：用背拉力计测定。测试时患者双脚自然分开，双膝关节伸直，将把手调到膝关节以上的高度，然后用力伸腰向上拉把手。背拉力用拉力指数来评定，拉力指数 = 拉力（kg）/ 体重（kg）×100%。男性正常值为体重的 150% ～ 200%，女性正常值为体重的 100% ～ 150%。此方法易加重腰痛患者的症状，不宜应用于腰痛患者或老年人。

4）四肢肌力测试：借助滑轮、牵引绳，通过与肌力方向相反的重量评定肌力。

5）等张肌力测试：肌肉等张收缩使关节做全范围活动时，测定肌肉能克服的最大阻力，只适用于 3 级以上的肌力。只能完成 1 次运动的阻力称 1 次最大阻力（1RM），能完成 10 次连续运动的阻力称 10 次最大阻力（10RM）。

6）等速肌力测试：采用等速测力装置测定肌肉做等速运动时肌力大小和肌肉功能，测定并记录、分析各种力学的参数。等速运动又称恒定角速度运动，在设定角速度的前提下，利用专门设备，根据关节活动范围中的肌力进行阻力的相应调整，使阻力和肌力保持相等，而不改变运动时角速度的大小。

3. 注意事项

（1）检查前向患者说明检查目的、步骤、方法和感受，消除患者的紧张情绪，必要时给予示范，避免主观因素影响结果的可信度。

（2）选择动作应标准化，方向正确，近端肢体应固定于适当体位，防止代偿动作，同时注意尽量减少患者体位的变化。

（3）施加阻力点应在肌肉附着处的远端部位上，阻力大小根据个体与检查部位而定，避免手法粗暴造成损伤。

（4）重复检查同块肌的最大肌力时，间隔 2 分钟；在锻炼后、疲劳时或饱餐后不做肌力测试。

（5）中枢神经系统疾病和损伤所致的痉挛性瘫痪不宜进行徒手肌力检查，检查中如有疼痛、肿胀或痉挛，应在结果记录中注明。患者存在关节不稳、骨折愈合不良、骨肿瘤、急性渗出性滑膜炎、严重疼痛等情况时，不宜进行肌力评定。

（二）肌张力评定

1. 概念 肌张力是指肌肉在静息状态下的一种不随意的、持续的、微小的收缩，是被动牵拉肌肉时肌肉对牵拉所产生的阻力，是维持身体各种姿势和正常活动的基础。异常肌张力可分为肌张力低下、肌张力增高和肌张力障碍 3 种情况。

（1）肌张力低下 指低于正常肌张力的一种状态，又称肌张力迟缓。评定者被动运动患者关节时感觉阻力消失，被动关节活动范围扩大。

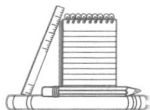

（2）肌张力增高　指高于正常肌张力的一种状态，由上运动神经元损伤所致。根据状态不同可分为肌痉挛和肌强直两种：①肌痉挛：是上运动神经元受损，牵张反射高兴奋性导致的、具有速度依赖特点的紧张性牵张反射增强，并伴有以腱反射亢进为特征的运动障碍。②肌强直：又称肌僵硬，是一种主动肌和拮抗肌肌张力同时增加，使得关节活动不变或固定不动的现象。

（3）肌张力障碍　是一种以肌张力损害、持续和扭曲的不自主运动为特征的运动功能亢进性障碍。表现为肌肉张力紊乱，或高或低，无规律地交替出现。

2. 评定方法

（1）肌张力低下的评定　依据其严重程度分为轻度和中到重度两级。

1）轻度：肌张力降低，肢体放在抗重力的位置上，评定者突然松手时，肢体只能短暂地抗重力，随即落下，但能完成一定的功能性动作。

2）中到重度：肌张力明显下降或消失，将肢体放在抗重力的位置上松手后，患者肢体迅速下落，不能完成功能性运动。

（2）痉挛的评定　改良 Ashworth 分级法（表 2-2）是临床上评定肌张力增高的常用方法，根据关节被运活动时所感受的阻力进行分级评估。

表 2-2　改良 Ashworth 痉挛评定量表

级别	痉挛程度	标准
0	无肌痉挛	被动活动肢体在整个关节活动范围内均无阻力
1	轻微增加	被动伸屈肢体时有卡住或突然释放感，或在关节活动范围之末出现最小的阻力
1^+	轻度增加	被动活动肢体在前 50% 的关节活动范围中有轻微的"卡住"感觉，后 50% 的关节活动范围中有轻微的阻力
2	明显增加	在关节活动的大部分范围内有明显的阻力，但受累部位仍能比较容易进行被动活动
3	严重增加	被动运动肢体在整个关节活动范围均有阻力，活动比较困难
4	僵直	僵硬肢体呈现屈曲或伸展位，不能活动

3. 注意事项

（1）评定前应向患者说明检查目的、方法、步骤和感受，使患者了解评定的全过程，消除紧张情绪。

（2）患者应处于舒适体位，充分暴露检查部位，先检查健侧同名肌，再检查患侧，对双侧进行比较。

（3）避免在运动后、疲劳时、情绪激动及服用影响肌张力的药物后进行检查。检查时室温应保持在 22～24℃。重复评定时还应注意选择尽可能相同的时间段和其他评定条件。

（4）在记录评定结果时，应注明测试的体位、是否存在影响肌张力的外在因素（如环境温度、评定时间等）、是否存在异常反射、肌痉挛分布的部位、对患者日常生活活动能力的影响等。

（三）关节活动度评定

1. 概念　关节活动度（range of motion，ROM）又称关节活动范围，是指关节运动时所通过的运动弧（或转动的角度）。关节活动有主动与被动之分，前者主要由肌肉的主动收缩产生，后者则由外力作用产生。

2. 评定方法

（1）测量工具　通用量角器又称半圆规角度计，是临床上最常用的测量工具。通用量角器

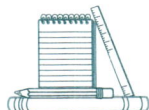

移动臂

轴心

固定臂

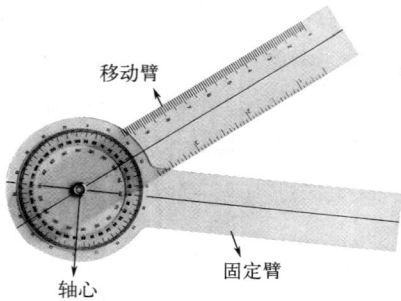

图 2-1   通用量角器

由一个带有半圆形或圆形角度计的固定臂和一个移动臂（刻有长度刻度、角度计端有指针）组成，两臂在半圆形或圆形角度计圆心位置用铆钉固定，称为轴心（图 2-1）。固定臂与移动臂以轴心为轴，可自由转动。通用量角器主要用于四肢关节活动度的测量，检查者应根据所测关节的大小选择适合的量角器。此外还有电子角度计、方盘量角器等。

（2）测量方法   先测量中立位的角度，中立位即解剖位，规定为 0°，测量时，将量角器的轴心放置于代表关节活动中心的骨性标志点上并加以固定，固定臂与关节近端骨的长轴平行，移动臂与关节远端骨的长轴平行，读出两臂之间夹角的度数。然后充分地主动或被动移动关节远端，将移动臂随关节远端骨的长轴平行移动，读出两臂之间夹角的度数。将前后两个角度度数相减，即为某关节的关节活动度（表 2-3）。

表 2-3   四肢关节活动度测定方法

关节	运动	正常范围	量角器放置		
			轴心	固定臂	移动臂
肩	屈	0°～180°	肩峰	与腋中线平行	与肱骨纵轴平行
	伸	0°～60°			
	外展	0°～180°	肩峰	与脊柱平行	与肱骨纵轴平行
	内旋	0°～90°	鹰嘴	与腋中线平行	与桡骨纵轴平行
	外旋	0°～90°			
肘	屈	0°～150°	肱骨外上髁	与肱骨纵轴平行	与桡骨纵轴平行
	伸	0°			
前臂	旋前	0°～90°	尺骨茎突	与地面垂直	腕关节背面
	旋后	0°～90°			腕关节掌面
腕	屈	0°～90°	尺骨茎突	与前臂纵轴平行	平行第 2 掌骨纵轴
	伸	0°～70°			
	尺偏	0°～25°	腕背侧中点	与前臂背侧中线平行	与第 3 掌骨纵轴平行
	桡偏	0°～55°			
髋	屈	0°～120°	股骨大转子	与身体纵轴平行	与股骨纵轴平行
	伸	0°～15°			
	内收	0°～45°	髂前上棘	髂前上棘连线	髂前上棘至髌骨中心连线
	外展	0°～45°			
	内旋	0°～45°	髌骨下端	与地面垂直	与胫骨纵轴平行
	外旋	0°～45°			
膝	屈	0°～135°	股骨外上髁	与股骨纵轴平行	与腓骨纵轴平行
	伸	0°			
踝	背伸	0°～20°	腓骨纵轴线与足外缘交叉处	与腓骨纵轴平行	与第 5 跖骨纵轴平行
	跖屈	0°～45°	足外缘交叉处	与腓骨纵轴平行	与第 5 跖骨纵轴平行

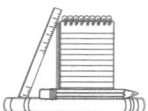

3. 注意事项

（1）尽可能暴露测试关节，先确定骨性标志，再放置量角器。

（2）采取正确的测试体位，严格按操作规范进行测试，避免邻近关节替代动作。

（3）先测量主动活动范围，后查被动活动范围。每次测量应取相同位置，两侧对比。

（4）避免在按摩、运动及其他康复治疗后立即进行检查。

（5）不同器械、不同方法测得的关节活动度有一定差异，不宜互相比较。

（四）平衡与协调功能评定

1. 平衡功能评定

（1）概念　平衡（balance）是指身体重心偏离稳定位置时，通过自发的、无意识的或反射性的活动，以恢复重心稳定的能力。人体的平衡分为静态平衡、自动态平衡、他动态平衡。

1）静态平衡：又称Ⅰ级平衡，指身体静止不动时维持身体处于某种姿势的能力，如坐、站立、单腿站立、倒立、站在平衡木上维持不动。

2）自动态平衡：又称Ⅱ级平衡，指运动过程中调整和控制身体姿势稳定性的能力，反映了人体随意运动控制的水平。

3）他动态平衡（反应性平衡）：又称Ⅲ级平衡，指身体受到外力干扰而失去平衡时，人体做出保护性调整反应以维持或建立新的平衡的能力，如保护性伸展反应、跨步反应等。

（2）评定方法

1）观察法：此法简单易操作，可以作为粗选方法和平衡训练过程中疗效观察方法。①Romberg征（闭目直立检查法）：患者双足并拢直立，观察在睁眼、闭眼时身体摇摆的情况。②强化Romberg检查法：患者两足一前一后、足尖接足跟直立，观察其睁眼、闭眼时身体的摇摆，最长维持时间为60秒。③在活动状态下观察能否保持平衡法：在坐位或站立时移动身体，在不同条件下行走，包括足跟着地走、足尖着地走、直线走、绕障碍物走、侧方走、倒退走、环形走等。

2）量表法：常用的量表有Berg平衡量表、Fugl-Meyer平衡量表和上田敏平衡反应试验。Berg平衡量表评定方法简单，共有14个项目，每个项目以0～4分分为5个等级，满分56分。0～20分提示平衡功能差，患者需要乘坐轮椅；21～40分表示有一定平衡能力，患者可在辅助下步行；41～56分表示平衡功能较好，患者可独立步行。＜40分提示患者有跌倒的危险（表2-4）。

表 2-4　Berg 平衡量表

项目	评定标准	评分
1. 由坐到站	不用手扶可以独立稳定地站起	4分
	用手扶持能够独立地站起	3分
	经过几次尝试后用手扶着站起	2分
	需要他人少量的帮助才能够站起	1分
	需要他人中等或最大的帮助才能够站起	0分
2. 独立站立	能够安全独立地站立2分钟	4分
	在外人监护下站立2分钟	3分
	在无扶持下能够站立30秒	2分
	经过多次尝试后无支持站立30秒	1分
	无扶持时不能站立30秒	0分

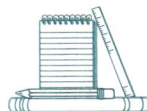

续表

项目	评定标准	评分
3. 独立坐	能够安全保持坐位 2 分钟	4 分
	在外人监护下能够坐位 2 分钟	3 分
	可以坐 30 秒	2 分
	可以坐 10 秒	1 分
	没有扶持不能坐 10 秒	0 分
4. 由站到坐	最小量用手帮助安全地坐下	4 分
	用双手能够控制身体的下降	3 分
	用小腿后部顶住椅子来控制身体下降	2 分
	独立地坐，但不能控制身体下降	1 分
	需要他人帮助才能坐下	0 分
5. 床－椅转移	少量帮助就能够安全地转移	4 分
	大量用手扶着才能安全转移	3 分
	在口头提示或监护下才能够转移	2 分
	需要一个人的帮助完成转移	1 分
	需要两个人的帮助或监护才能完成转移	0 分
6. 闭眼站立	能够安全站立 10 秒	4 分
	在监视下安全站立 10 秒	3 分
	可以站立 3 秒	2 分
	闭眼不能站立 3 秒，但站立比较稳定	1 分
	为了避免摔倒需要两个人帮助	0 分
7. 双足并拢站立	能够独自双脚并拢安全站立 1 分钟	4 分
	能够双脚并拢并在监护下站立 1 分钟	3 分
	能够双脚并拢站立，但不能保持 30 秒	2 分
	在别人帮助下，双脚并拢站立 15 秒	1 分
	在别人帮助下双脚并拢站立不能保持 15 秒	0 分
8. 站立位上肢前伸	能够向前伸出超过 25cm	4 分
	能够安全地向前伸出超过 12cm	3 分
	能够安全地向前伸出超过 5cm	2 分
	能够在监护下向前伸出双手	1 分
	在向前伸展时失去平衡或需要外部支持	0 分
9. 站立位从地上拾物	能够轻松安全地将物品捡起	4 分
	能够将物品捡起，但需要别人监视	3 分
	伸手向下达 3～5cm，不能将物品捡起，但能独立地保持平衡	2 分
	尝试向下捡物品时需要监视，但仍不能捡起	1 分
	为了避免摔倒，不能尝试或需要帮助维持平衡	0 分
10. 转身向后看	看到左右两侧后方，重心转移良好	4 分
	只能从一侧向后看，另一侧重心转移较差	3 分
	只能转向侧面，但身体的平衡可以维持	2 分
	需要监护可尝试侧身	1 分
	需要帮助尝试侧身	0 分
11. 转身一周	在 4 秒内安全转身 360°	4 分
	在 4 秒内仅能从一个方向安全转身 360°	3 分
	能够安全转身 360°，但速度缓慢	2 分
	需要监护或口头提示才能转身	1 分
	转身时需要别人帮助	0 分
12. 双足交替踏台阶	能够独立安全地站立，在 20 秒内完成 8 次	4 分
	能够独立地站位，完成 8 次时间超过 20 秒	3 分
	没有监视的情况下能够完成 4 次	2 分
	需要少量帮助可以完成 2 次以上	1 分
	需要帮助以防止摔倒或完全不能走	0 分

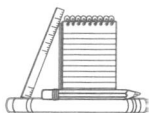

续表

项目	评定标准	评分
13.双足前后站立	双脚一前一后独立地站位并保持 30 秒	4 分
	双脚一前一后（有间距）独立地站位并保持 30 秒	3 分
	能够迈一小步并独立保持 30 秒	2 分
	向前迈步需要别人帮助，但能够保持 15 秒	1 分
	站立或迈步时失去平衡	0 分
14.单腿站立	能够单腿站立超过 10 秒	4 分
	能够单腿站立并保持 5 ～ 10 秒	3 分
	能够单腿站立并保持 3 秒及以上	2 分
	尝试抬腿但不能保持 3 秒，可以维持独立站立	1 分
	不能尝试抬腿或需要帮助以防止摔倒	0 分

3）平衡测试仪：是采用高精度的压力传感器和电子计算机技术，定量评定平衡能力的一种测试方法，又称计算机动态姿势图检查法。它记录人体在不同刺激条件下（视觉、本体觉、前庭位置觉）重心运动的轨迹，经过计算机处理分析，将人体重心的细微运动以数字和图像的形式表现。

2.协调功能评定

（1）概念 协调是指在中枢神经系统的控制下，与特定运动或动作相关的肌群按一定的时空关系共同作用，从而产生平滑、准确、有控制的运动。它要求有适当的速度、距离、方向、节奏和力量进行运动。协调障碍是由于中枢神经系统如小脑、基底节、脊髓后索等部位损伤所致，患者表现为以笨拙、不平衡和不准确的运动为特点的异常运动。此外，前庭迷路系统、本体感觉与视觉的异常也会导致协调功能障碍。协调功能评定是评定肌肉或肌群共同完成一种作业或功能活动的能力，主要是观察患者在完成指定动作中有无异常。评定时主要观察动作的完成是否直接、精确，时间是否正常，在动作的完成过程中有无辨距不良、震颤或僵硬，增加速度时、睁眼或闭眼时有无异常。

（2）评定方法

1）非平衡性协调运动试验：见表 2-5。

表 2-5　非平衡性协调运动试验表

试验名称	具体方法
轮替试验	患者双手张开，一手向上，一手向下，交替转动；也可以一侧手在对侧手背上交替转动
指鼻试验	患者肩外展 90°，肘伸直，用食指指尖指鼻尖
指指试验	患者和检查者相对而坐，检查者的食指举在患者面前，同时让患者用其食指指尖去指检查者的食指指尖。检查者可变化其食指的位置来评定患者对改变方向、距离和速度而做出反应的能力
拇指对指试验	患者拇指依次与其他四指相对，速度可以由慢渐快
食指对指试验	两肩外展 90°，两肘伸直。让患者将两食指指尖在中线相触
握拳试验	患者双手握拳、伸开，可以同时进行或交替进行（一手握拳、一手伸开），速度可以逐渐增加
旋转试验	肘屈曲 90°，患者手掌朝下和朝上交替翻转，可逐渐加快速度
跟 - 膝 - 胫试验	患者仰卧位，抬起一侧足跟沿对侧胫骨前缘由膝盖向远端滑动
拍地试验	让患者用一足掌在地板上拍打，膝不能抬起，足跟不能离地，可双脚同时做，也可分开做

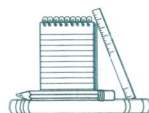

2）平衡性协调运动试验：通过观察以下动作的完成情况来评定。①站立检查：在一个正常、舒适的姿势下站立；两足并拢站立（窄的支撑面）；一足在另一足前面站立（即一足的足趾触另一足的足跟）；单足站立。②躯体活动检查：站立位时，上臂的位置交替放在身旁、头上方、腰部等；在保护患者的情况下，突然打破平衡；躯干在前屈和还原至直立位之间变换；向两侧侧屈躯干和还原至直立位。③步行检查：沿直线行走或沿地上的标记走；侧向走和退步走；原地踏步；变换步行活动的速度（增加速度会加重协调缺陷）；突然停下和突然起步；沿圆圈和变换方向步行；用足趾和足跟步行。

（3）注意事项

1）检查者要将检测方法向患者解释清楚，取得充分合作，并要做好充分的保护，避免患者跌倒。

2）一般首先进行非平衡性协调运动的检查，若患者功能较好，可进一步进行平衡性协调运动检查。

3）注意观察运动完成情况，运动是否灵活、准确，有无震颤、晃动或不稳，完成运动的时间是否正常；加快速度时，运动质量有无变化；注意睁眼、闭眼和静止、运动时情况的差异。

4）要除外其他相关功能有无异常，如肌力、关节活动度、感觉等功能异常会影响运动的协调性。

（五）步态分析

1.概念　步态是人行走时的姿态，是人体结构、功能、运动调节、行为及心理活动在行走时的外在表现。步态分析是利用生物力学的分析方法和已经掌握的人体解剖学、生理学知识对人体的行走功能进行对比分析的一种研究方法。通过对步态分析，可以揭示患者步态是否异常及异常步态发生的原因，并为矫正异常步态目标与方案的制定提供必要的依据。步态分析还可及时监测康复治疗的效果。

步态分析常用参数如下（图 2-2）。

（1）步长　行走时，一侧足跟着地到紧接着对侧足跟着地所行进的直线距离，一般为 50～80cm。

（2）步幅　指一侧足跟着地到该侧足跟再次着地所行进的直线距离，又称跨步长，是步长的两倍，一般为 100～160cm。

（3）步宽　行走中左、右两足间的横向距离。通常以足跟中点为测量参考点，健康人为 8±3.5cm。

（4）足角　行走中，前进的方向与足的长轴所形成的夹角称为足角，健康人约为 6.75°。

（5）步频　指单位时间内行走的步数，一般在 95～125 步 / 分。

（6）步速　指单位时间内行走的距离。一般平均自然步速约为 1.2m/s。

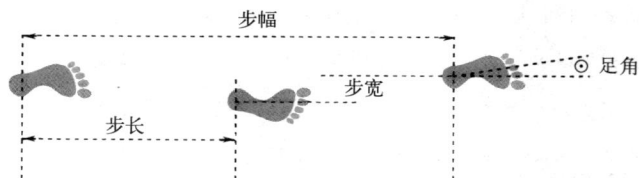

图 2-2　步长、步幅、步宽、足角示意图

（7）步行周期　指行走过程中一侧足跟着地到同侧足跟再次着地所用的时间，健康人为 1～1.32 秒，包括支撑相、摆动相两个步行时相。①支撑相：通常指一侧下肢足跟着地到同侧

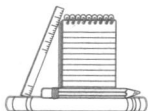

足尖离地的过程，一般占一个步行周期的 60%，包括单支撑相和双支撑相。②摆动相：足在空中向前摆动的时相，占步态周期的 40%。一侧下肢摆动相时间与对侧下肢单支撑相时间相同。

2. 评定方法

（1）定性分析法　又称目测分析。该方法不借助任何仪器，用肉眼对患者行走过程进行逐项观察，通过分析得出步态正常与否的结论。一般采用自然步态，即最省力的步行姿态。检查者从前面、侧面和后面观察患者全身姿势和步态，包括神态与表情、步行节律、稳定性、流畅性、对称性、重心转换、手臂摆动、各个关节的姿态与角度、辅助装置（矫形器、助行器）的作用等。

（2）定量分析法　使用秒表、量角器、肌电图、测力板、三维步态分析系统等对步态进行分析。如足印法，即用滑石粉或墨水让患者行走在规定的走道上留下足印，然后进行测量，将获得的左右两侧的步态参数进行分析。

3. 异常步态

（1）中枢神经损伤所致异常步态

1）偏瘫步态：患侧上肢内收、旋前、屈曲，同侧下肢因伸肌肌张力高而膝僵硬、伸直无力，迈步时患侧足下垂内翻，骨盆代偿性抬高，髋关节外展、外旋，患侧下肢向外划圈，又称划圈步态，多见于脑血管病变。

2）剪刀步态：大脑弥漫性损害（脑性瘫痪）所致的异常步态。因严重痉挛，内收肌群肌张力增高，摆动期膝关节内收，致使步行时两腿向内侧交叉，步宽或支撑面缩小如剪刀。

3）蹒跚步态：小脑损害或疾患所致异常步态。行走时身体摇晃不稳，不能走直线，状如醉汉，又称醉汉步态。

4）慌张步态：又称前冲步态，是帕金森病的典型步态。表现为起步困难，行走时上肢摆动幅度小，步幅短小，步频快且不能随意停止或转向。

（2）周围神经损伤所致异常步态

1）臀大肌无力步态：又称鹅步。由于伸髋关节无力，患者躯干在整个站立相始终保持后倾，双侧肩关节后撤，从而形成挺胸凸腹的姿态，类似鹅行走步态。

2）臀中肌无力步态：又称鸭步。一侧臀中肌无力，行走时上身向患侧弯曲，防止对侧髋部下沉并带动对侧下肢提前摆动；两侧臀中肌无力行走时，躯干出现左右摇摆显著增加，类似鸭子行走的姿态。

3）股四头肌无力步态：又称扶膝步态。由于伸髋关节无力，髋关节被动伸直，并使躯干向前倾斜。如果同时合并伸髋肌无力，患者常需俯身用手按压大腿以助膝关节伸展。

4）胫前肌无力步态：由于踝背伸无力，踝关节不能控制跖屈，所以支撑相阶段早期缩短，迅速进入支撑相阶段中期。胫前肌麻痹时，下肢在摆动相阶段出现足下垂，患者往往通过增加屈髋屈膝防止足尖拖地，呈现跨栏步，多见于腓总神经麻痹患者。

5）腓肠肌无力步态：由于行走中支撑相患侧踝关节跖屈障碍，身体向患侧倾斜，患侧下肢推进力减小，身体重心在水平位左右移动，影响步行速度和稳定性。

4. 注意事项

（1）测试场地内光线要充足，面积至少为 6m×8m，易于观察患者的全貌。

（2）患者尽可能少穿衣服，充分暴露下肢，以便作清晰的观察。

（3）要集中注意力连续观察步态周期的各个阶段，不能从一个阶段跳到另一个阶段。

（4）要两侧对比，如偏瘫患者虽然只有一侧受累，但身体另一侧也可能会受到影响，因此

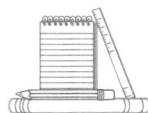

需与健侧对照。

二、感觉功能评定

（一）概述

1. 概念　感觉是人体大脑对直接作用于感受器的客观事物个别属性的反映。个别属性包括大小、形状、颜色、坚实度、湿度、味道、气味、声音等。通过感觉功能评定，能分析感觉障碍的原因，感觉障碍对日常生活、工作及使用辅助具的影响，以便采取安全措施，防止患者由于感觉上的变化而再受损伤。

2. 分类　人体感觉分为一般感觉（躯体感觉）和特殊感觉。一般感觉包括浅感觉、深感觉和复合感觉。特殊感觉包括视觉、听觉、嗅觉、味觉。临床上康复护理评定主要是对一般感觉进行评定。

（二）评定方法

1. 浅感觉评定

（1）触觉　嘱患者闭目，检查者用棉花或软毛笔对其体表的不同部位依次接触，询问患者有无轻痒感觉，并且在两侧对称的部位进行比较。刺激的动作要轻，刺激不应过频。检查四肢时，刺激的方向应与长轴平行，检查胸腹部的方向应与肋骨平行。检查顺序为面部、颈部、上肢、躯干、下肢。

（2）痛觉　嘱患者闭目，检查者用大头针或尖锐的物品（叩诊锤的针尖）轻轻刺激患者的皮肤，询问其有何感觉。先检查面部、上肢、下肢，然后进行上下和左右的比较，确定刺激的强弱。对痛觉减退的患者要从有障碍的部位向正常的部位进行，而对痛觉过敏的患者要从正常的部位向有障碍的部位进行，以确定异常感觉范围的大小。

（3）温度觉　冷觉用装有 5 ～ 10℃冷水试管，温觉用装有 40 ～ 45℃温水试管。嘱患者闭目，检查者用冷水试管与温水试管交替接触患者的皮肤，让患者回答"冷"或"热"。注意选用的试管直径要小，管底面积与皮肤接触面不要过大，接触时间以 2 ～ 3 秒为宜，检查时应注意两侧对称部位的比较。

2. 深感觉评定

（1）位置觉　嘱患者闭目，检查者将患者手指、脚趾或一侧肢体被动摆在一个位置上，让患者说出肢体所处的位置，或用另一侧肢体模仿出相同的位置。

（2）运动觉　嘱患者闭目，检查者以手指夹住患者手指或足趾两侧，上下移动5°左右，让患者辨别是否有运动及运动方向，或用对侧肢体进行模仿。如不明确可加大幅度或测试较大关节，让患者说出肢体运动的方向。

（3）振动觉　嘱患者闭目，用每秒振动128次或256次的音叉置于患者骨突部位，询问患者有无振动感觉及振动持续时间，并做两侧、上下对比。检查时常选择的骨突部位有胸骨、锁骨、肩峰、鹰嘴、桡、尺骨茎突、腕关节、棘突、髂前上棘、股骨粗隆、腓骨小头、内、外踝等。

3. 复合感觉评定

（1）皮肤定位觉　嘱患者闭目，检查者用手指或棉签轻触一处皮肤，请患者说出或指出受触部位。正常误差为手部< 3.5mm，躯干< 1cm。

（2）两点辨别觉　嘱患者闭目，用特制的钝角两脚规，将其两脚分开到一定距离，接触患者皮肤，逐渐缩小距离，如患者感到两点时仍再缩小距离，直至缩小到患者感觉为一点时停止，测出此时两点的距离。两点必须同时刺激，用力相等。正常时全身各处敏感程度不同，指

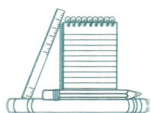

尖、手掌、手背分别为 2 ～ 4mm、8 ～ 12mm、20 ～ 30mm，前胸和背部、上臂和大腿分别为 40 ～ 50mm、70 ～ 80mm。

（3）实体觉　嘱患者闭目，将日常生活中熟悉的物品如钢笔、钥匙、硬币等置于患者手中，让其能用单手触摸后说出物品的名称、大小及形状等。先检查患侧，再检查健侧。

（4）重量识别觉　用形状、大小相同但重量相差至少一倍的两个物体，先后放入患者的一侧手中，请患者区别两者的差异。

（三）注意事项

进行感觉功能评定时，患者必须意识清醒。评定前要向患者说明目的和评定方法，以充分取得患者合作。评定时进行左右、近远端比较，一般从感觉缺失区向正常部位逐步移行。评定时应嘱患者闭目，避免主观判断或产生暗示。检查者应耐心细致，必要时可多次重复评定。

三、认知功能评定

（一）概述

1. 概念　认知是人类大脑所特有的高级功能，是为了适应环境的需要而获得、组织和应用信息的能力，包括感知觉、记忆、注意、思维、智力、定向等过程。认知功能障碍又称认知功能衰退或缺损，泛指各种程度的认知功能损害。

2. 分类　①感知障碍：如感觉过敏、感觉迟钝、内感不适、感觉变质、感觉剥夺、病理性错觉、幻觉、感知综合障碍。②记忆障碍：如记忆过强、记忆缺损、记忆错误。③思维障碍：如抽象概括过程障碍、联想过程障碍、思维逻辑障碍、妄想等。

（二）评定方法

1. 筛查法　初步评定患者是否存在认知功能障碍，是快速的神经功能甄别测验，通过此法可决定患者是否需要进一步的检查。常用简易智能精神状态检查量表（MMSE）（表 2-6），总分范围为 0 ～ 30 分。按文化程度区分认知功能障碍标准：文盲 =17 分，小学文化程度 =20 分，中学或以上 =24 分，总分在分界值以下者考虑有认知功能障碍。

表 2-6　简易智能精神状态检查量表（MMSE）

项目	评分			
1. 现在是哪一年	0	1		
2. 现在是什么季节	0	1		
3. 现在是几月	0	1		
4. 现在是几号	0	1		
5. 现在是星期几	0	1		
6. 咱们现在是在哪个国家	0	1		
7. 咱们现在是在哪个城市	0	1		
8. 咱们现在是在哪个城区	0	1		
9. 这里是哪家医院	0	1		
10. 这里是第几层楼	0	1		
11. 我告诉你三种东西，我说完后请你重复一遍这三种东西是什么？树、钟表、汽车。请你记住，过一会儿，我还要让你回忆出它们的名字	0	1	2	3
12. 请你从 100 开始减去 7，连续减 5 次，说出每次余数				

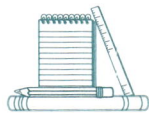

续表

项目	评分			
93−7=	0	1		
86−7=	0	1		
79−7=	0	1		
72−7=	0	1		
13. 现在请你说出刚才让你记住的那三样东西	0	1		
14.（出示手表）这个东西叫什么	0	1		
15.（出示铅笔）这个东西叫什么	0	1		
16. 请你跟我说："四十四只石狮子"	0	1		
17. 我给你一张纸，请按我说的去做，现在开始，用右手拿着这张纸，用两只手将它对折起来，放在你的左腿上	0	1	2	3
18. 请你念一念上面这句话，并按上面的意思去做	0	1		
19. 请你写一个完整的句子	0	1		
20. 请你照这个样子把它画下来	0	1		

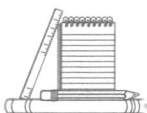

得分

2. 特异性检查法 用于评定某种特定类型的认知功能障碍，是经筛查法后进一步明确功能状况的评定方法。

（1）失认症评定 失认症是由于对视觉、听觉、触觉等途径获得的信息缺乏正确的分析和识别能力，造成对感知对象的认识障碍，多见于脑卒中、脑外伤、脑性瘫痪、中毒性脑病及老年性脑改变等，可采取以下方法。

1）一侧空间失认：①平分直线：请患者画一垂直短线将白纸上的一条横线平分为左右两段，若所画垂线有明显偏向一侧视为阳性。②绘图测验：画一幅图，若有偏斜或明显缺少对侧部分视为阳性。③删字测验：将一组随机的数字，请患者用笔删去指定的数字，如仅删去一侧的数字即为阳性。④阅读测验：若漏读一侧视为阳性。

2）视觉性失认：①物品失认：可将梳子、牙膏等日常生活用品摆在一起，检查者说出名称让患者挑出相应的物品，不能完成者为阳性。②相貌失认：找一些熟人、知名人士或各种表情的照片请患者辨认，不能完成者为阳性。③颜色失认：给患者一张绘有苹果、橘子、香蕉图形的无色图，请患者用彩色笔画上相应的颜色，不正确者为阳性。④图形失认：将各种形状不同的图片平放在桌面上，请患者按要求挑选相应的图片，不能完成者为阳性。

3）触觉失认：①手触失认：请患者闭目，用手触摸常见物体，识别其形状和材料，如金属、布、三角形、日常用品等，不能辨认者为阳性。②皮肤描画失认：请患者闭目，用铅笔或火柴棒在患者皮肤上写数字或画图，不能辨认者为阳性。

4）听觉失认：①环境声失认：请患者听日常熟悉的声音（如雷声、雨声等），并回答是什么声音，回答不正确者为阳性。②失音乐：要求患者听熟悉的音乐或歌曲，然后指出歌曲名称，或者要求患者随着音乐的节奏打拍子，不能完成者为阳性。

5）体像障碍：①双侧空间失认：检查者说出左侧或右侧身体某部分的名称，嘱患者按要求举起相应的部分，回答不正确者为阳性。②手指失认：检查前先让患者弄清各手指的名称，然后检查者说出不同手指的名称，请患者伸出相应手指，回答不正确者为阳性。以中间三指出现错误者多见。③左右失认：身体部位命名测试。

（2）失用症评定　失用症指脑损伤后大脑高级部位功能失调，运动、感觉、反射均无障碍的情况下，却不能按命令完成患病前能做的动作，可见于脑萎缩、脑部炎症、阿尔茨海默病、脑性瘫痪、老年性脑改变、脑卒中与脑外伤等。

1）结构性失用症：主要表现为不能描绘简单的图形，不能正确组合不同物体之间的空间关系。评定方法：①画空心十字：给患者纸和笔，让其照着画一个空心十字的图形，不能完成者为阳性。②用火柴棒拼图：检查者先用火柴棒拼图形，然后让患者照样用火柴棒拼图，不能完成者为阳性。③积木构筑模型：让患者在指定的时间按照模型砌积木块，不能完成者为阳性。

2）意念性失用症：指患者不能自主地或按指令去完成一套有目的的动作，常用活动逻辑试验进行评定，如给患者茶叶、茶壶、开水瓶（盛温水）和茶杯，请其泡茶。如出现动作次序紊乱即为阳性。

3）运动性失用症：①运动记忆丧失：如让患者做扣纽扣、系鞋带、穿针引线等动作，不能完成者即为阳性。②视觉空间失认：患者出现穿衣的方式和动作顺序有误，导致自己不能穿上衣服。此外，在肌张力和反射无异常的情况下出现步行困难，甚至偏瘫患者出现健侧肢体的运动失控，造成步行困难，均属于运动性失用症。

（3）注意力评定　注意是心理活动对一定对象的指向和集中，是一种限制性精神活动，可分为听觉注意和视觉注意。其评定可用于脑损伤、老年人、各型痴呆、情绪及人格障碍患者引起的记忆障碍的检查。

1）视跟踪和辨识测试：①视跟踪：要求患者目光跟随光源做左、右、上、下移动。每一方向记1分，正常为4分。②形态辨认：要求患者分别临摹画出垂线、圆形、正方形和"A"形。每项记1分，正常为4分。③删字母测试：要求患者用铅笔以最快的速度划去字母列中的C和E。100秒内划错多于1个为注意有缺陷。

2）数或词的辨别测试：①听认字母测试：在60秒内以每秒1个字的速度读无规则排列的字母给患者听，其中有10个为指定的同一字母，要求患者听到此字母时举手，举手10次为正常。②背诵数字：以每秒1个字的速度读一系列数字给患者听，要求立即背诵。从两位数开始至不能背诵为止。背诵少于5位数为不正常。③词辨认：向患者播放一段短文录音，其中有10个为指定的同一词，要求患者听到此词时举手，举手10次为正常。

3）听跟踪：在闭目的患者的左、右、前、后及头上方摇铃，要求指出摇铃的位置。每个位置记1分，少于5分为不正常。

4）声辨认：①声识认：向患者播放一段有嗡嗡声、电话铃声、钟表声和号角声的录音，要求患者听到号角声时举手。如号角声出现5次，举手少于5次为不正常。②在杂音背景中辨认词：测验内容及要求同词辨别，但录音中有喧闹集市背景等，举手少于8次为不正常。

（三）注意事项

1.评定环境应安静，避免干扰。检查者要熟悉检测方法，正确使用指导语，嘱陪伴人员不

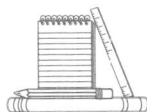

要暗示或提示患者。

2.评定前应对患者或家属说明评定目的，取得同意及充分合作。患者身体状况不佳或情绪明显不稳定时，不得勉强检查。

四、日常生活活动能力评定

（一）概述

1.概念 日常生活活动能力（activities of daily living，ADL）是指人们为了维持生存及适应生存环境而进行的一系列最基本的具有共性的活动。ADL评定是用特定的方法，准确地了解患者日常生活的各项基本功能状况，是康复护理评定的重要内容。

2.分类 ①基本日常生活活动能力，是指人们为了基本的生存、生活需要而每日必须反复进行的基本活动，包括穿衣、进食、个人卫生和坐、立、行等。②工具性日常生活活动能力，是指人们在家庭和社区独立生活所需的较高级的关键性技能，如交流和家务活动等，常需使用各种工具完成。

（二）评定方法

直接观察法是在患者实际生活环境中或者是在ADL功能室中进行评定，逐项观察患者进行各项动作的能力及完成情况，并做好评估与记录。间接观察法则是针对有些不便完成的动作或者不易完成的动作，可通过询问患者或家属（尽量让患者本人回答）进行间接了解，多采用提问、问卷或电话的方式收集资料进行评价。

（三）常用评定工具

1.基本日常生活活动能力评定工具

（1）Barthel指数评定（表2-7）临床应用最广。Barthel指数评定总分为100分，得分越高，患者生活自理能力越强。＜20分为完全残疾，生活完全依赖他人帮助；20～40分为重度残疾，生活需要很大帮助；40～60分为中度功能障碍，生活需要帮助，此分数段内患者的康复效果最明显；＞60分表示有轻度功能障碍，生活基本自理。

表2-7 Barthel指数评定表

项目	自理程度分类	评分
进食	自理	10
	需要部分帮助（夹菜、搅拌等）	5
	依赖	0
穿衣	自理	10
	需要部分帮助	5
	依赖	0
转移	自理	15
	需要少量人帮助（1人）或指导	10
	需要大量人帮助（2人）或指导	5
	依赖，不能坐	0
步行（平地45m）	独立步行（可用辅助具）	15
	需要少量人帮助（1人）或指导	10
	使用轮椅行走	5
	依赖，不能动	0

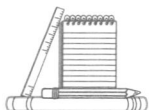

续表

项目	自理程度分类	评分
大便控制	能控制	10
	偶尔失禁（每周＜1次）	5
	失禁（或没有失禁但昏迷）	0
小便控制	能控制	10
	偶尔失禁（每24小时＜1次，每周＞1次）	5
	失禁（或昏迷，需由他人导尿）	0
用厕	自理（用便盆能自己清洗）	10
	需部分帮助	5
	依赖	0
上楼梯	自理（包括使用辅助具）	10
	需要部分帮助或指导	5
	依赖	0
修饰	独立完成	5
（洗脸、梳头、刮脸等）	需帮助	0
洗澡	自理	5
	依赖	0

（2）功能独立性测量（functional independence measure，FIM）用于评定患者的独立生活能力，主要包括六方面18项功能（表2-8，表2-9），每项7级，每项最高得7分，最低得1分，总积分为18～126分。126分为完全独立；108～125分为基本独立；90～107分为轻度依赖或有条件的独立；72～89分为轻度依赖；54～71分为中度依赖；36～53分为重度依赖；19～35分为极重度依赖；18分为完全依赖。

表2-8 FIM评定表

评定项目	评定内容	得分		
		入院	出院	随访
自我料理	1. 进食			
	2. 梳洗			
	3. 洗澡			
	4. 穿上衣			
	5. 穿裤子			
	6. 如厕			
括约肌控制	7. 小便控制			
	8. 大便控制			
体位转移	9. 床、椅（轮椅）转换			
	10. 进出厕所			
	11. 进出浴盆和淋浴间			
行走	12. 步行／轮椅			
	13. 上下楼梯			
交流	14. 理解（听觉和视觉理解）			
	15. 表达（言语和非言语）			
社会认知	16. 社会交往			
	17. 解决问题			
	18. 记忆			

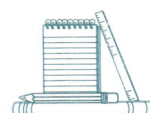

表 2–9　FIM 各项目具体评分标准

分值	评价标准
7分	完全独立，能在合理的时间内规范而安全地完成所有的活动，无须对活动进行修改或者使用辅助器具
6分	有条件的独立，但活动中需要辅助设备或用品，或活动需要比正常的时间长或有安全方面的顾虑
5分	需要帮助或者准备，有人在旁边监护提示或者做些准备，帮助者与患者没有直接的身体接触（如可以帮助患者把矫形器戴上）
4分	最小量的身体接触的帮助，所需要的帮助仅限于轻轻地接触，患者自己完成整个活动付出的75%或以上的努力
3分	中等帮助，患者所需要的帮助超过轻触，或者其完成整个活动时付出的努力只有50%～75%
2分	最大量的帮助，患者付出的努力在25%～50%
1分	完全辅助，患者付出的努力＜25%

2. 工具性日常生活活动能力评定工具　功能活动问卷（the functional activities questionnaire，FAQ）包括与日常生活密切相关的 10 项内容，如理财、工作、娱乐活动等，每项内容"0～3分"四级评定，根据患者完成各项活动的难易程度评分。总分为 0～30 分，数值越高，表示能力越差。＜5 分为正常，≥5 分为异常。

表 2–10　功能活动问卷（FAQ）

项目	正常或从未做过，但能做（0分）	困难，但可单独完成或未做过（1分）	需要帮助（2分）	完全依赖他人（3分）
每月平衡收支的能力，管理钱财的能力				
患者的工作能力				
能否到商店买衣服、杂货和家庭用品				
有无爱好，会不会下棋和打扑克				
会不会做简单的事，如点火、泡茶等				
会不会准备饭菜				
能否了解最近发生的事件（时事）				
能否参加讨论和了解电视、书、杂志的内容				
能否记住约会时间、家庭节目和吃药				
能否拜访邻居、自己乘坐公共汽车				

（四）注意事项

1. 评定前应了解患者的一般病情和肌力、肌张力、关节活动度、平衡能力、感知觉及认知状况等整体情况。

2. 评定时尽量直接观察患者的实际完成情况而不是推测患者应该或预期可能完成的情况；不便于完成的项目，可以询问其家人或患者本人，以便取得结果（如洗澡、控制大小便等）。

3. 评定中注意加强对患者的保护，避免发生意外。多次重复评定应在同一环境下进行，按时间顺序记录评定时间和结果。

4. 在分析评定结果时，应考虑患者的生活习惯、文化素养、职业、社会环境、评定时的心理状态和合作态度等有关因素对评定结果的影响。

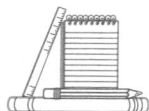

五、言语功能评定

（一）概述

1. 概念 语言（language）和言语（speech）是两个不同的概念。

（1）语言 是人类最重要的沟通工具，包含口语、书面语、手势语和体态语等交流符号的集合系统，是一个自然发展起来的语音、词法、句法的规则体系。其表现形式包括口语、书面语、手势、表情、手语。

（2）言语 是指说话及表达的能力，或者说是个体运用语言的机械过程，是人类交流最基本的部分。其形成主要是由肺部呼出气体，经气管进入声道，通过呼吸、发声、共振、构音及韵律产生声音，实现交流的运动活动和实际过程。其中声道对声音的产生起着重要的作用，包括唇、舌、硬腭、软腭、咽、喉和声带。

（3）言语障碍 构成言语的各个环节受损后发生功能障碍称为言语障碍，如听、说、读、写障碍。除言语障碍外，还包括书面语和手势语等导致的交流缺陷。

2. 言语障碍的常见类型 常见的言语障碍类型有失语症、构音障碍、语言发育迟缓、口吃、听力障碍所致的言语障碍等。临床上常进行失语症及构音障碍的评定。

（二）评定方法

1. 失语症评定

（1）临床分类 失语症是由于大脑损伤引起的获得性沟通交流障碍，表现为语言理解、语言表达、阅读、书写、复述、命名等能力不同程度的受损。常见的交流障碍：①口语表达障碍：包括形成语言信息困难、错语和/或杂乱语、说话费力、找词困难或命名障碍、刻板言语、持续言语、复述困难、语法障碍、模仿言语、表达不流畅。②口语接收障碍：包括听理解（含接收障碍、感知障碍、词义障碍、句法障碍、特殊范畴障碍等）和听执行障碍。具体分类及临床特点见表2-11。

表2-11 失语症分类及主要临床特点

类型	病灶部位	表现方面	表现特征
运动性失语（Broca 失语）	左额下回后部	自发口语	语词贫乏刻板，呈电报式，发音语调障碍，非流畅，说话费力
		口语理解	相对好，对句法、文法理解差
		复述	发音启动困难，错误主要为辅音错误
		命名	障碍，可接受语音提示
		阅读（朗读）	常有障碍，比谈话好
		阅读（理解）	相对好
		书写	有字形破坏，语法错误
感觉性失语（Wernicke 失语）	左颞上回后部	自发口语	表达流畅，但存在大量的错语、混杂语和语法错误
		口语理解	严重障碍
		复述	不能复述
		命名	障碍，难接受提示
		阅读（朗读）	严重障碍
		阅读（理解）	不正常
		书写	保持原笔体，书写不正常

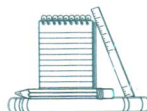

类型	病灶部位	表现方面	表现特征
传导性失语	左弓状束及缘上回	自发口语	基本流畅，常有错语
		口语理解	相对好，含语法、结构、词句困难
		复述	发音不准，辅、元音均可错误
		命名	障碍，找词困难，可接受选词提示
		阅读（朗读）	不正常
		阅读（理解）	较好
		书写	相对好
经皮质运动性失语	在 Broca 区上部	自发口语	自发语言少
		口语理解	多正常
		复述	正常
		命名	部分障碍
		阅读（朗读）	有缺陷
		阅读（理解）	有缺陷
		书写	严重缺陷
经皮质感觉性失语	左颞顶分水岭区	自发口语	自发语流畅，但错语和模仿语较多
		口语理解	严重障碍
		复述	相对好
		命名	有缺陷
		阅读（朗读）	有缺陷
		阅读（理解）	有缺陷
		书写	有缺陷
经皮质混合性失语	左分水岭区	自发口语	自发语少，伴模仿言语
		口语理解	严重障碍
		复述	相对好
		命名	严重缺陷
		阅读（朗读）	缺陷
		阅读（理解）	缺陷
		书写	缺陷
完全性失语	左额顶、颞叶大病灶	自发口语	严重缺陷，偶尔可说个别无意义的单词，或重复无意义的音节，或部分系列语
		口语理解	严重缺陷，刻板言语
		复述	严重缺陷，刻板言语
		命名	严重缺陷，刻板言语
		阅读（朗读）	严重缺陷，刻板言语
		阅读（理解）	严重缺陷，刻板言语
		书写	严重缺陷，刻板言语

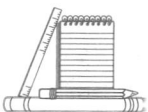

续表

类型	病灶部位	表现方面	表现特征
命名性失语	左颞中回后部	自发口语	流畅，有空话
		口语理解	正常或轻度缺陷
		复述	正常
		命名	有缺陷
		阅读（朗读）	好或有缺陷
		阅读（理解）	好或有缺陷
		书写	好或有缺陷
基底节性失语	基底节	自发口语	口语流畅性差，说话费力
		口语理解	有缺陷，特别是复合句
		复述	相对好
		命名	可有障碍
		阅读（朗读）	好或有缺陷
		阅读（理解）	好或有缺陷
		书写	明显障碍
丘脑性失语	背侧丘脑	自发口语	声音小，可有语音错语
		口语理解	有障碍
		复述	相对好
		命名	有缺陷
		阅读（朗读）	相对好
		阅读（理解）	有障碍
		书写	大多有障碍

（2）评定方法 国内外比较常用的检查方法有以下 3 种。

1）波士顿失语检查（BDAE）：由 27 个分测验组成，分会话和自发性言语、听觉理解、口语表达、书面语言理解、书写五个大项目。

2）西方失语成套测验（WAB）：此检查法可看作是 BDAE 修改后的短缩版，克服了 BDAE 冗长的缺点，在 1 小时内检查可以完成，比较实用，可单独检查口语部分，根据检查结果可做出失语症的分类。

3）汉语失语症成套测验（ABC）：主要参考 WAB，结合我国国情和临床经验修改而成。此检查法按规范化要求制定统一指导语、统一评分标准、统一图片文字卡片及统一失语症分类标准。其内容以国内常见词、句为主，适量选择使用率较少的词、句，无罕见词、句及难句。ABC 可区别言语正常和失语症，也可查出某些言语功能的轻度缺陷。ABC 的亚项测试失语症分类诊断有 Broca 失语、Wernicke 失语、传导性失语、完全性失语、经皮质运动性失语、经皮质感觉性失语、经皮质混合性失语、命名性失语等。

2. 构音障碍评定

（1）临床分类 构音障碍是由于神经系统受损，与言语有关的肌肉麻痹、肌张力异常或运动不协调所致的言语障碍。根据神经解剖学和语言声学、知觉特点，将构音障碍分为 6 类（表2–12）。

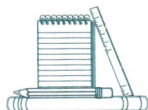

表 2-12   构音障碍分类

分类	症状表现
痉挛型	说话费力，音拖长，不自然的中断，音量、音调急剧变化，粗糙音，费力音，元音和辅音歪曲，鼻音过重
弛缓型	伴有呼吸音，辅音不准确，单音调，气息音、辅音错误
共济失调型	元音、辅音歪曲较轻，主要以韵律失常为主，声的高低、强弱不等，声音呆板、震颤，初始发音困难，声音大，重音和语调异常，发音中断明显
运动过多型	构音器官的不随意运动破坏了有目的运动而造成元音和辅音的歪曲，失重音，不适宜的停顿，费力音，发音强弱急剧变化，鼻音过重
运动过少型	由于运动范围和速度受限，发音为单一音量、单一音调、重音减少，有呼吸音或失声现象
混合型	各种症状的混合

（2）评定方法   包括构音器官功能检查和仪器检查。

1）构音器官功能检查：常采用 Frenchay 评定法（表 2-13）。检查内容包括反射、呼吸、唇、颌、软腭、喉、舌、言语 8 大项，每项又分为 2～6 细项，共 28 个细项。每个细项按严重程度分为 a 至 e 五级：a 正常，b 轻度异常，c 中度异常，d 明显异常，e 严重异常。可根据正常结果所占比例（a 项／总项数）简单地评定构音障碍的程度。评定级别：①正常：28～27/28。②轻度障碍：26～18/28。③中度障碍：17～14/28。④重度障碍：13～7/28。⑤极重度障碍：6～0/28。

表 2-13   Frenchay 评定法

功能		损伤严重程度				
		a	b	c	d	e
反射	咳嗽					
	吞咽					
	流涎					
呼吸	静止状态					
	言语时					
唇	静止状态					
	唇角外展					
	闭唇鼓腮					
	交替发音					
	言语时					
颌	静止状态					
	言语时					
软腭	进流质食物					
	软腭抬高					
	言语时					
喉	发音时间					
	音调					
	音量					
	言语时					

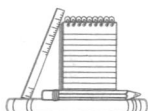

续表

功能		损伤严重程度				
		a	b	c	d	e
舌	静止状态					
	伸舌					
	上下运动					
	两侧运动					
	交替发音					
	言语时					
言语	读字					
	读句子					
	会话					
	速度					

2）仪器检查：依靠现代化的设备仪器，对说话时喉、口腔、咽腔和鼻腔的情况进行直接观察，对各种声学参数进行实时分析，并进行疗效评价。仪器检查包括以下几种：①鼻流量计检查。②喉空气动力学检查。③纤维喉镜、电子喉镜检查。④电声门图检查。⑤肌电图检查。⑥电脑嗓音分析系统检查。

（三）注意事项

1. 意识障碍、严重痴呆、情绪不稳定、病情急性期等无法合作者不宜进行。

2. 评定环境应安静，最好采取"一对一"的形式进行评定，避免干扰，在融洽的气氛中进行。

3. 评定前根据掌握的患者背景材料，进行检查内容和顺序的准备。

4. 评定时注意观察患者是否合作或有疲劳感。

5. 评定过程中不要随意打断或纠正患者的错误，注意记录患者各种反应，如替代语、手势、肢体语言、书写表达等。

六、吞咽功能评定

（一）概述

1. 概念　吞咽障碍（dysphagia）是指由于下颌、舌、软腭、咽喉、食管等的结构或功能受损，不能安全有效地把食物正常运送到胃内。吞咽的生理过程可分为口腔期、咽期、食管期。其中，口腔期又可分为口腔准备期和口腔转运期。

2. 吞咽障碍的分类

（1）根据吞咽障碍发生的原因分类　可分为神经源性、结构性、精神性吞咽障碍。

（2）根据其发生的部位分类　可分为口腔期、咽期、食管期吞咽障碍。

（二）评定方法

1. 一般检查

（1）反复唾液吞咽试验　通过观察患者有无喉部上抬运动来判断吞咽反射的发生。

1）操作方法：患者取坐位，检查者将手指放在患者的喉结及舌骨处，观察30秒患者进行吞咽运动的次数和喉结上下移动情况。如果口腔干燥无法吞咽时，可在患者舌面注1mL的水让

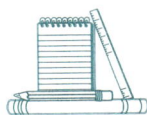

其吞咽。如果患者因意识障碍或认知功能障碍不能听从指令，可在口腔和咽部做冷按摩，观察吞咽的情况和吞咽启动所需的时间。

2）评判标准：健康成人30秒内至少能完成5～8次，高龄患者完成3次即可。如果喉头上下移动小于2cm则可视为异常。

（2）简单饮水试验 让患者取坐位，首先用茶匙让患者喝水（每茶匙5～10mL），如果患者发生明显噎呛，可直接判断饮水试验异常。如无明显呛咳，则让患者饮30mL温水，观察所需时间、呛咳情况、是否有水从口角流出（表2-14）。

表2-14 简单饮水试验

分级	表现	程度
Ⅰ级	能一次饮完，无呛咳及停顿	正常
Ⅱ级	分两次以上饮完，无呛咳及停顿	可疑
Ⅲ级	能一次饮完，有呛咳	轻
Ⅳ级	分两次以上饮完，有呛咳	中
Ⅴ级	常有呛咳，全部饮完有困难	重

2. 口颜面功能和喉部功能评估

（1）口颜面功能评估 主要对唇、下颌、软腭、舌等与舌咽有关的解剖结构进行评估，包括组织结构的完整性、对称性、感觉敏感度、运动功能等，以及咀嚼肌的力量。

（2）吞咽相关反射功能 包括吞咽反射、咽反射、咳嗽反射等检查。

（3）喉功能评估 包括音质/音量的变化、发音控制/范围、主动的咳嗽/喉部的清理、喉上抬能力等方面。

3. 吞咽器械检查 改良吞钡试验（VFSS）、内镜检查、压力计检查。

知识链接

容积－黏度测试

容积－黏度测试（volume-viscosity swallow test，V-VST）是20世纪90年代由西班牙的Pere Clave教授设计，主要用于吞咽障碍安全性和有效性的风险评估，帮助患者选择摄取液体量最合适的容积和稠度。测试时选择的容积分为少量（5mL）、中量（10mL）、多量（20mL），稠度分为低稠度（水样）、中稠度（浓糊状）、高稠度（布丁状），按照不同组合，完整测试共需9口进食，观察患者吞咽的情况，根据安全性和有效性的指标判断进食有无风险。

（三）注意事项

1. 评定前，需要对患者进行详细的病史询问，了解患者的基本情况、病程、症状等。此外，还需要对患者进行体格检查，了解患者的一般健康状况和口腔、咽喉部的状况。

2. 检查前确认患者口腔内有无义齿、有无食物残留。

3. 根据患者的具体情况和症状，选择合适的吞咽障碍评定方法。

4. 在评定过程中，要确保患者的安全和舒适。密切关注患者在评定过程中的反应，如出现呼吸困难、咳嗽等症状，应立即停止评定并采取相应措施。

5. 简单饮水试验应使用温水，不能用冰水、饮料或果汁。

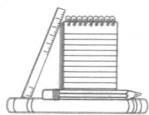

6.在整个评定过程中，要与患者保持良好的沟通，了解患者的感受和需求，解答患者的疑虑，帮助患者建立信心。

七、心理功能评定

（一）概述

1.概念　心理是人对客观事物的主观反应，是感觉、知觉、记忆、思维、情感、性格能力的总称。换句话说，情绪、情感反应和认知内容就是心理活动。躯体残疾者由于身体损伤、某些能力的丧失和社会角色、经济收入等的改变，会引起患者一系列心理变化，出现伤残后的心理障碍，严重影响患者参与康复治疗的积极性。

2.残疾的心理反应特征

（1）新近残疾的心理反应

1）心理休克期：患者茫然失措，不知道该干什么，出现一些无目的、下意识的动作和行为，有时可出现与现实的分离感。

2）心理冲突期：患者思维混乱，无法集中注意力，出现丧失感、无助感，感到绝望、抑郁、焦虑，惶惶不可终日。

3）退让或重新适应期：患者在回避的基础上，不得不开始面对现实，降低原来的生活期望，搁置原来的生活计划，开始调整自己的心理状态和行为来适应患病后功能障碍的现实。

（2）残疾认同过程中的心理反应

1）依赖性增加：被动性加重，要求别人关心自己。

2）感觉异常：主观感觉异常，常有不适感。

3）情绪异常：易激惹，情绪波动，容易发怒、伤感，常因为小事发火；常见焦虑、恐怖反应及抑郁情绪；害怕孤独，希望有人陪伴，不敢独处；猜疑心重，自卑感加重。

（二）评定方法

1.智力测验　智力是人们在获得知识和运用知识解决实际问题时所必须具备的心理条件或特征，其核心是理解、判断或抽象思维能力。智力测验通过根据有关智力概念和智力理论经标准化过程编制而形成的量表完成。用于康复医学的智力测验主要是鉴别儿童智力发展迟缓及其程度，测量颅脑损伤患者的认知功能障碍，判断康复的效果及其预后，为修改康复治疗计划提供依据。

智商（IQ）是智力测验结果的量化单位，衡量个体智力发展水平的一种指标。目前智力测验工具很多，在临床中应用最多的是韦克斯勒智力量表，包括3种：①韦氏成人智力量表（WAIS），适用于16～74岁成人。②韦氏儿童智力量表（WISC），适用于5～16岁儿童。③韦氏学龄前及幼儿智力量表（WPPSI），适用于3岁10个月～6岁10个月小儿。

2.人格测验　是以测量个体非认知性人格特质为目的的心理测验的总称，涉及性格、气质、动机、兴趣、态度、情绪和人际关系等心理特征。

评估个体人格的技术和方法有很多，包括观察、谈话、行为评定量表、问卷法和投射测验等。临床上常用的人格自测量表有明尼苏达多相人格调查表、艾森克人格问卷、卡特尔人格测验等。

3.情绪测验　残疾人最明显的心理变化是情绪变化。很多患者对自我形象产生不满、自卑、羞愧、焦虑和抑郁等，个别者出现厌世和轻生行为，极大地影响康复训练的进程和效果。临床上常用以下量表。

1）汉密尔顿焦虑量表（HAMA）：是精神科临床中常用的量表之一，包括14个项目，又分为躯体性焦虑与精神性焦虑2个因子（表2-15）。①评定方法：HAMA应由经过训练的两名检

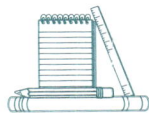

查者联合检查，一般采用交谈和观察的方法，待检查结束后，两名检查者独立评分。每个项目采用 0～4 分的 5 级评分法，各级的标准：0 分，无症状；1 分，轻；2 分，中等；3 分，重；4 分，极重。②结果分析：按照我国量表协作组提供的资料：总分≥29 分，可能为严重焦虑；≥21分，肯定有明显焦虑；≥14 分，肯定有焦虑；≥7 分，可能有焦虑；<7 分，无焦虑症状。

表 2-15   汉密尔顿焦虑量表

条目	无症状	轻	中	重	极重
焦虑心境					
紧张					
害怕					
失眠					
记忆或注意障碍					
抑郁心境					
肌肉系统症状					
感觉系统症状					
心血管系统症状					
呼吸系统症状					
胃肠道症状					
生殖泌尿系统症状					
自主神经系统症状					
会谈时行为表现					

2）汉密尔顿抑郁量表（HAMD）：是临床上评定抑郁状态时应用最为普遍的量表（表2-16）。①评定方法：一般采用交谈和观察的方式，由经过训练的两名检查者对患者联合检查，独立评分。大部分项目采用 0～4 分的 5 级评分法：无（0 分），轻度（1 分），中度（2 分），重度（3 分），很重（4 分）。少数项目评分为 0～2 分的 3 级评分法：无（0 分），轻-中度（1分），重度（2 分）。②结果分析：总分能较好地反映病情的严重程度，即总分越低，症状越轻；总分越高，症状越重。≤7 分为正常；8～17 分可能有轻度抑郁；18～24 分可能有中度抑郁；≥25 分为重度抑郁。

表 2-16   汉密尔顿抑郁量表

	症状描述	得分
抑郁情绪	无	0
	只在问到时才诉述	1
	在言语中自发地表达	2
	不用言语也可从表情、姿势、声音或欲哭中流露出这种情绪	3
	患者的自发和非自发语言（表情、动作），几乎完全表现为这种情绪	4
有罪感	无	0
	责备自己，感到自己已连累他人	1
	认为自己犯了罪，或反复思考以往的过失和错误	2
	认为目前的疾病，是对自己错误的惩罚，或有罪恶妄想	3
	罪恶妄想伴有指责或威胁性幻觉	4

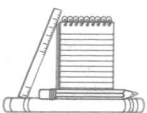

续表

症状描述		得分
自杀	无	0
	觉得活着没有意义	1
	希望自己已经死去，或常想到与死有关的事	2
	消极观念（自杀念头）	3
	有严重自杀行为	4
入睡困难	无	0
	主诉有时有入睡困难，即上床后半小时仍不能入睡	1
	主诉每晚均有入睡困难	2
睡眠不深	无	0
	睡眠浅、多恶梦	1
	半夜（晚上 12 点以前）曾醒来（不包括上厕所）	2
早醒	无	0
	有早醒，比平时早醒 1 小时，但能重新入睡	1
	早醒后无法重新入睡	2
工作和兴趣	无异常	0
	提问时才诉述	1
	自发地直接或间接表达对活动、工作或学习失去兴趣，如感到没精打采，犹豫不决，不能坚持或需强迫自己去工作或活动	2
	病室劳动或娱乐不满 3 小时	3
	因目前的疾病而停止工作，住院患者不参加任何活动或者没有他人帮助便不能完成病室日常事务	4
迟缓	无	0
	精神检查中发现轻度迟缓	1
	精神检查中发现明显迟缓	2
	精神检查进行困难	3
	完全不能回答问题（木僵）	4
激越	无	0
	检查时表现得有些心神不定	1
	明显的心神不定或小动作多	2
	不能静坐，检查中曾站立	3
	搓手，咬手指，扯头发，咬嘴唇	4
精神性焦虑	无	0
	问到时才诉述	1
	自发地表达	2
	表情和言谈流露明显忧虑	3
	明显惊恐	4
躯体性焦虑	无	0
	轻度	1
	中度，有肯定的上述症状	2
	重度，上述症状严重，影响生活或需加处理	3
	严重影响生活和活动	4

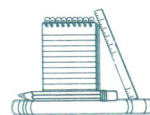

症状描述		得分
胃肠道症状	无	0
	食欲减退，但不需他人鼓励便自行进食	1
	进食需他人催促或请求或需要应用泻药、助消化药	2
全身症状	无	0
	四肢、背部或颈部沉重感，背痛，头痛，肌肉疼痛，全身乏力或疲倦	1
	上述症状明显	2
性症状	无症状，或者不能肯定，或者该项对患者不适合	0
	轻度	1
	重度	2
疑病	无	0
	对身体过分关注	1
	反复考虑健康问题	2
	有疑病妄想	3
	伴幻觉的疑病妄想	4
体重减轻	无	0
	1周内体重减轻1斤以上	1
	1周内体重减轻2斤以上	2
自知力	知道自己有病，表现为忧郁	0
	知道自己有病，但归于伙食太差、环境问题、工作过忙、病毒感染或需要休息等	1
	完全否认有病	2
日夜变化	无	0
	轻度变化	1
	重度变化	2
人格解体或现实解体	无	0
	问及时才诉述	1
	自发诉述	2
	有虚无妄想	3
	伴幻觉的虚无妄想	4
偏执症状	无	0
	有猜疑	1
	有关系观念	2
	有关系妄想或被害妄想	3
	伴有幻觉的关系妄想或被害妄想	4
强迫症状	无	0
	问及时才诉述	1
	自发诉述	2

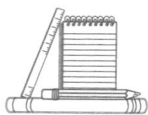

续表

症状描述		得分
能力减退感	无	0
	仅于提问时方引出主观体验	1
	患者主动表示能力减退感	2
	需鼓励、指导和安慰才能完成病室日常事务或个人卫生	3
	穿衣、梳洗、进食、铺床或个人卫生均需他人协助	4
绝望感	无	0
	有时怀疑"情况是否会好转",但解释后能接受	1
	持续感到"没有希望",但解释后能接受	2
	对未来感到灰心、悲观和绝望,解释后不能排除	3
	自动反复诉述"我的病不会好了"或诸如此类的情况	4
自卑感	无	0
	仅在询问时诉述有自卑感(我不如他人)	1
	自动诉述有自卑感(我不如他人)	2
	患者主动诉述:"我一无是处"或"低人一等",与评分为 2 分者只是程度的差别	3
	自卑感达妄想的程度,如"我是废物"或类似情况	4
总分		

（三）注意事项

1. 了解患者的心理反应,选择与评估目的相符的测验和量表。

2. 用规定的指导语告诉患者如何接受测试和做出反应。

3. 要严格按手册要求的程序,依次测试。

4. 要协调好与患者的关系,激发患者的兴趣和测试动机,减少焦虑。

5. 不能直接告诉患者或相关人员心理评估的精确结果,特别是智力测验,要对测试结果保密。

八、生活质量评定

（一）概念

生活质量（quality of life，QOL）是指生活于不同文化和价值体系中的个体对于其目标、期望、标准及所关注问题有关联的生存状况的体验,也称为生存质量、生命质量,包含了个体的生理健康、心理状态、独立能力、社会关系、个人信仰及与周围环境的关系。

（二）评定内容

在进行生活质量评定时,主要围绕以下因素选取特定的指标做出评判。

1. 躯体功能评定 包括睡眠、饮食、行走、大小便自我控制、自我料理、家务操持、休闲活动等内容。

2. 精神心理功能评定 包括抑郁感、忧虑情绪、孤独感、自尊、记忆力、推理能力、应变能力等。

3. 社会功能评定 包括家庭关系、社会支持、与他人交往、就业情况、经济状况、社会整合、社会角色等。

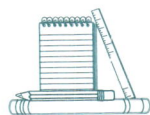

4. 疾病特征与治疗评定   包括疾病症状、治疗及副作用等。

（三）评定方法

1. 访谈法   通过面对面访谈或电话访谈的方式，来了解对方的心理特点、行为方式、健康状况、生活水平等，从而对其生活质量进行评价。

2. 观察法   在一定时间内由检查者对特定个体的心理行为表现或活动、疾病症状及治疗副反应等进行观察，从而判断其综合的生活质量。此法比较适合一些特殊患者的生活质量评价，如精神病患者、植物人、阿尔茨海默病患者、危重患者等。

3. 自我报告   由患者根据自己的健康状况和对生活质量的理解，自行在评定量表上打分。

4. 量表法   应用标准化量表对患者的生活质量进行多维综合评价，是目前较多采用的方法。

（四）常用量表

1. 世界卫生组织生活质量评定量表（WHOQOL）   是目前应用最广泛的量表之一。评定内容包括6个方面，即躯体功能、心理状况、独立能力、社会关系、环境、宗教信仰与精神。量表包括 WHOQOL-100 和 WHOQOL-BREF。WHOQOL-BREF 是 WHOQOL-100 的简化版，有 26 个项目，每个问题的备选答案分为 1～5 个等级，得分越高，生活质量越好（表2-17）。

表 2-17   WHOQOL-BREF 量表

总体评价	
1. 您怎样评价您的生活质量	①很差　②差　③不好也不差　④好　⑤很好
2. 您对自己的健康满意吗	①很不满意　②不满意　③既非满意也非不满意　④满意　⑤很满意
下面的问题是关于两周来经历某些事情的感觉	
3. 您觉得疼痛妨碍您去做自己需要做的事情吗	①根本不妨碍　②很少妨碍　③有妨碍（一般）　④比较妨碍　⑤极妨碍
4. 您需要依靠医疗的帮助进行日常生活吗	①根本不需要　②很少需要　③需要（一般）　④比较需要　⑤极需要
5. 您觉得生活有乐趣吗	①根本没乐趣　②很少有乐趣　③有乐趣（一般）　④比较有乐趣　⑤极有乐趣
6. 您觉得自己的生活有意义吗	①根本没意义　②很少有意义　③有意义（一般）　④比较有意义　⑤极有意义
7. 您能集中注意力吗	①根本不能　②很少能　③能（一般）　④比较能　⑤极其能
8. 日常生活中您感觉安全吗	①根本不安全　②很少安全　③安全（一般）　④比较安全　⑤极安全
9. 您的生活环境对健康好吗	①根本不好　②很少好　③好（一般）　④比较好　⑤极好
下面的问题是关于两周来您做某些事情的能力	
10. 您有充沛的精力去应付日常生活吗	①根本没精力　②很少有精力　③有精力（一般）　④多数有精力　⑤完全有精力
11. 您认为自己的外形过得去吗	①根本过不去　②有点过不去　③过得去（一般）　④多数过得去　⑤完全过得去
12. 您的钱够用吗	①根本不够用　②很少够用　③够用（一般）　④多数够用　⑤完全够用
13. 在日常生活中您需要的信息都齐备吗	①根本不齐备　②很少齐备　③齐备（一般）　④多数齐备　⑤完全齐备
14. 您有机会进行休闲活动吗	①根本没机会　②很少　③有（一般）　④多数有　⑤完全有

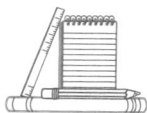

续表

下面的问题是关于两周来您对自己日常生活各方面满意程度	
15. 您行动的能力如何	①很差 ②差 ③不好也不差 ④好 ⑤很好
16. 您对自己的睡眠状况满意吗	①很不满意 ②不满意 ③既非满意也非不满意 ④满意 ⑤很满意
17. 您对自己做日常生活事情的能力满意吗	①很不满意 ②不满意 ③既非满意也非不满意 ④满意 ⑤很满意
18. 您对自己的工作能力满意吗	①很不满意 ②不满意 ③既非满意也非不满意 ④满意 ⑤很满意
19. 您对自己满意吗	①很不满意 ②不满意 ③既非满意也非不满意 ④满意 ⑤很满意
20. 您对自己的人际关系满意吗	①很不满意 ②不满意 ③既非满意也非不满意 ④满意 ⑤很满意
21. 您对自己的性生活满意吗	①很不满意 ②不满意 ③既非满意也非不满意 ④满意 ⑤很满意
22. 您对自己从朋友那里得到的支持满意吗	①很不满意 ②不满意 ③既非满意也非不满意 ④满意 ⑤很满意
23. 您对自己居住的条件满意吗	①很不满意 ②不满意 ③既非满意也非不满意 ④满意 ⑤很满意
24. 您对得到卫生保健服务的方便程度满意吗	①很不满意 ②不满意 ③既非满意也非不满意 ④满意 ⑤很满意
25. 您对自己的交通情况满意吗	①很不满意 ②不满意 ③既非满意也非不满意 ④满意 ⑤很满意
下面的问题是关于两周来您经历某些事情的频繁程度	
26. 您有消极感受吗（如情绪低落、绝望、焦虑、犹豫）	①没有 ②偶尔有 ③时有时无 ④经常有 ⑤总是有

2. 健康状况 SF-36 由美国波士顿健康研究所在兰德公司健康保险项目的基础上修订而成，其内容包括生理功能、心理健康、身体角色限制等8个领域，共36个项目（表2-18）。临床研究常用于评价某种慢性疾病状态患者的生活质量，一般健康状况下的人群也适用。

表2-18　SF-36各项问题内容

总体来讲，您的健康状况是		①非常好 ②很好 ③好 ④一般 ⑤差
跟1年前相比，您觉得您的健康状况是		①比1年前好多了 ②比1年前好一些 ③和1年前差不多 ④比1年前差一些 ⑤比1年前差多了
生理功能	进行激烈的活动	①限制很大 ②有限制 ③毫无限制
	进行适度的活动	①限制很大 ②有限制 ③毫无限制
	手提日用品	①限制很大 ②有限制 ③毫无限制
	上几级楼梯	①限制很大 ②有限制 ③毫无限制
	上一级楼梯	①限制很大 ②有限制 ③毫无限制
	弯腰、屈膝、下蹲	①限制很大 ②有限制 ③毫无限制
	步行1500m	①限制很大 ②有限制 ③毫无限制
	步行800m	①限制很大 ②有限制 ③毫无限制
	步行100m	①限制很大 ②有限制 ③毫无限制
	自己洗澡、穿衣	①限制很大 ②有限制 ③毫无限制

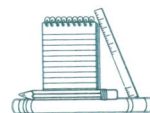

心理健康	精神紧张	①所有时间　②大部分时间　③比较多时间　④一部分时间　⑤小部分时间　⑥没有此感觉
	垂头丧气，什么事都不能振作	①所有时间　②大部分时间　③比较多时间　④一部分时间　⑤小部分时间　⑥没有此感觉
	心情平静	①所有时间　②大部分时间　③比较多时间　④一部分时间　⑤小部分时间　⑥没有此感觉
	情绪低落	①所有时间　②大部分时间　③比较多时间　④一部分时间　⑤小部分时间　⑥没有此感觉
	心情好	①所有时间　②大部分时间　③比较多时间　④一部分时间　⑤小部分时间　⑥没有此感觉
身体角色限制	因为身体健康原因，减少了工作或其他活动的时间	①是　②不是
	因为身体健康原因，只能完成一部分事情	①是　②不是
	因为身体健康原因，工作或活动的种类受限	①是　②不是
	因为身体健康原因，工作或活动困难增多	①是　②不是
情绪角色限制	因为情绪原因，减少了工作或其他活动的时间	①是　②不是
	因为情绪原因，只能完成一部分事情	①是　②不是
	因为情绪原因，干事情不如平时仔细	①是　②不是
躯体疼痛	身体疼痛的程度	①根本没有疼痛　②有很轻微疼痛　③有轻微疼痛　④有中度疼痛　⑤有严重疼痛　⑥有很严重的疼痛
	疼痛对工作和家务的影响	①完全没有影响　②有一点影响　③中等影响　④影响很大　⑤影响非常大
活力	生活充实	①所有时间　②大部分时间　③比较多时间　④一部分时间　⑤小部分时间　⑥没有此感觉
	精力充沛	①所有时间　②大部分时间　③比较多时间　④一部分时间　⑤小部分时间　⑥没有此感觉
	筋疲力尽	①所有时间　②大部分时间　③比较多时间　④一部分时间　⑤小部分时间　⑥没有此感觉
	感觉疲劳	①所有时间　②大部分时间　③比较多时间　④一部分时间　⑤小部分时间　⑥没有此感觉
社会活动功能	身体或心理的原因妨碍社会活动的程度	①根本没有影响　②很少有影响　③有中度影响　④有较大影响　⑤有极大影响
	身体或心理的原因妨碍社会活动的时间	①所有时间　②大部分时间　③比较多时间　④一部分时间　⑤小部分时间　⑥没有此感觉

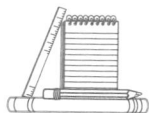

续表

总体健康	比别人容易生病	①绝对正确 ⑤绝对错误	②大部分正确	③不能肯定	④大部分错误
	跟周围人一样健康	①绝对正确 ⑤绝对错误	②大部分正确	③不能肯定	④大部分错误
	健康状况变坏	①绝对正确 ⑤绝对错误	②大部分正确	③不能肯定	④大部分错误
	健康状况非常好	①绝对正确 ⑤绝对错误	②大部分正确	③不能肯定	④大部分错误

3. 健康生存质量表（quality of well–being scale，QWB） 评定内容包括日常生活活动、走动或行动、躯体功能活动、社会功能活动等方面。

4. 生活满意指数 A（life satisfaction index A，LSIA） 是一种常用的、主观的生活质量评定方法，共计 20 个项目，每个项目的备选答案分为"同意""不同意""其他"，满分为 20 分，评分越高者生活质量越好。

（五）注意事项

1. 根据患者情况正确选择合适的评定方式和评定量表。在开始评定前，向患者解释评分方法和要求，取得患者的理解与配合。

2. 生活质量评定易受患者的主观影响，因此，需要检查者具有一定技巧和高度责任心。

3. 评定结束时，由患者本人或检查者逐一核查是否每一条目均已填写完整，凡有漏评或者重复评定的，均应提醒患者考虑再次评定，以免影响分析的准确性。

4. 在对结果进行分析判断时，应考虑患者的生活习惯、文化程度、工作性质、所处的社会和家庭环境、所承担的社会角色、患者残疾前的功能状况、评定时的心理状态和合作程度等有关因素，对评定结果进行正确分析。

复习思考题

1. 患者，男，64 岁。中风后遗症，右上肢肌力 0 级，右下肢肌力 3 级。右上肢表现为（　　　）

    A. 可触及肌肉收缩　　　　　　　　　　B. 在去除重力后可做全范围运动

    C. 在重力下可做全范围运动　　　　　　D. 肌肉无收缩

    E. 可对抗较大阻力做全范围运动

2. 对于肌张力的描述不正确的是（　　　）

    A. 肌张力是维持身体各种姿势和正常活动的基础

    B. 具有随意使肢体由固定到运动和在过程中自由地换为固定姿势的能力

    C. 触摸有一定的弹性，被动运动有轻度的抵抗

    D. 正常肌张力，当肢体下落时，肢体无法保持原有的姿势

    E. 正常肌张力，被动运动可感到轻度的抵抗

3. 用通用量角器测定肘关节的关节活动度，其轴心应放于（　　　）

    A. 鹰嘴　　　　　　　　B. 肱骨外上髁　　　　　　　C. 尺骨茎突

    D. 肩缝　　　　　　　　E. 腕背侧中点

4. 患者闭目，用手触摸常用小物件（如硬币、钥匙等），可感知物体但不能说出物体名称，提示患者何种感觉缺失（　　　）

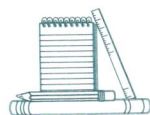

扫一扫，查阅
复习思考题答案

A. 触觉　　　　　　　　　B. 精细触觉　　　　　　　C. 两点辨别觉

D. 实体觉　　　　　　　　E. 图形觉

5. 认知功能评定不包括下列哪项（　　　　）

A. 意识状态　　　　　　　B. 记忆评测　　　　　　　C. 情绪评测

D. 注意力　　　　　　　　E. 失认症

6. Barthel 指数用来评定（　　　　）

A. 基础性日常生活活动能力　B. 工具性日常生活活动能力　C. 言语能力

D. 平衡能力　　　　　　　E. 协调能力

7. 简述简单饮水试验的方法。

8. 进行生活质量评定时的注意事项有哪些？

（李为华、王　卉）

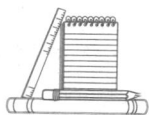

模块三　常用康复治疗技术

项目一　运动疗法

【学习目标】

掌握：各种运动疗法的相关概念及康复护理要点。

熟悉：常用运动疗法的训练方法。

了解：常用运动疗法的临床应用。

案例导入

患者，男，60 岁，主诉右膝疼痛伴活动受限 3 个月。患者自述近期无明显外伤史，但长期从事体力劳动，近日感觉右膝力量减弱，上楼梯时尤为明显，伴有轻度肿胀。既往无重大疾病史，但有长期吸烟习惯。体格检查：体温 36.8℃，脉搏 72 次 / 分，呼吸 16 次 / 分，血压 130/85mmHg。右膝关节周围轻度肿胀，压痛（＋），活动受限，尤以屈曲受限明显。徒手肌力检查（MMT）：右膝关节伸肌群肌力评定为 3 级。影像学检查：膝关节 X 线片示关节间隙轻度狭窄，未见明显骨折或脱位。

问题：该患者的临床诊断是什么？应采取何种康复措施？

物理治疗（physical therapy，PT）是应用声、光、电、磁、热、冷和力等物理学因子治疗疾病，改善或重建躯体功能的一种方法。以运动学、生物力学和神经发育学为基础，以力为主要治疗因子，借助治疗器械、手法操作及患者自身参与的各种运动，达到恢复或改善躯体、生理、心理和精神功能障碍的治疗方法称为运动疗法，是物理治疗的主要部分。

运动疗法的内容丰富，可按不同方式分为多种类型：①按治疗作用的部位：分为全身运动和局部运动。②按能量消耗：分为放松性运动、力量性运动、耐力性运动。③按治疗方式：分为徒手运动疗法、器械运动疗法和水中运动疗法。④按主动、被动用力程度：分为被动运动、助力运动、主动运动、抗阻运动。⑤按肌肉收缩方式：分为等长运动、等张运动。⑥按治疗作用：分为改善关节活动训练，增强肌力训练，增强耐力训练，改善平衡、协调能力训练等。现根据治疗目的不同，简述几种常用运动疗法及其康复护理要点。

一、关节活动技术

关节活动技术是通过各种方法促进关节的活动和灵活性，以提高关节功能的技术。关节活

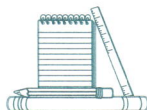

动范围训练是指利用各种方法维持和恢复因组织粘连或肌痉挛等多种因素引起的关节功能障碍的运动训练方法。

（一）训练方法

1. 被动关节活动范围训练   指患者在完全不用力的情况下，借助外力完成关节活动的训练。外力主要来自治疗师、患者健肢及各种康复训练器械。持续被动活动（continuous passive motion，CPM）是治疗师或用康复器械在一定时间内、不间断地重复进行患者能耐受的被动关节活动范围训练。

2. 辅助 – 主动关节活动范围训练   指患者在外力的辅助下，主动收缩肌肉完成关节活动范围的训练。助力可由治疗师、患者健肢、各种康复器械（如棍棒、滑轮和绳索装置等）及引力或水的浮力提供。该方法适用于可进行主动肌肉收缩但肌力相对较弱，不能完成全关节活动范围的患者。

3. 主动关节活动范围训练   指由患者主动用力完成关节活动的运动训练，适用于肌力在 3级及以上的患者，通常与肌力训练同时进行。通过主动关节活动范围训练可达到改善和扩大关节活动范围，改善和恢复肌肉功能及神经协调功能的目的。

4. 关节松动技术   指由治疗师在患者关节可动范围内完成的一种针对性很强的手法操作技术，属于被动运动范畴。具体应用时常选择关节的生理运动和附属运动作为治疗手段，以达到维持和改善关节活动范围、缓解疼痛的目的。澳大利亚麦特兰德（Maitland）的关节松动技术手法分级比较完善，应用较广泛，故也称为"麦特兰德手法"（表 3–1）。

知识链接

生理运动和附属运动

　　生理运动指关节在生理活动范围内完成的运动，如肩关节的屈、伸、内收、外展、旋转。附属运动指关节在自身及周围组织允许范围内完成的运动。这些运动在生理范围之外、解剖范围之内，通常由他人或在健侧肢体帮助下才能完成，如关节的分离、牵拉、滚动、滑动。

表 3–1　麦特兰德手法分级

级别	适用关节情况	操作手法
I	疼痛引起的关节活动受限	在关节活动的起始端，小范围、有节律性地来回推动关节
II	疼痛引起的关节活动受限	在关节活动允许范围内，大范围、有节律地来回推动关节，但不接触关节活动的起始端和终末端
III	关节疼痛并伴有僵硬	在关节活动允许范围内，大范围、有节律地来回推动关节，每次均接触到关节活动的终末端，并能感觉到关节周围软组织的紧张
IV	因关节周围组织粘连、挛缩引起关节活动受限	在关节活动的终末端，小范围、有节律性地来回推动关节，每次均接触到关节活动的终末端，并能感觉到关节周围软组织的紧张

5. 软组织牵伸技术   指通过外力牵伸并拉长挛缩或短缩的软组织，并且做轻微的超过组织阻力和关节活动范围的运动训练，可改善或重新获得关节周围软组织的伸展性，防止不可逆组织挛缩的发生，调节肌张力，增加或恢复关节活动范围，预防或降低躯体在活动或从事某项运

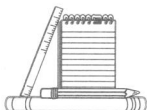

动时出现的肌肉和肌腱损伤。牵伸分为被动牵伸和主动抑制。被动牵伸包括手法牵伸、机械牵伸和自我牵伸；主动抑制是使患者在牵伸肌肉之前，自主有意识地放松该肌肉，使肌肉收缩机制受到人为抑制，此时进行最小力量的牵伸。主动抑制只能放松肌肉组织中具有收缩性的结构，而对挛缩组织作用不大。

（二）注意事项

1. 训练前应向患者做好解释工作和心理护理，使患者积极配合。

2. 协助患者做好治疗部位的准备，如局部创面的处理、矫形器、假肢的处置。

3. 训练前后注意观察患者的一般情况，特别注意关节周围皮温、颜色、关节的活动范围及有无疼痛等。

4. 实施关节松动术可能会加重疼痛，实施后也会有一过性疼痛加重的现象，应根据医嘱给予止痛药物或局部物理治疗，以缓解疼痛。

二、肌力训练技术

肌力训练是根据超负荷的原理，通过肌肉的主动收缩超过一定负荷量和一定时间来改善或增强肌肉力量。根据是否施加阻力可分为非抗阻力训练和抗阻力训练，前者包括主动运动和主动 – 助力运动；后者包括等张性、等长性、等速性抗阻力运动。

（一）训练方法

根据肌肉收缩方式，肌力训练可分为等张训练、等长训练和等速训练。

1. 等张训练　指肌肉收缩时，肌肉长度有变化而肌张力不变，产生关节运动，又称为动力性运动。等张训练分为向心性收缩（图 3-1）和离心性收缩（图 3-2）。根据患者肌力和功能需要，可将阻力施加在肌肉缩短或拉长时。

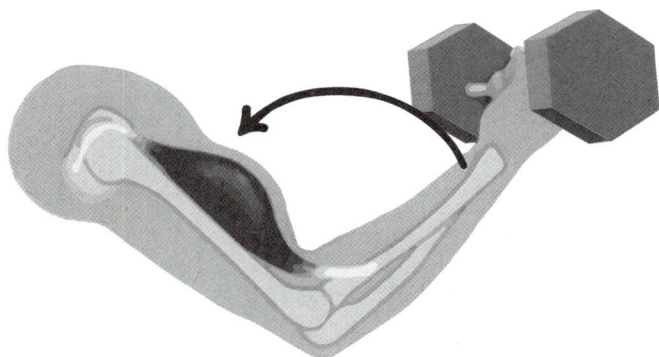

图 3-1　向心性收缩

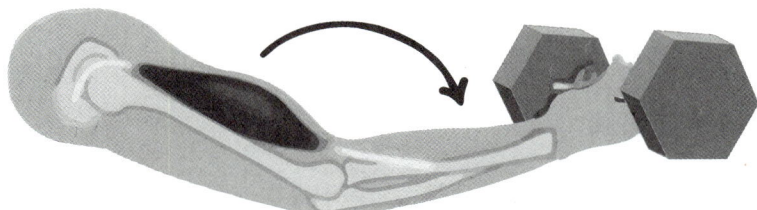

图 3-2　离心性收缩

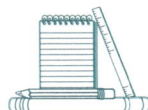

2.等长训练   指肌肉收缩时，肌张力增加而肌肉长度不变，不产生关节运动，又称为静力性运动（图3-3），是增强肌力最有效的方法。该训练特别适用于关节疼痛和关节不允许活动情况下进行肌力增强训练，以延缓和减轻肌肉废用性萎缩，但训练过量会使血压明显上升，加重心脏负担，故有心脏功能障碍者不宜选用等长训练。

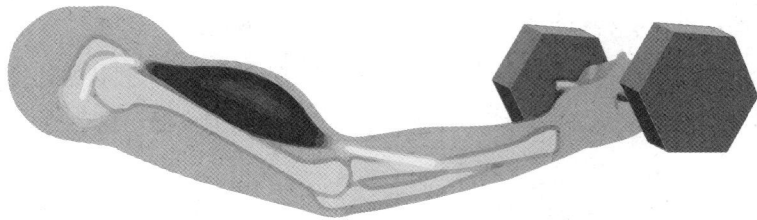

图3-3   等长收缩

3.等速训练   该训练需要在专门的等速训练仪上进行。由仪器限定肌肉收缩时肢体的运动速度，根据运动过程中肌力大小变化调节外加阻力。其主要特点是受训肢体在运动全过程中始终保持相等的角速度（单位时间移动的角度数），而阻力为顺应性阻力，既保证了足够的训练强度，又不会因为过度负荷产生损伤。

肌力训练可根据肢体伤残性质、病程、症状、关节活动度、肌力水平及设备条件等，选择训练的方式及具体方法（表3-2）。

表3-2   肌力分级与肌力训练方法

肌力分级	训练方法	具体实施	训练要点
0级	被动运动	配合传递神经冲动的练习	引导主观想象用力
1级	助力运动	徒手助力与器械助力	主观用力，仅给予最低限度的助力
2级	助力主动运动	免负荷的主动运动，分徒手助力与悬吊助力	以帮助患者主动运动为主；悬吊助力训练应固定关节
3级	主动运动	抗重力的主动运动	常用于肌力恢复好，但不能坐起者
>3级	抗阻运动	等张抗阻运动、等长抗阻运动、等速运动	评估各种因素，各类抗阻运动综合应用

（二）注意事项

1.训练前应先评定患者训练部位的关节活动度和肌力，根据患者全身及局部情况、肌力等级选择合适的训练方法，并协助患者做好准备活动。

2.训练中密切观察患者的反应，嘱患者在训练时应避免屏气，以防引起胸内压上升，增加心血管负担。高血压、冠心病等心血管疾病患者应避免过分用力和屏气。

3.训练后应观察患者全身及局部反应，运动量以训练后第二天不感到疲劳和疼痛为宜。如疼痛明显应及时反馈，调整训练剂量。

三、平衡训练与协调训练

平衡训练是指改善人体平衡功能的训练，用以锻炼本体感受器，刺激姿势反射。该方法适用于治疗神经系统或前庭器官病变所致的平衡功能障碍，也适用于下肢骨折、软组织损伤或手术后患者的康复训练。

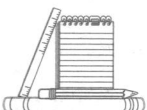

协调训练是以发展神经肌肉运动控制协调能力为目的的训练。它是利用残存部分的感觉系统，以视觉、听觉和躯体感觉来管理随意运动，其本质在于集中注意力，进行反复正确的练习，以改善对主动运动控制能力为目的的训练。

（一）平衡训练

1. 训练方法

（1）坐位平衡训练　患者取坐位，手置于身体两侧或大腿部，保持心情放松。①Ⅰ级坐位平衡训练：患者不受外力且无身体动作，通过自身协调躯干肌肉以保持身体直立。开始时需要有人在身旁保护，逐步过渡到无保护独立坐位。②Ⅱ级坐位平衡训练：患者在保持坐位平衡的同时能独立完成身体重心转移、躯干屈曲与伸展、左右倾斜及旋转运动。可采取拾取身体周围物品的方式进行训练。③Ⅲ级坐位平衡训练：可以抵抗外力保持身体平衡的训练。患者在胸前双手抱肘，由治疗师施加外力破坏患者坐位的稳定，诱发头部及躯干向正中线的调正反应。

（2）站立位平衡训练　①Ⅰ级站立位平衡训练：患者用下肢支撑体重保持站立位，必要时治疗师可用双膝控制患者下肢，或使用支架帮助固定其膝关节。开始时两足间距较大，以提高稳定性，能够独立站立后逐步缩小两足间距，减小支撑面，增加难度。②Ⅱ级站立位平衡训练：患者在站立姿势下，独立完成身体重心转移、躯干屈曲与伸展、左右倾斜及旋转运动。开始由治疗师双手固定患者髋部，逐步过渡到患者独立完成。③Ⅲ级站立位平衡训练：患者可以利用平衡板、站立作业训练等方式进行训练。

2. 注意事项

（1）训练时，要求患者放松，减少紧张或恐惧心理。若患者存在肌肉痉挛，应先缓解痉挛。

（2）加强安全措施，应选择与患者水平相当的平衡训练，一般初始时选择低水平的训练，逐渐从简单到复杂过渡。训练环境应除去障碍物和提供附加稳定的措施（保护腰带、治疗师的保护、平行杠等）。

（3）若训练中发生头晕、头痛或恶心等症状时，应减少运动量或暂停训练。

（二）协调训练

1. 训练方法　根据患者现有功能水平，上肢以训练动作的准确性、节奏性与反应的速度为主，下肢以训练正确的步态为主。训练要领如下。

（1）先易后难，先卧位，再坐位、立位、步行中进行训练。

（2）先单个肢体、一侧肢体（一般先做健侧或残疾较轻的一侧），再双侧肢体同时运动。

（3）先做双侧对称性运动，再做不对称性运动。

（4）先缓慢运动，后快速运动。

（5）先睁眼运动，再闭眼运动。

2. 注意事项

（1）可指导患者利用一些日常生活活动中的动作来辅助强化协调动作，如可采用作业疗法、竞赛等趣味性方法进行训练。

（2）训练时切忌过分用力，从而加重不协调。

（3）治疗师应时刻注意保护患者，避免再次受伤和增加心理负担。

四、步行功能训练

步行功能训练是针对患者的异常步态，利用各种康复手段，最大限度地帮助患者提高步行

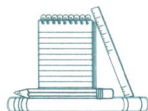

能力，提高生活质量，早日回归家庭和社会的训练方法。主要训练对象为各种伤病损害造成的步态障碍者，如偏瘫、截瘫、截肢及下肢损伤或术后患者等。

（一）训练方法

步行能力训练前先进行关节活动训练、健侧及上肢肌力的训练、下肢承重训练、耐力训练、平衡训练、协调训练等；合理选用辅助器具如矫形器、助行器、拐杖等。

1. 平行杠内的步行训练

（1）四点步　是在平行杠内最先进行的训练。以左腿先向前迈步为例，患者右手沿平行杠向前伸出15cm，左手置于同侧髋关节稍前处，重心移至右腿，使右髋关节与同侧足、膝、踝在同一条垂直线上。左肩稍前伸，左手支撑并使左肩下降，将左下肢向上提起，左下肢上提后向前摆动，迈出的步子足够大后，将左下肢放下。将重心移至左腿，左手沿平行杠向前移动，做好迈出右腿的准备。

（2）摆至步　患者首先将躯干处于过伸位保持平衡，双手分别或同时沿平行杠内向前伸出，距离足趾约15cm。身体前倾，使头和肩位于手的上方，提起双足，并向前摆动使双腿正好落在手的后方。

（3）摆过步　患者将双手沿平行杠向前伸（同摆至步），双足提起并落在手的前方，距离手的位置约等于摆动前与手的距离。当双足稳定后，双手沿平行杠向前移动，准备迈出下一步。这是截瘫患者行走最快、最实用的步行方式，但需要患者具备较高的平衡能力。

2. 利用手杖、拐杖、助行器的步行训练　使用步行辅助器时，训练的顺序：平行杠内步行→平行杠内扶杖步行→平行杠外扶杖步行→弃杖步行→应用性步行（复杂步行训练）（详见模块三项目五相关内容）。

（二）注意事项

1. 根据需要选择适当的行走辅助器和行走步态。训练开始时，以稳定性为重点，之后重点训练耐久性和步行速度。提供必要的保护，以免跌倒。

2. 掌握训练时机，不可急于求成。例如偏瘫患者在平衡、负重、下肢分离动作训练未完成时不可过早进行步行训练，以免造成划圈步态的加重。

3. 鼓励患者尽可能独立完成动作，不可过分依赖他人。

五、易化技术

易化技术是依据神经生理与神经发育的规律，应用促进正常运动模式、抑制异常姿势和运动模式的方法以提高运动控制能力，改善脑病损者功能障碍的康复训练技术，又称神经肌肉促进技术、促通技术。该方法主要适用于脑瘫、偏瘫及其他运动控制障碍的脑损伤患者。

（一）训练方法

1. Bobath 技术　是治疗中枢神经系统损伤引起的运动障碍最有效的方法之一，主要用于脑瘫和偏瘫患者。该技术主要是通过控制关键点，运用反射性抑制模式，利用生理或病理反射调节肌肉收缩反应。

（1）控制关键点　利用人体关键点（key point）来控制身体其他部位或肢体肌张力，如以胸骨柄下段为中心控制点，上肢的肩峰、拇指，下肢的髂前上棘、大脚趾，这些部位对身体其他部位或肢体的肌张力具有重要影响。

（2）反射性抑制模式　是对抗原有的痉挛引起的异常姿势而进行的一种被动运动，包括反射性抑制模式、影响张力性姿势。

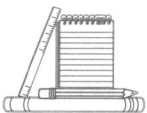

（3）促进技术　先促进翻正、平衡和上肢伸展防护反射的出现，然后再将运动由反射向随意引导，逐步促进随意运动的恢复。

（4）感觉刺激　加压、抗阻负重、轻拍、叩打肌肉、挤压关节等，以提高肌张力或刺激平衡反应。

2. Brunnstrom 技术　是针对中枢神经系统损伤后所致运动障碍的治疗技术。依据患者运动功能恢复的各个不同阶段，提出"恢复六阶段"理论。训练偏瘫患者时，治疗者要充分利用原始反射、联合反应、共同运动、部分分离运动、交互抑制等各种运动模式诱发运动反应，再从异常运动模式中引导、分离出正常运动的成分，达到恢复患者运动功能的目的。

3.Rood 技术　又称皮肤感觉输入促通技术。基本技术与手法包括触觉刺激、温度刺激、牵拉肌肉、轻叩肌腱、牵伸、挤压、特殊感觉刺激等，常用于脑瘫、偏瘫及其他运动控制障碍的脑损伤患者的康复治疗。

（1）诱发肌肉反应的基本技术　适用于弛缓性瘫痪、收缩力弱、吞咽和发音障碍等情况，包括触觉的刺激、温度的刺激及特殊的感觉刺激，如明亮、色彩、音乐等。医护人员说话的音调和语气也可影响患者的动作、行为。

（2）抑制肌肉反应的基本技术　适用于痉挛或其他肌张力高的情况，常采用轻轻压缩关节以缓解痉挛、在肌腱附着点加压、用较轻的压力从头部开始沿脊柱直到骶尾部按压、持续的牵张等。

4. 神经肌肉本体感觉促进（PNF）技术　是利用牵张、关节压缩和牵引、施加阻力等本体刺激和应用螺旋、对角线状运动模式来促进运动功能恢复的一种治疗方法。通过刺激人体本体感受器，来激活和募集最大数量的运动肌纤维参与活动，促进瘫痪肌肉收缩，同时通过调整感觉神经的兴奋性以改变肌肉的张力，缓解肌痉挛。

（二）注意事项

1.训练过程中，密切观察患者对运动姿势的反应及运动模式的掌握情况，随时纠正其错误的运动方法及模式。

2.指导患者家属或陪护人员掌握正确方法，从而积极参与运动训练，并在日常生活中随时监督指导。

3.训练时，应指导患者主动注意训练的过程，通过运动觉和视觉的信息输入，增强训练的效果。

4.训练过程中应详细掌握患者情况，做好护理记录。

六、传统运动功法

在中医理论指导下，根据患者的病情特点，运用我国传统的运动形式以帮助患者防治疾病的方法，称传统运动功法，古代称"导引按跷"，是我国传统康复治疗的重要手段之一。

传统运动功法是我国古代劳动人民在长期与衰老及疾病作斗争的实践过程中逐渐认识、创造和总结而来的，源于导引，即"导气令和，引体令柔"，使"骨正筋柔，气血以流"。

（一）常用传统运动功法

1. 八段锦　是由八段连续动作组成的强身健体和养生延年的一种功法。"八段"是指其动作共有八节；"锦"有典雅华美之意，通过肢体躯干合理的屈伸俯仰，使全身筋脉得以伸拉舒展，起到调和脏腑、行气活血、通经活络、增智强体的作用。

流传较广的八段锦主要是立式八段锦，包括两手托天理三焦、左右开弓似射雕、调理脾胃

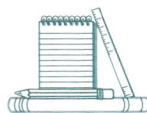

须单举、五劳七伤往后瞧、摇头摆尾去心火、两手攀足固肾腰、攒拳怒目增气力、背后七颠百病消八组动作。患者可有针对性地选择其中一式或几式进行锻炼。如心肾不交者，可选择五式、六式；脾虚气滞者，可选择二式、三式；肝阳上亢者，可选用四式、八式；心脑血管病者以选用前四式为宜；呼吸系统疾病者，多练习一式、二式、三式、七式。

2. 易筋经 源于我国古代导引术，是一种强健筋骨的方法。"易"是改换、变通之意，"筋"指筋骨、筋膜，"经"有指南、法典之意。易筋经就是改变筋骨，通过修炼打通全身经络的内功方法。它是以中医阴阳气血理论为指导，经络腧穴理论为基础，通过手足的屈伸开合和脊柱的旋转俯仰，以带动四肢和内脏的运动，使全身气血流通、经络畅达而起到强筋健骨的作用。

易筋经有十二组动作，包括韦驮献杵（共三势）、摘星换斗、倒拽九牛尾、出爪亮翅、九鬼拔马刀、三盘落地、青龙探爪、卧虎扑食、打躬势、掉尾势。根据患者的不同情况，有针对性地选择一势或几势进行练习，循序渐进，量力而行。

（二）注意事项

1. 做好运动前的准备工作 运动时宜穿宽大舒展的运动服装，布料柔软，摘除帽子、手表等附属物。练功之前应停止剧烈活动，不空腹、不饱食，排出二便。做好热身运动，如慢跑、压腿等，使各关节、肌肉处于兴奋状态。保持情绪稳定，处于大怒、大喜、过于兴奋或烦恼等情绪时，不宜立即练功。环境要清静、整洁，光线柔和，空气流通。

2. 凝神静气，形神合一，呼吸自然 练习功法时，心理活动逐步趋于简单，排除杂念，放松心情，调匀呼吸，不快不慢。

3. 加强运动后防护 练功后不可冷水洗浴，注意保暖，活动后忌汗出当风。活动量较大或出汗较多，切忌饮冷水、暴饮暴食，以免引起肠胃功能紊乱。

4. 劳逸结合，充足睡眠 运动和休息应合理安排，不能超限度运动，根据自身情况选择运动项目。充足睡眠有利于解除疲劳，振奋精神。

此外，运动疗法还包括呼吸训练、体位摆放、体位转移训练等（详见模块四常用康复护理技术相关内容），还可以针对一些伤病的发病机制、病理、症状、功能障碍及患者的全身情况，编制专门性医疗体操，以达到消除症状、改善功能、加强代偿、促进康复的目的。

复习思考题

1. 在关节活动允许范围内，大范围、有节律地来回推动关节，每次均接触到关节活动的终末端，并能感觉到关节周围软组织的紧张，是关节松动技术手法分级的（   ）

　　A. 0 级　　　　　　　　　　B. Ⅰ 级　　　　　　　　　　C. Ⅱ 级

　　D. Ⅲ 级　　　　　　　　　　E. Ⅳ 级

2. 助力主动运动，在肌力分级中属于哪一级的训练方法（   ）

　　A. 0 级　　　　　　　　　　B. 1 级　　　　　　　　　　C. 2 级

　　D. 3 级　　　　　　　　　　E. ＞ 3 级

3. 陈述物理治疗的概念。

4. 软组织牵伸技术有几种方法？

5. 易化技术有几种方法？分别适用于哪类患者？

扫一扫，查阅复习思考题答案

（陈天昊、张立峰）

项目二　物理因子疗法

案例导入

马某，男，18岁，学生。自述1天前因打篮球不慎将踝部扭伤，冷敷24小时后疼痛肿胀稍缓解，经X线检查显示无骨折，仅为软组织损伤。现右踝局部肿胀明显，活动受限。

问题：该患者可以采取何种物理因子疗法？

一、电疗法

应用电流或电磁场治疗或预防疾病的方法称为电疗法（electrotherapy，ET）。临床常用的电疗法包括直流电疗法、直流电药物离子导入疗法、低频电疗法、中频电疗法和高频电疗法。

（一）直流电疗法

直流电疗法是应用低电压的平稳直流电通过人体一定部位治疗疾病的方法。

1. 治疗作用

（1）镇静和兴奋作用　全身治疗时，下行的电流起镇静作用，上行的电流起兴奋作用。以下行电流或以阳极为主电极时，可以产生催眠和镇痛作用；以上行电流或以阴极为主电极时，可以治疗神经麻痹和知觉障碍等。

（2）消炎　阳极有脱水作用，减轻组织水肿和渗出；阴极可治疗慢性炎症和经久不愈的溃疡。

（3）促进骨折愈合　阴极下可促进骨再生和修复作用。

（4）治疗癌症　直流电电极下的高酸、高碱、低氧等微环境，可促进肿瘤变性坏死。

（5）治疗冠心病　微弱直流电可反射性地对异常的冠状动脉舒缩功能进行调节。

（6）治疗静脉血栓　在较大强度的电流下，静脉血栓从阳极一侧松脱，向阴极一侧退缩，血管逐渐开放。

2. 临床应用

（1）适应证　神经系统疾病，如偏头痛、坐骨神经痛等；内科疾病，如慢性胃炎、胃肠痉挛等；外科疾病，如淋巴结炎、术后粘连等；妇产科疾病，如闭经、慢性附件炎等；五官科疾病，如角膜炎、鼻炎等。

（2）禁忌证　恶性肿瘤、局部皮肤破损、恶性血液系统疾病、急性湿疹、植入心脏起搏器者及体内有金属异物、对电流不能耐受者等。

3. 注意事项

（1）治疗前应告诉患者通电时的各种感觉，如轻度的针刺感是正常现象，如有烧灼感或疼

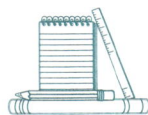

痛感应立即告知医护人员，查明原因，调整治疗方案。

（2）治疗前，去除治疗部位及附近的金属物，以防灼伤。

（3）对皮肤感觉障碍的患者，治疗时要慎重，避免烫伤。

（4）正极下组织含水量减少，皮肤较为干燥，治疗后局部可应用润肤剂；如有皮肤过敏，而治疗必须进行时，治疗后可局部涂敷肤轻松软膏。

（二）直流电药物离子导入疗法

直流电药物离子导入疗法是使用直流电将药物离子通过皮肤、黏膜或伤口导入体内进行治疗疾病的方法。

1. 治疗作用　是根据电学"同极相斥"的原理，利用阴极和阳极分别将药物离子导入体内。药物离子导入皮内深度不超过 1cm，在皮下形成"离子堆"，可停留数小时至数天。直流电和药物的综合性作用，其疗效比单纯的药物或直流电的疗效好。

2. 临床应用

（1）适应证　神经系统疾病，如神经炎、神经衰弱等；眼部疾病，如角膜炎、玻璃体混浊等；内脏疾病，如高血压病、胃、十二指肠溃疡，支气管哮喘，冠心病等。

（2）禁忌证　同直流电疗法。

3. 注意事项

（1）做药物离子导入前，应仔细询问患者是否有药物过敏史，如选用青霉素等需做过敏试验，有药物过敏则禁止导入治疗。

（2）治疗操作前检查治疗部位皮肤是否清洁完整，感觉是否正常，以免灼伤皮肤。

（3）治疗后，应询问并观察患者治疗局部的皮肤情况，如出现正极下皮肤较干燥者，局部应涂以润肤剂；多次直流电治疗后，由于电解产物的刺激，可出现局部瘙痒、皲裂及皮疹反应等，嘱患者勿抓挠，注意保护局部，用热水清洗局部后，涂以 50% 的甘油；如发生直流电灼伤，局部无须特殊处理，注意预防感染即可；如灼伤严重，涂抹 2% 龙胆紫，亦可用红斑量紫外线照射。

（三）低频电疗法

应用频率 1000Hz 以下的脉冲低频电流作用于人体治疗疾病的方法，称为低频电疗法。常用的低频电疗法有经皮神经电刺激疗法（transcutaneous electrical nerve stimulation，TENS）、神经肌肉电刺激疗法（neuromuscular electrical stimulation，NES）、功能性电刺激疗法（functional electrical stimulation，FES）。

1. 治疗作用

（1）兴奋神经、肌肉组织。

（2）止痛作用。

（3）促进血液循环和消肿作用。不同的低频电疗法，其治疗作用各有侧重。

2. 临床应用

（1）适应证　TENS 可用于各种疼痛，如偏头痛、幻肢痛、关节痛、术后切口痛等；NES 可用于肌痉挛疼痛、神经失用症、各种原因所致的废用性肌萎缩、肌腱移植术后、姿势性肌肉软弱等；FES 可用于减轻痉挛，加速协调运动和随意活动控制能力的恢复，适于治疗中枢性麻痹的患者，包括脑瘫、偏瘫、截瘫、四肢瘫等。

（2）禁忌证　出血倾向疾病、恶性肿瘤及局部金属植入物、意识不清者等。

3. 注意事项

（1）治疗前医护人员帮助患者做好治疗部位的准备。治疗操作前检查治疗部位皮肤是否清

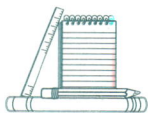

洁完整及感觉情况，治疗部位如有创伤或遇其他有创检查（局部穿刺注射、封闭等）之后24小时内应停止该项治疗；做好局部创面、支具、假肢的处理。

（2）治疗后医护人员应主动询问并观察患者疗效，以便根据患者病情及时调整治疗方案；观察患者治疗局部的皮肤情况，有异常应及时处理。

（四）中频电疗法

应用频率为 $1 \sim 100kHz$ 的脉冲电流治疗疾病的方法，称为中频电疗法。目前临床上常用的有调制中频电疗法、干扰电疗法和等幅正弦中频（音频）电疗法。

1. 治疗作用

（1）镇痛作用。

（2）促进局部血液循环。

（3）消炎和消肿。

（4）软化瘢痕和松解粘连。

2. 临床应用

（1）适应证　各类软组织扭挫伤疼痛、关节痛、神经痛等，瘢痕、肠粘连、注射后硬结等。

（2）禁忌证　急性炎症、出血性疾病、恶性肿瘤、局部金属异物、安装心脏起搏器者；心区、孕妇下腹部及对电流不能耐受者。

3. 注意事项　与低频电疗法基本相同。

（五）高频电疗法

频率超过 $100kHz$ 的交流电称为高频电流。应用高频电治疗疾病的方法，称为高频电疗法。目前在临床上常用的高频电疗法有短波疗法、超短波疗法、微波疗法。高频电的生物学效应主要是由于高频电流引起人体组织内微粒的运动所产生的热效应。

1. 治疗作用

（1）镇痛作用，如神经痛、痉挛性痛、张力性痛、缺血性痛、炎症性痛等。

（2）消炎消肿。

（3）缓解痉挛。

（4）扩张血管，促进血液循环。

（5）增强机体免疫防御功能。

（6）高频电刀可治疗表浅癌肿。

2. 临床应用

（1）适应证　采用中、小剂量的高频电流可治疗各种特异或非特异性慢性、亚急性或急性炎症等。

（2）禁忌证　恶性肿瘤（中、小剂量）、妊娠、有出血倾向、高热、心肺功能衰竭、装有心脏起搏器、体内有金属异物、颅内压增高、活动性肺结核等。妇女经期血量多时应暂停治疗。

3. 注意事项

（1）治疗前应告知患者治疗中可能会有的感觉，如温热感，而不应有灼痛感。患者应取下身上的金属物。体内有金属物的部位，如骨折固定钢针等，应慎用高频电疗。治疗时，患者和医护人员身体的任何部位都不得接触接地的金属物，以免烫伤。

（2）嘱患者应保持皮肤干燥，穿吸汗、不含金属的衣服。治疗部位有汗水时，应及时擦干，有湿敷料或伤口分泌物过多时应及时清理。昏迷或截瘫患者治疗时，应提前告知家属防止尿液流到治疗部位，以免烫伤。

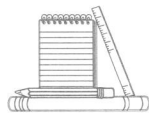

（3）婴幼儿治疗时，告知家长应有专人看护，防止其抓握电缆、电极板，防止泪水、汗水、尿液流至治疗部位。哭闹不合作的婴幼儿，最好入睡安静后治疗。

（4）治疗过程中，应经常询问患者，观察患者反应，如有发热、头昏、心慌等反应时，应立即停止治疗，进行必要的检查与处理。有其他特殊反应时，应与治疗师联系，做进一步处理。

二、光疗法

光疗法是利用阳光或人工光线防治疾病和促进机体康复的方法。日光疗法已划入疗养学范畴。理疗学中的光疗法是利用人工光辐射。光的基本理化效应为热效应、光电效应、光化学效应及荧光效应。

（一）红外线疗法

红外线是不可见光线。应用红外线治疗疾病和促进机体康复的治疗方法称为红外线疗法。医用红外线分为近红外线和远红外线，前者又称短波红外线，波长为 0.76 ～ 1.5μm，透入人体组织深度为 5 ～ 10mm；后者又称长波红外线，波长为 1.5 ～ 1000μm，透入人体组织深度小于 2mm，多被表层皮肤所吸收。红外线照射于人体时主要产生温热效应，故有热射线之称。红外线可使较深层组织温度升高，血管扩张，血流加速，并降低神经的兴奋性。

1. 治疗作用　红外线疗法能够改善局部血液循环，具有消炎作用、镇痛作用、缓解肌肉痉挛作用及促进组织再生作用等。

2. 临床应用

（1）适应证　各种慢性损伤的治疗，如肌肉劳损、扭伤、牵拉伤、扭挫伤等；各种慢性、亚急性感染性软组织炎症的治疗，如蜂窝织炎、疖、痈等；各种慢性无菌性炎症的治疗，如慢性淋巴结炎、腱鞘炎、肌纤维组织炎、瘢痕挛缩等。

（2）禁忌证　恶性肿瘤局部、有出血倾向、高热、活动性肺结核、急性损伤（24 小时内）、急性感染性炎症的早期、局部皮肤感觉障碍、烧伤后的瘢痕等。

3. 注意事项

（1）嘱患者在治疗过程中不能随意移动，以免触及辐射器，引起烫伤。

（2）进行面部治疗时，应让患者佩戴防护眼镜或以浸水的纱布等遮盖眼部，以防止红外线对眼睛的伤害。

（3）皮肤感觉障碍者禁止照射，检查患者治疗部位皮肤的温度觉是否正常，若有障碍一般不予照射。

（4）急性创伤 24 ～ 48 小时内局部不宜用红外线照射，以免加剧肿痛和渗出，急性期后可行小剂量照射。肢体动脉栓塞性疾病不宜在病灶区及远端照射，必要时可在近端或对侧健肢照射。新鲜瘢痕、植皮术后部位应慎用红外线照射。

（5）照射部位有创面时应先清洁处理再进行照射。

（6）治疗过程中应经常询问患者，观察其反应，特别是儿童或感觉迟钝的老年人，以免烫伤。皮肤感觉障碍、植皮部位、骨突部位治疗时，应经常巡视，观察反应。患者如诉头晕、恶心、乏力等不适感，应及时向医师反馈。

（7）治疗结束后，将照射部位的汗液擦干，患者应在室内休息 10 ～ 15 分钟后方可外出。

（二）紫外线疗法

紫外线系不可见光线，波长为 180 ～ 400nm，因其位于可见光的紫光之外，故名紫外线。应用紫外线治疗疾病的方法称为紫外线疗法。紫外线可引起显著的光化学效应及一系列生物学作用。

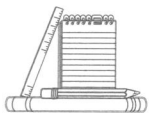

紫外线被皮肤吸收后主要产生光化学效应，出现红斑反应和色素沉着，故又有光化学射线之称。

知识链接

紫外线疗法照射剂量分级

　　生物剂量是紫外线疗法的剂量单位。紫外线照射后引起的皮肤红斑反应的程度是剂量分级的依据，即根据亚红斑、弱红斑、中红斑、强红斑、超强红斑 5 种不同的红斑程度将剂量分为 0～Ⅳ级。人体的各部位对紫外线的敏感度不同，背部、胸部、腹部、股内侧、上臂内侧最敏感，颈部、面部次之，肢体更次之，其中屈侧比伸侧敏感，腕、踝、手背、足背不敏感，手掌、足底最不敏感。因此，各部位出现同等程度红斑所需要的照射剂量也有很大差异。

---

1. 治疗作用

（1）杀菌作用　紫外线可以直接杀菌，250～260nm 的短波紫外线杀菌作用最强。

（2）消炎作用　红斑量紫外线照射可加强红斑部位的血液和淋巴循环，加强新陈代谢，使网状内皮细胞的吞噬功能增强，提高机体的免疫能力。

（3）镇痛作用　主要表现为局部痛阈升高，降低感觉神经的兴奋性，感觉时值延长，缓解疼痛。

（4）脱敏作用　多次局部照射具有脱敏作用。

（5）促进组织再生和伤口愈合　由于紫外线对 DNA 和细胞分裂有直接影响，小剂量紫外线可加快细胞分裂增生，促进肉芽组织和上皮的生长，缩短伤口愈合时间。

（6）促进维生素 D 的形成　促进肠道对钙、磷的吸收，高峰值位于波长 280～315nm。

（7）调节机体免疫功能　紫外线照射可激活人体细胞免疫功能，使吞噬细胞增多，吞噬能力增强。

（8）光致敏作用　紫外线与光敏剂合用可产生光加成反应（又称光动力学反应），用于治疗银屑病和白癜风。

（9）其他作用　如改善血液流变学、降低血脂、提高氧合作用等。

2. 临床应用

（1）适应证　适宜全身照射的有维生素 D 缺乏病、骨软化病、老年骨质疏松症、骨折等；适宜皮肤照射的有支气管炎、肺炎、支气管哮喘、疖、痈、急性蜂窝织炎等；适宜体腔照射的有口腔、鼻、咽、外耳道、阴道及窦道等腔道感染；银屑病、白癜风等光敏疗法。

（2）禁忌证　恶性肿瘤、心肝肾衰竭、出血倾向、活动性结核、红斑狼疮、日光性皮炎、光过敏性疾病、脑出血等。

3. 注意事项

（1）照射前了解患者近期是否服用光敏剂，此类药物可增强皮肤对紫外线的敏感性。

（2）照射部位皮肤应保持清洁，如有伤口应先换药，创面有分泌物时，应擦拭干净，方可进行照射。

（3）嘱患者佩戴护目镜及白手套，尽量减少非照射部位的皮肤裸露。

（4）保持室内空气流通。

（5）疗程中注意饮食结构的调整，宜多进食含微量元素、维生素 A、维生素 C、维生素 E 及 B 族维生素丰富的黄绿色新鲜蔬菜、水果、大豆类食品及杂粮等，多饮水。

（6）治疗后叮嘱患者局部皮肤防止日晒，不宜用碱性肥皂；如局部皮肤出现红、肿、热、痛、脱屑，先请示医师是否为治疗剂量的正常反应，再做相应处理。若患者无法忍受，症状较

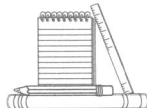

轻者，冷敷消炎即可消退；若较严重，皮肤出现水疱且疼痛不止，应及时予以相应处理。

（三）激光疗法

激光是一种因受激光辐射而发出的光，既具有一般光的物理特性，又具有亮度大、单色性好、定向性强、相干性好的特点。应用激光治疗疾病、促进康复的方法称为激光疗法。

1. 治疗作用

（1）低强度激光　具有明显的生物刺激作用和调节作用，其治疗基础不是温热效应，而是光的生物化学反应，包括生物调节、调节内分泌、消炎、镇痛、促进酶的活性、调节神经及免疫功能等。

（2）高强度激光　对组织有损害，当聚焦照射时对组织产生高热、高压强、高电磁场，主要引起损伤性的热效应，可使蛋白质变性凝固，甚至炭化、气化，使组织止血、黏着、焊接或切割、分离。

（3）激光光敏　由于肿瘤细胞对光敏剂血卟啉衍生物（HpD）有特殊的亲和力，可用于诊断、定位和杀灭肿瘤细胞。

2. 临床应用

（1）适应证　低、中能量激光治疗器（氦氖激光器）可用于哮喘、肺炎、支气管炎、慢性伤口、疖、痈、淋巴结炎、静脉炎、附件炎、外阴炎、阴道炎、宫颈炎、盆腔炎、湿疹、皮炎、带状疱疹、神经性皮炎、创伤性口腔溃疡、疱疹性口炎等；高强能量激光治疗器（二氧化碳激光器）可用于感染伤口、压疮、肩周炎、扭伤、面神经炎、盆腔炎、色素痣、黑色素瘤、皮肤原位癌等；光敏疗法（恶性肿瘤光动力疗法）可用于皮肤鳞状细胞癌、皮肤基底细胞癌、膀胱癌、胃癌、鼻咽癌、宫颈癌等。

（2）禁忌证　恶性肿瘤（光敏治疗除外）、皮肤结核、活动性出血、器官功能衰竭、癫痫及有出血倾向等。

3. 注意事项

（1）检查激光器放置位置是否合理，尽量避免光束照射或反射其他人。

（2）医护人员及患者均应佩戴护目镜。除治疗眼科疾病外，激光束应避免直射眼睛。

（3）因激光有高度的定向性，治疗时激光束应准确、垂直照射于病灶或痛点部位，嘱患者在治疗过程中不要随意变动体位。

（4）治疗结束后医护人员应主动询问患者并观察疗效，以便根据病情及时调整治疗方案。

三、超声波疗法

超声波是指频率在20kHz以上，不能引起正常人听觉反应的机械振动波。应用超声波治疗疾病的方法称为超声波疗法。目前，国内临床上常用的频率为800～1000kHz。常用方法有直接接触法、非直接接触法、超声药物透入疗法和超声雾化吸入疗法等。

（一）治疗作用

1. 超声波对人体发生的机械振动具有镇痛、软化瘢痕、杀菌、改善组织营养等作用。

2. 超声波作用于机体产生热，这种"内生热"可以使局部组织血流加速，促进组织代谢，减轻肌痉挛、关节挛缩和疼痛，结缔组织的伸展性得到改善，缓解或抑制亚急性及慢性炎症。

（二）临床应用

1. 适应证　软组织损伤、神经痛、结缔组织粘连、瘢痕、神经损伤、盆腔炎、支气管炎等。

2. 禁忌证　恶性肿瘤、活动性结核、急性炎症、出血倾向，以及眼、睾丸、孕妇腰腹部、

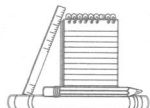

小儿骨骺部等。

（三）注意事项

1. 治疗前嘱患者取下身上的金属物品，如钥匙、皮带等。

2. 清洁治疗部位皮肤，非治疗部位用毛巾被等遮盖，以防患者受凉。

3. 治疗后观察并询问患者有无不良反应。

4. 对于烧伤者行超声波治疗时，除了对患者进行心理、营养护理及基础护理外，尚需进行预防感染的一些护理，如严格执行无菌操作，嘱患者在治疗前后要保持创面的清洁、干燥，包扎敷料的平整、完好；若有感染发生时，应报告医师，暂停治疗。

四、石蜡疗法

石蜡疗法是利用加热融化的石蜡作为温热介质（导热体），用以治疗疾病的方法，属于温热疗法中的一种。蜡热容量大，导热率低，散热慢，保温时长达1小时以上。蜡具有较高的可塑性，能密贴于体表，还可加入一些其他药物协同治疗。

（一）治疗作用

石蜡疗法具有镇痛、缓解痉挛、消炎、加速组织修复生长、软化瘢痕及松解粘连等作用。

（二）临床应用

1. 适应证　关节炎、神经痛、肌肉痉挛、功能训练前准备、亚急性及慢性损伤和炎症、瘢痕粘连、硬结、血肿机化等。

2. 禁忌证　急性炎症、结核、高热、局部感觉减退、皮肤病、认知功能障碍、恶性肿瘤、水肿及出血倾向等。

（三）注意事项

1. 对皮肤感觉障碍、血液循环障碍、瘢痕、植皮术后患者的局部治疗，应特别注意其治疗温度，并在治疗过程中仔细观察、时常询问。

2. 蜡疗时，每次浸入蜡液时均不应越过第一层蜡膜的边缘；治疗部位皮肤如有破损应加盖一层消毒纱布。

3. 蜡疗室应注意通风。

4. 治疗结束后，协助患者擦除汗液，整理好衣服，休息片刻再离开；对于出汗多者应适当补充水分；观察患者全身及局部反应，如出现食欲减退、睡眠质量下降，或血沉超过36mm/h，或脉搏加快，或局部症状加重，应及时报告，终止治疗。

5. 蜡疗期间，饮食应增加水分、蛋白质、碳水化合物、盐类和维生素等。

五、压力疗法

压力疗法（compress therapy）是指对肢体施加压力以治疗疾病的方法。将正常环境下的大气压设为"零"，高于大气压的压力称为正压，低于大气压的压力称为负压。压力疗法分为正压疗法与负压疗法，或两种压力交替的正负压疗法。

（一）正压疗法

正压疗法指利用高于大气压的压力作用于人体的治疗方法。目前临床常用的有改善血液淋巴循环的正压顺序循环疗法和防治瘢痕增生的皮肤表面加压疗法（压力衣）。

1. 正压顺序循环疗法

（1）治疗作用　提高组织液静水压，迫使静脉血和淋巴液回流，利于肢体水肿的消退。

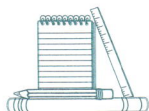

（2）临床应用　①适应证：回流障碍性水肿；创伤后水肿；截肢后残端肿胀；静脉瘀滞性溃疡；复杂性区域性疼痛综合征；对长期卧床或手术被动体位者可预防下肢深静脉血栓形成。②禁忌证：严重感染未得到有效控制；大面积溃疡性皮疹；近期下肢深静脉血栓形成；有出血倾向等。

（3）注意事项　治疗前应询问患者有无出血倾向，检查患肢，若有尚未结痂的溃疡或压疮，应加以隔离保护后再行治疗，若有新鲜出血伤口则应暂缓治疗。治疗时应在患者清醒的状态下进行，患肢应无感觉障碍，治疗过程中，注意观察患肢的肤色变化情况，并询问患者的感觉，根据情况及时调整治疗剂量；对老年患者或血管弹性差者，治疗压力可从低值开始，逐渐增加至所需的治疗压力。

2. 皮肤表面加压疗法（压力衣）

（1）治疗作用　通过持续加压使局部的毛细血管受压萎缩、数量减少，内皮细胞破碎等，从而造成瘢痕组织局部的缺血、缺氧。

（2）临床应用　①适应证：大面积增生性瘢痕；瘢痕疙瘩手术或放疗后。②禁忌证：创面感染未愈合等。

（3）注意事项　使用压力衣应在伤口愈合后穿戴；避免抓挠，可使用止痒霜剂、洗剂擦洗；必要时使用衬垫以防止渗出。一般需长期佩戴，每位患者需准备2～3套压力衣，每日替换，保持清洁。

（二）负压疗法

负压疗法指利用低于大气压的压力作用于人体的治疗方法。

1. 治疗作用　负压下血管扩张，血流量增加，改善微循环；促进侧支循环的建立；抗缺血部位自由基损伤，增加氧自由基的清除能力，减轻缺血损伤。

2. 临床应用

（1）适应证　雷诺现象（雷诺病）、血栓闭塞性脉管炎、糖尿病、足下肢坏疽等。

（2）禁忌证　出血倾向、近期有外伤史、大面积坏疽、动脉瘤、血管手术后、治疗部位皮肤感染、恶性肿瘤等。

3. 注意事项　治疗过程中应密切观察患肢的肤色变化情况，并询问患者的感觉；负压治疗时，患者可能会有不适感，压力过大还会出现肿胀感，应根据患者耐受情况，调整压力。负压治疗出现瘀血是正常反应，但应防止肢体出血；首次治疗时压力应从低值开始，以患者轻度肿胀感为宜；高龄或体弱患者应以卧位治疗为宜；治疗中如患者出现头昏、恶心、心慌、气短、出汗等症状时，应立即暂停治疗。

六、高压氧疗法

高压氧疗法是将患者置于高压环境中（高压氧舱内）吸氧以治疗疾病的方法。高压氧疗法能有效改善血氧张力，增加血氧含量。

（一）治疗作用

1. 可提高血氧张力，增加血氧含量，增加组织内氧含量和储氧量，有效地改善机体缺氧状态。

2. 对血管有收缩作用，可减少血管渗出，改善水肿。

3. 有压缩进入人体内气泡的作用，对减压病、气栓症有特殊效果。

4. 可明显抑制厌氧菌的生长繁殖，对气性坏疽等厌氧菌感染性疾病有良好的治疗作用。

（二）临床应用

1. 适应证　急性一氧化碳中毒、窒息、急性气栓症、急性减压病、气性坏疽、脑缺血性疾

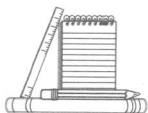

病、颅脑外伤及伤后脑功能障碍、急性眼底供血障碍、脑水肿所致颅压升高等。

2. 禁忌证　急性呼吸道感染药物未能控制、未经治疗的恶性肿瘤、高血压病（血压在160/100mmHg 以上药物不能控制者）、开放性胸壁创伤、广泛严重的胸壁挫伤、多发性肋骨骨折、视网膜脱离、急慢性鼻窦炎、出血性疾病、急性呼吸道与消化道传染病、高热等。

（三）注意事项

1. 进舱前要排空大小便。手表等物不宜带入舱内，以免受压造成损坏。

2. 治疗结束后，应对患者进行病情询问与必要的检查，并消毒氧舱及相关装置。

3. 用空气加压的氧舱内氧浓度应控制在 25% 以内，在吸氧治疗过程中要不断监测舱内氧浓度并予以记录。

4. 防止火灾，严禁将火种及易燃、易爆物品带入舱内。进入氧舱人员，均应换防静电衣裤。

5. 需按要求进行操作，防止高压氧治疗并发症的发生，如氧中毒、气压伤等。

复习思考题

1. 直流电药物离子导入治疗时，药物离子由什么途径进入人体（　　　）

　　A. 皮肤、黏膜或伤口　　　　B. 皮肤角质层薄处　　　　C. 皮下血管丰富处

　　D. 皮下脂肪丰富处　　　　E. 肌肉组织处

2. 下列不属于超声波疗法禁忌证的是（　　　）

　　A. 盆腔炎　　　　B. 活动性结核　　　　C. 出血倾向

　　D. 恶性肿瘤　　　　E. 孕妇腰腹部

3. 低频电疗法、中频电疗法及高频电疗法在治疗作用上有什么不同？

4. 负压疗法临床应用范围是什么？

5. 高压氧疗法的治疗作用有哪些？

（张立峰）

扫一扫，查阅复习思考题答案

项目三　作业治疗

【学习目标】

掌握：作业治疗的概念及常用方法。

熟悉：作业治疗处方。

案例导入

李某，男，55 岁，退休工人。半年前因脑卒中导致右侧肢体偏瘫，经过一段时间的康复治疗，肢体运动功能有所改善，但仍存在精细动作障碍和日常生活活动能力受限。右手抓握能力差，无法完成诸如系扣子、拿筷子等精细动作。右侧上肢和下肢力量不足，影响站立和行走的稳定性。日常生活活动如穿衣、洗漱、做饭等需要他人协助。

问题：请帮助患者列出一份详细的作业治疗计划。

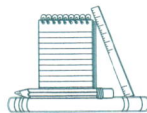

一、概述

（一）作业治疗的概念

作业治疗（occupational therapy，OT）是应用有目的的、经过选择的作业活动，对功能障碍者进行治疗和训练，以达到最大限度地恢复躯体、心理和社会功能，提高生活质量，适应社会的目的。

（二）作业治疗的分类

1. 按作业治疗的项目分类　木工作业、手工艺作业、编织作业、黏土作业、制陶作业、园艺作业、计算机作业、日常生活活动训练等。

2. 按作业治疗的目的分类　减轻疼痛的作业、增强肌力的作业、增加耐力的作业、改善关节活动范围的作业、提高手眼协调性的作业等。

3. 按作业治疗的功能分类　功能性作业活动、职业作业活动、心理治疗活动、环境干预、辅助技术等。

（三）作业治疗的作用

1. 增强躯体感觉和运动功能　通过作业治疗可改善机体的新陈代谢，增强体力和耐力；改善关节活动度，防止关节挛缩、变形等继发障碍的发生；增强患者肌力及活动的协调性，提高身体的平衡能力及手指的精细功能等。

2. 改善和提高认知功能　通过认知方面的活动（如读写、拼图、搭积木等），提高患者的认识力、注意力、记忆力、定向力及对概念、顺序、归类等方面的认知，获得解决问题的能力及安全保护意识等。

3. 提高日常生活活动能力　通过日常生活活动能力的训练、矫形器及自助器具的使用，提高患者日常生活活动能力、环境适应能力及工具使用能力等。

4. 改善社会适应能力和心理状态　通过作业治疗可以改善患者的社会适应能力，包括自我价值、自我表达、人际关系、应对能力、参与社会能力等，并且可以帮助其调整心态，克服自卑、孤独、无助等心理，增强战胜疾病的信心。

二、作业治疗的常用方法

（一）日常生活活动能力训练

日常生活活动能力（ADL）训练是指患者为了达到生活自理而必须进行的一系列最基本的动作训练，通常指更衣、进食、转移（包括床和轮椅间的转移、站立、室内外步行、跨门槛、上下楼梯、乘公共汽车或骑自行车，以及轮椅、拐杖的使用等）、个人卫生（包括洗漱、梳头、剃胡须、剪指甲、洗澡、上厕所等）等。日常生活活动是患者最基本的需要，也是作业治疗的重要内容。日常生活活动能力训练的目的是提高患者的生活自理能力，为回归社会创造必要的条件。

1. 训练方法　在训练前，首先要进行日常生活活动能力的评定，并根据评定结果制定可行的训练计划，有计划、有步骤地进行日常生活活动能力训练。内容有转移训练、穿脱衣服训练、进食用餐训练、个人卫生训练等（具体护理技术详见模块四项目三、项目四）。

2. 注意事项

（1）全面评估患者的情况，包括病情、功能状况、经济条件、居住环境，了解患者训练内容、心理、个人愿望等，是否积极参与制定训练计划。

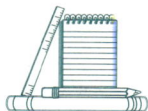

（2）治疗前，针对患者焦虑等心理障碍，对患者及家属进行康复教育，充分调动患者及家属的主观能动性。治疗中及治疗后，注意患者的心理变化，对患者的每一个进步予以肯定和鼓励，充分调动患者主动参与的积极性；对情绪不稳定的患者，应及时采取有效措施，如行为疗法、精神支持或心理支持性治疗等，必要时终止作业治疗。

（3）在训练过程中应注意防止坠床等意外损伤，如患者翻身时应嘱患者确认有足够的空间方可翻身。

（4）治疗后观察并记录患者反应及感受，如有不适及时向患者做好解释并正确处理。例如，在进食训练后出现呛咳，应注意进一步评估患者的吞咽功能，判断是否调整训练计划。

（5）对患者及家属进行健康教育，协助患者在日常活动中运用正确的模式，使作业治疗在病房外得到延续，实现自我护理。

（二）家务活动训练

对于上肢运动、感觉、协调功能及认知功能恢复较好的患者可以进行家务活动训练。

1. 训练方法　根据功能评定、需求评定及活动分析结果选择适合的家务活动项目。准备合适的场地、用具及材料，向患者说明活动的目的、意义、方法，演示操作方法和步骤。然后进行家务活动练习，活动过程中治疗师进行评定、指导和反馈，必要时提供辅助器具或给予帮助。治疗结束，整理场地及工具，进行反馈和总结。如以备餐为例，具体步骤如下：①根据进餐人数及口味，计划所做饭菜内容、份量。②准备工具及材料。③清洗炊具、洗菜、切菜。④烹饪。⑤调味。⑥将菜装入盘子并运至餐桌。

2. 注意事项

（1）根据患者功能情况及需要，指导患者对日常生活用具加以改造，必要时协助患者对生活环境进行改造，以便其更好地适应。

（2）指导患者在家务活动中应用节省体能技术，减少做家务活动时的能量消耗，改造家用设备以适应患者的功能水平，如固定在墙上或橱柜上的开瓶器、持刀器、钉板（切马铃薯时可将马铃薯固定于钉上）等。

（3）指导患者从事家务活动时应注意安全，不登高，避免烫伤、切割伤等。必要时使用康复辅助用具，如取高处、远处物品时可使用长柄的自助具。

（4）其他同日常生活活动能力训练的护理要点。

（三）文娱训练

文娱训练是另一类重要的作业治疗方法，主要适用于大关节、大肌群或内脏功能障碍者，经运动疗法治疗后进展缓慢者即可应用本法。文娱训练常由文娱治疗师指导完成。

1. 训练方法　指导患者及家属选择与治疗目的相符的作业项目，常用的有以下几种。

（1）肩的外展和内收训练　可选择作业中的绘画、写大字等作业活动。

（2）腕关节活动训练　可选择绘画、打乒乓球等作业活动。

（3）手指精细动作训练　可选择弹琴、编织、捡钢珠、手工艺品制作等。

（4）平衡能力训练　做简单且重复性强的作业。

（5）转移患者注意力，减轻其悲观心理　可选择下棋、打扑克等游戏活动。

（6）提高患者的自信心，消除自卑心理　可选择雕塑、手工艺品的制作等创造性强的作业。

2. 注意事项

（1）全面评估患者的情况。

（2）治疗前做好患者的心理护理，解除其对治疗的恐惧等不良心理反应。在训练过程中注

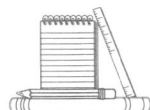

意调节患者情绪，消除抑郁。

（3）注意安全防护，部分工具较锋利，使用时应注意避免意外损伤。

（4）注意指导患者情绪的控制，尤其是情绪易激动的患者。同时注意患者社会交往能力的培养。

（四）教育性技能训练

教育性技能训练是寓教育于技能训练之中，通常适用于儿童或感官功能障碍者。

1. 训练方法   需具备必要的学习用具，包括各种图片、动物玩具和各种大、小型积木及玩具等。在受到教育的同时，对具有感官功能障碍的患者还包括知觉－运动功能训练，如皮肤触觉和本体感觉（对关节肌肉的本体感受器刺激）训练、感觉运动觉训练等。

2. 注意事项

（1）根据患者不同的年龄和不同的智力情况，提出不同的教育训练要求和目标，通过多种方式提高患者的思维能力。

（2）训练内容由易到难，内容丰富，要求具体、形象、生动，教具颜色鲜艳、生动，训练时既能教给患儿文化知识，又带有游戏性质，以提高患儿的兴趣。

（3）根据儿童的心理生理特点设立智能训练室，利用各种各样的玩具，设计各种生动有趣的游戏来教育儿童，通过教育和训练，促进儿童智力发展。

（4）某些患儿具有攻击、破坏和其他不好的习惯，为纠正不良行为和习惯，在教育和训练过程中，医护人员和父母要以身作则，给他们树立榜样，进行道德品质的教育。

（五）职业前活动训练

职业前活动训练是作业治疗中的重要治疗手段之一。根据患者的原有技能、专长与兴趣、现在的身心功能及未来的工作条件，提出有关就业的意见和建议。在作业治疗中与患者的职业技能训练相结合，在改善患者的躯体功能障碍和心理障碍的同时，也为患者重返工作岗位或重新就业做好体能和技能训练。

1. 训练方法

（1）与原工作相近的技能训练   例如，某一患者原为木工，现因受伤后肩、肘关节功能障碍，应选择与原木工或相近的职业劳动进行训练。此类训练，只要安排合适，配有必要的工具，稍加指导和督促即可完成。

（2）对有明显手指、手腕精细协调功能障碍者的技能训练   不必选择对手指、手腕有高度要求的工种，而应选择以恢复手的精细协调功能为主的较简单的技能，如用尼龙绳或毛线进行编织、泥塑和其他各种精工活动等。此时除有一定工作场所和必要的设备器材外，还需要一名精通该项技能的作业治疗师进行具体指导。要根据患者功能受损程度选择合适的方法，制定合理的步骤进行治疗。在治疗中还应不断鼓励和帮助患者。

（3）根据个人爱好选择相应的作业技能训练   此时仍应服从该项技能训练要有助于恢复患者残损功能这一原则，经治疗师同意有选择性地进行。此类方法和要求同上。

（4）为恢复就业前的肌力、耐力等所要求的技能训练   根据所选择职业技能，训练相关肌群组织的肌力和耐力。

2. 注意事项

（1）注意安全防护，如使用锋利工具时应注意避免割伤，尤其手的灵活性差者和感觉障碍者。

（2）注意治疗中观察患者的反应，集体治疗时注意控制相互间的不利影响。

（3）训练过程中，让患者充分认识职业技能训练的意义，激发患者学习的积极性和主动性。

（4）职业技能训练可以改善患者的躯体功能障碍和心理障碍，并能为就业做好体能与技能

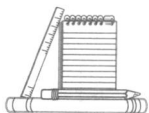

的准备。医护人员应熟悉常用的训练方法及适用范围，以便为患者提供指导。

（六）认知功能训练

认知功能训练又称认知干预，包括对觉醒水平、定向力、注意力、记忆力、逻辑思维、计算能力、归类、解决问题等进行训练。例如，提高觉醒水平，可用简单的问题提问，或反复声音刺激等；通过每天进行空间、时间的问答，刺激提高患者的定向能力；通过帮助患者回忆熟悉的事物，可提高患者的记忆力；通过阅读书刊提高患者的注意力、归纳能力等。

（七）康复辅助器具的使用训练

康复辅助器具是患者在进食、着装、如厕、书写等日常生活活动中为了充分利用残存功能，弥补丧失的功能而制作的一种简单实用、帮助障碍者提高自理能力的器具。辅助器具大多是作业治疗师根据患者障碍程度与特点予以设计并制作的简单器具，如改造的碗、筷，加粗手柄的勺、叉，以帮助完成抓握动作；协助固定餐具的防滑垫等。应对患者康复辅助用具的选购、设计、改造和使用加以指导，以产生积极的康复辅助作用。

（八）假肢的使用训练

装配假肢是为了补偿、矫正、增强患者已缺失的或功能减弱的身体部分或器官，使患者最大限度地恢复功能和独立生活的能力。在安装假肢前后均需进行功能训练，如站立、行走、左右平衡、转移训练、上下楼梯的训练及穿戴前后的使用训练等。

（九）改造生活、工作环境的指导

部分患者经过康复治疗后，虽然在一定程度上恢复了日常生活活动能力和工作能力，但仍无法同正常人一样自如地生活和工作。这就要求作业治疗师和康复护理人员针对患者的特殊情况，对其家庭和工作环境进行适当的改造指导，尽可能消除影响患者日常生活活动和工作的物理性障碍。

三、作业治疗处方

作业治疗处方是一份综合性的指导方案，旨在通过选择和指定适合的活动任务，以改善患者的日常生活功能能力和自理能力。

1. 活动目标　　是作业治疗处方的核心，根据患者的具体需求和治疗目标确定；目标包括疼痛缓解、增强肌肉力量、提高协调性、改善注意力和专注力等。设定明确的活动目标可以为患者提供一个明确的治疗方向。

2. 活动选择　　是根据患者的治疗目标和能力水平来确定的。作业治疗师会选择适合患者的活动，这些活动可以包括日常生活中的基本动作（如洗漱、穿衣、进食）或特定的职业活动（如工作、学习、娱乐）。

3. 治疗强度　　作业的强度与多种因素有关，包括作业时的体位和姿势、材料与用具、技巧、是否使用辅助器具等；强度必须详细具体地说明，并在治疗过程中根据患者的适应性和治疗反应进行调整；强度的安排和调整应遵循循序渐进的原则。

4. 治疗时间和频度　　根据患者的具体情况进行安排；一般每次治疗时间为 30～40 分钟，每周 5～7 次；如果出现疲劳等不良反应，应适当缩短时间或降低频度。

5. 注意事项

（1）必须根据患者的体力、病情、兴趣、生活和学习需要选择作业治疗的内容，做到因人而异。

（2）结合医院、社区、家庭环境条件选择作业治疗方式，做到因地制宜。

（3）作业治疗时必须有专业治疗人员或家属监护和指导，确保安全，防止意外发生。

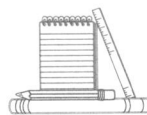

（4）疗程中应定期评定治疗效果，并根据病情变化及时调整和修订治疗处方。

（5）作业治疗需与其他治疗方法（如物理治疗、心理治疗、药物治疗等）密切结合，以提高疗效。

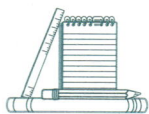

复习思考题

1. 以下哪项不属于作业治疗的主要目标（　　　）

    A. 提高患者的日常生活自理能力　　　　B. 缓解患者的心理压力

    C. 彻底治愈患者的疾病　　　　　　　　D. 促进患者的社交参与

    E. 增强躯体感觉和运动功能

2. 在作业治疗中，以下哪项不属于作业治疗的范畴（　　　）

    A. 手指精细动作训练　　　　　　　　　B. 平衡能力训练

    C. 注意力转移训练　　　　　　　　　　D. 药物治疗

    E. 心理、情绪治疗

3. 以下哪项不是作业治疗师在评估患者时需要考虑的因素（　　　）

    A. 患者的身体状况　　　　　　　　　　B. 患者的职业背景

    C. 患者的宗教信仰　　　　　　　　　　D. 患者的家庭环境

    E. 患者的经济状况

4. 在作业治疗中，以下哪种情况通常被视为治疗成功的标志（　　　）

    A. 患者的疾病被彻底治愈　　　　　　　B. 患者的症状得到显著缓解

    C. 患者完全恢复了生活自理能力　　　　D. 患者在治疗过程中没有出现任何并发症

    E. 患者的病情进展缓慢

5. 常用的作业治疗方法有哪些？

（杨　燕）

项目四　言语治疗

【学习目标】

掌握：言语治疗常用方法及注意事项。

熟悉：言语治疗的概念、原则、形式。

了解：言语治疗的作用及意义。

案例导入

马某，女，45岁，因脑部受伤后出现言语障碍。她在表达上存在困难，经常找不到合适的词汇，说话时语句不连贯，语速较慢，且语音清晰度也有所下降。在理解他人言语方面，对于复杂语句和抽象概念的理解存在明显问题。

问题：该患者属于哪种类型的言语障碍？请制定一个初步的言语治疗计划。

一、概述

（一）言语治疗的概念

言语治疗（speech therapy，ST）又称言语训练或言语再学习，是指通过各种手段对有言语障碍的患者进行针对性的治疗。言语治疗的主要目的是提高言语障碍患者应用语言进行交流的能力。言语治疗的主要手段是言语训练，或借助交流替代设备，如交流板、交流手册、手势语等。

（二）言语治疗的原则

1. 早期开始 言语治疗开始越早，效果越好。训练前须做言语评估，患者意识清楚、病情稳定、能耐受集中训练30分钟即可开始言语治疗。一般发病后3～6个月是语言康复的最佳时机，但临床发现发病后2～3年的患者，有效训练后仍有不同程度的改善。

2. 全面评估 及时、全面评估患者言语障碍的类型及严重程度，有助于针对性制定治疗方案。

3. 循序渐进 言语康复是再学习的过程，需要循序渐进，训练过程宜由简单到复杂，训练程度由易到难，训练时间由短到长。

4. 主动参与 言语治疗是一种交流过程，需要言语治疗师、患者和家属之间的主动参与和配合。

（三）言语治疗的形式

1. 一对一训练 指一名言语治疗师对一名患者的训练。此种形式训练，患者容易集中注意力，训练项目针对性强，并可及时根据效果调整。

2. 自主训练 患者在一对一训练后，充分理解了言语训练的方法和要求，具备了独立练习的能力，言语治疗师可将部分需要反复练习的内容让患者自主练习。

3. 小组训练 或称集体训练。将言语障碍的患者根据不同程度分组，以小组的形式进行言语训练，从而使患者互相接触，减少孤独感，同时将个人训练成果在实践中应用。

4. 家庭训练 言语治疗师将训练计划、评定方法等介绍和示范给家属，通过观摩、阅读指导手册等方法教会家属训练方法，逐步过渡到回家进行训练。在此过程中，言语治疗师应定期检查、评价并调整训练计划。

二、言语治疗的常用方法

（一）失语症

失语症是由于脑损害引起的言语交流能力障碍，即后天获得的各种语言符号（文字、口语、手语）的表达及认识能力的受损，表现为听、说、读、写及手势等多通道障碍。

1. 治疗方法

（1）治疗内容

1）语音训练：用镜子检查自己的口腔动作，模仿言语治疗师发音，通过口型图给患者展示各发音器官的位置和气流的方向、大小。

2）听力理解训练：包括单词的认知和辨别、执行指令、注意力训练、记忆力训练。

3）阅读理解训练：包括视觉、听觉认知及朗读单词，语句、短文的理解及朗读，朗读文章。

4）言语表达训练：包括复述单词、句子及短文训练，自发口语训练等。

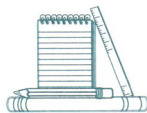

5）书写训练：包括抄写书写、随意书写及默写、自发书写 3 个阶段。

6）辅助疗法：包括针灸、按摩等。

7）集体治疗和家庭治疗。

（2）各种失语症治疗要点

1）运动性失语：以口语表达、朗读、复述及命名为主要训练内容，重点是构音训练，其次是听觉、语言、记忆广度和句子练习，呼名及书写、看图说话、记日记等训练。

2）感觉性失语：以听理解、会话及复述为主要训练内容，可运用视觉逻辑法、手势方法进行训练。

3）完全性失语：以听理解、口语表达及实用交流为主要训练内容。借助患者的听觉、视觉及触觉，由易到难逐步提升患者的言语能力。

4）命名性失语：以呼名训练为重点，从简单到复杂。

2. 注意事项

（1）首先判断患者是否存在智力低下，使用患者易于理解的语言；与患者进行多方面交谈，同时教会患者如何回答，让患者树立信心，配合治疗。

（2）应根据患者的具体情况和病因进行治疗方法的选择。

（3）动态观察患者的失语状态，进行针对性训练，一旦患者有疲倦迹象及时调整训练时间及项目，防止疲劳训练；理解、判断患者的意图，尽量满足患者的要求。

（4）训练时间每日 1 次，一般为每次 30 ～ 60 分钟，治疗的时间最好安排在头脑较为清醒、注意力比较集中的上午。

（5）合理制定计划，循序渐进，持之以恒。

（6）家属和医护人员的支持也是失语症患者康复的重要因素之一。

（二）构音障碍

构音障碍是由于神经肌肉系统的异常，导致发音器官（如声带、舌、唇等）的运动功能受损，进而影响发音的清晰度、音量、音调等言语表现。

1. 治疗方法

（1）轻中度构音障碍的治疗方法

1）构音改善训练：①舌唇运动训练：唇的张开、闭合、前突、回缩，舌的前伸、后缩、上抬、向两侧的运动等。训练时要面对镜子，便于纠正错误动作。②语音训练：原则为先发元音，如 "a" "u"，后发辅音，如 "b" "p" "m"，然后由学会的元音、辅音结合发音节，最终过渡到训练单词和句子。持续发音：当患者能启动发音后，可让患者一口气尽可能长时间地发元音，最好能够达到 15 ～ 20 秒。音量控制：音量由小至大，再由大到小，或音量一大一小交替进行。音调控制：指导患者唱音阶。③声调训练：即四声的训练。先让患者学习一声、四声，然后练习二声、三声。训练时可用手势动作变化来表示声调，以调动患者的情绪，增加训练兴趣。

2）克服鼻音化的训练：鼻音化构音是由于软腭运动减弱，腭咽部不能适当闭合而将非鼻音发成鼻音，在脑瘫儿童中较常见。可采用"引导气流"通过口腔的方法，如吹气泡、吹蜡烛、吹哨子等，也可采用"推撑法"：让患者把两手掌放在桌子上向下推，或两手掌放在桌面下向上推，在用力的同时发"啊"音，可以促进腭肌收缩和上抬功能。当软腭下垂导致重度鼻音化构音，而且训练无效时，可以使用腭托来改善鼻音化构音。

3）克服气息音的训练：气息音的产生是由于声门闭合不充分，训练目的是在发声时关闭声门。前面提到的"推撑法"可以促进声门闭合。

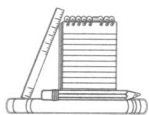

4）呼吸控制训练：①深呼吸与吸气的控制训练：将口鼻同时堵住，屏住呼吸，再急速放开，从而促进深呼吸。屏住呼吸时间可从3秒、5秒、8秒逐渐延长；患者取仰卧位，髋、膝关节同时屈曲，尽量用大腿压紧腹部，然后迅速伸展下肢，使腹部的压迫迅速解除，从而促进深呼吸；可用吹口琴、吸管、羽毛等方法进行训练；模仿言语治疗师“深吸一口气然后慢慢地呼出去”。②口、鼻呼吸分离训练：闭紧嘴巴用鼻吸气，再捏住鼻孔用嘴呼气；将薄纸撕成条状，放于患者口鼻前面，让患者吹。

（2）重度构音障碍的治疗方法

1）呼吸训练：①仰卧位时，双下肢屈曲，腹部放松，保持呼吸平稳，言语治疗师将手平放于患者的上腹部，在呼气末时，随着患者的呼气动作平稳地向下施加压力，通过横膈上升运动使呼气延长。②坐位时，言语治疗师将双手置于患者胸廓下部，在呼气末轻轻挤压使呼气逐渐延长。注意力量不要太大，尤其是老年人或者有骨质疏松的患者。

2）舌的运动控制训练：重度构音障碍患者舌的运动严重受限，无法完成舌的前伸、后缩、上举、侧方运动等。上运动神经元损伤时舌为僵硬状态；下运动神经元损伤时舌为软瘫状态。上运动神经元损伤时不可过度训练，防止出现运动功能下降现象，方法是言语治疗师戴上指套或用压舌板协助患者完成各种舌的运动。

3）唇闭合训练：①用冰块或冰棒对口唇及舌进行冷刺激，时间3～5秒，反复刺激，引起肌肉收缩。②用刷子快速地（5次/秒）刺激口周、口唇、下颌内侧。③双唇尽量向前噘起（发“u”音位置），然后尽量向后收（发“i”音位置），不发出声音，重复数遍。④双唇闭紧夹住压舌板，言语治疗师向外拉压舌板，通过互动增加训练趣味。⑤练习鼓腮，有助于发爆破音。

4）穴位按摩：对口周穴位进行按摩，注意按摩时手法力度要适中。进行口腔按摩可降低构音器官的紧张性，预防口腔肌肉的萎缩，还可以锻炼口腔肌肉的协调性，改善流涎及吞咽功能，促进发音。

2. 注意事项

（1）在制定构音障碍的治疗方案之前，要了解患者的病史，明确临床诊断，进行针对性训练。

（2）患者的自我监督和参与治疗的主动性是影响预后的重要因素，在与患者交谈时，利用患者熟悉的名词及术语，也可借助手势、表情等，鼓励患者说话。

（3）医护人员应利用接触患者的一切机会，给予患者同言语治疗师相同的指令，促进其训练的循序渐进与持之以恒。对患者取得的成绩加以鼓励，增强患者的自信心，充分理解和尊重患者，提高治疗效果。

复习思考题

1. 哪项不是言语治疗常采取的形式（　　）

A. 小组训练　　B. 一对一治疗　　C. 家庭训练

D. 融合教育治疗　　E. 自主训练

2. 言语治疗中，对于构音障碍患者的发音训练，通常首先训练哪种发音（　　）

A. 辅音　　B. 元音　　C. 爆破音

D. 摩擦音　　E. 鼻音

3. 关于构音障碍患者的康复训练，以下哪种描述是准确的（　　）

A. 患者只需要在医生监督下进行训练

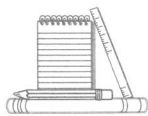

B. 训练过程应该迅速且高强度

C. 训练内容应该根据患者具体情况个性化制定

D. 所有患者都适合进行手术治疗

E. 康复训练不需要长期坚持

4. 关于唇闭合训练，下列哪个选项最合适（　　　　）

A. 冰刺激　　　　　　　　B. 刷子快速刷擦唇周　　　　C. 练习发"u"或"i"音

D. 鼓腮练习　　　　　　　E. 以上都正确

5. 针对有构音障碍的患者可以采取哪些言语治疗手段？

（杨　燕）

项目五　康复工程

【学习目标】

掌握：助行器、轮椅和自助器具的使用。

熟悉：矫形器、假肢的使用。

了解：康复工程的概念。

案例导入

王某，男，35岁，因车祸导致脊髓损伤，双下肢瘫痪，经过一段时间的康复治疗，身体状况逐渐稳定，但在日常生活中仍面临诸多困难。

问题：针对患者的情况，康复工程可以提供哪些辅助器具来帮助其提高生活自理能力？若要为患者定制一款合适的轮椅，需要考虑哪些因素？

康复工程（rehabilitation engineering，RE）是工程技术人员在全面康复和有关工程理论指导下，与各个康复领域的康复工作者、残疾人及残疾人家属密切合作，运用各种工艺技术，帮助残疾人最大限度地开发潜能，恢复其独立生活、学习、工作、回归社会、参与社会能力的科学。

一、矫形器

矫形器（orthosis）是装配于人体四肢、躯干等部位的体外器具的总称，其目的是预防或矫正四肢、躯干的畸形，或治疗骨关节及神经肌肉疾病并补偿其功能。其基本功能主要包括稳定与支持、固定与矫正、保护与免负荷、代偿与助动。

（一）矫形器的分类

1. 按装配部位分类

（1）上肢矫形器　包括肩关节外展矫形器、肘矫形器、腕手矫形器、手矫形器等。

（2）下肢矫形器　包括膝矫形器、踝矫形器、踝足矫形器等。

（3）脊柱矫形器　包括颈矫形器、胸腰骶矫形器、腰骶椎矫形器等。

2. 按制作材料分类　塑料矫形器、石膏矫形器、金属矫形器、皮革矫形器。

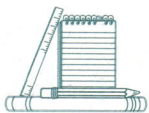

3. 按治疗目的分类 临时矫形器、固定矫形器、功能代偿矫形器、保护用矫形器、牵引用矫形器、步行用矫形器。

（二）使用方法

1. 初检 矫形器正式使用前，要进行试穿（初检），了解矫形器是否达到处方要求，舒适性及对线是否正确，动力装置是否可靠，并进行相应的调整。然后，教会患者如何穿脱矫形器，如何穿上矫形器进行一些功能活动。

2. 终检 训练后，再由专业人员负责检查矫形器的装配是否符合生物力学原理，是否达到预期的目的和效果，了解患者使用矫形器后的感觉和反应，这一过程称为终检。终检合格后方可交付患者正式使用。

3. 随访 对需长期使用矫形器的患者，应每3个月或半年随访1次，以了解矫形器的使用效果及病情变化，必要时进行修改和调整。

（三）注意事项

1. 按操作程序穿戴矫形器，做到安全、便利，不损害矫形器。
2. 穿戴矫形器后，随时观察肢体有无肿胀、皮肤颜色有无异常，特别是初装后的两天更应注意。
3. 保持肢体清洁，防止皮肤感染。
4. 避免骨突处受压。若有异常情况，应及时调节固定带或松解矫形器。
5. 矫形器穿在肢体上要稳定，避免辅助部件的松脱。做好矫形器维护与保养。

二、假肢

假肢（prosthesis）也称义肢（artificial limbs），是用于弥补截肢者肢体缺损，代偿其失去的肢体功能而专门制造、装配的人工肢体。假肢多用铝板、木材、皮革、塑料等材料制作，其关节采用金属部件，目前假肢的材料主要采用钛合金和碳素纤维。

（一）假肢的分类

假肢可以按照不同的标准进行分类，主要包括以下几种。

1. 按解剖部位分类

（1）上肢假肢 包括截指和经掌骨截肢假肢、手掌截肢假肢、腕关节离断假肢、前臂假肢、上臂假肢和肩关节离断假肢，用于弥补上肢截肢者失去的肢体功能。

（2）下肢假肢 包括部分足假肢、踝关节离断假肢、小腿假肢、大腿假肢、髋关节离断假肢，用于弥补下肢截肢者失去的肢体功能。

2. 按结构分类

（1）内骨骼式假肢 其结构类似于人体的骨骼系统，能更好地模拟人体动作。

（2）外骨骼式假肢 其结构包裹在人体外部，通过机械装置与人体连接，实现运动功能。

3. 按用途分类

（1）装饰性假肢 主要用于弥补外观，没有实际的功能性作用。

（2）功能性假肢 包括工具手、牵引式机械假手、电动假肢和肌电假肢等，旨在帮助截肢者恢复实际的生活和工作能力。

（3）作业性假肢 用于代偿肢体功能，辅助截肢者完成某些特定的作业。

（4）运动性假肢 辅助截肢者参加各类残疾人运动的专用假肢。

（二）使用方法

1. 评估和诊疗 配置假肢前，需评估患者截肢前的功能状态，找出潜在影响康复的骨骼肌

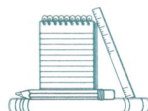

肉、神经系统和心肺疾病，以及了解患者的目标和期望。对患者及家庭进行截肢后果教育和有步骤地进行假肢康复，帮助患者减轻对未来的恐惧。

2. 穿戴假肢　通常分为临时假肢和正式假肢两个阶段。穿戴临时假肢，约需 3 个月。当残肢肿胀消退，残肢不再变化，且患者已能熟练地独自步行，便可订制正式假肢。安装下肢假肢者需要在物理治疗师的指导下进行一段时间的步态训练。上肢假肢与下肢假肢相比，更多的是要了解安装上肢假肢者的职业和爱好需求。

3. 随访　在最初的 6 ～ 18 个月期间，大部分截肢者的残肢体积将持续减少，导致假肢接受腔过大。在此期间，应经常回访，适当修改假肢接受腔。当残肢体积足够稳定并且患者已经很好地适应了假肢，可进行每年 1 次的临床回访。对于一名新的上肢截肢者来说，常规的随访在假肢配发之后的最初 4 ～ 6 周进行，随后每 2 ～ 6 个月 1 次，直到配置正式假肢。如果一副正式假肢在临床上稳定使用，应每年随访 1 次或者出现问题就要随访。从平均使用情况来看，一副假肢在更换之前可以使用 3 ～ 5 年。接受腔要比假肢其他部件更换得更为频繁。

（三）注意事项

1. 教育患者保持稳定的体重。体重增减超过一定范围，将引起假肢接受腔的过紧或过松。

2. 指导患者坚持残肢肌肉训练，防止残肢肌肉萎缩。

3. 保持残肢皮肤和假肢接受腔的清洁，防止残肢皮肤发生红肿、毛囊炎、疖肿、溃疡、皮炎、过敏等。

4. 防止假肢受较大外力挤压、碰撞，以及高温、潮湿等。

5. 告知患者如果察觉所穿戴假肢有异常情况，应立即停止使用，并及时联系医生。

三、助行器

助行器（walking aids）是一种辅助人体支撑体重、保持平衡和行走的辅助器具，也称步行器、步行架或步行辅助器。它主要用于力量较弱、平衡较差的患者，如骨科术后的老年人、协调性较差及帕金森病患者、脑瘫或发展迟缓儿童等。助行器在行走类辅具中提供的支持及稳定度最大。

（一）助行器的分类

1. 杖　根据结构和使用方法，杖分为手杖、前臂杖、腋杖和平台杖 4 大类，每一类又包括若干类。

（1）手杖　①单足手杖：适用于下肢无力时的辅助支撑，用来稳定关节，缓解疼痛；在平衡受损时，用来加宽步行的基底，保护软弱的骨或受损的关节等。②多足手杖：包括三足手杖和四足手杖。其支撑面积大，稳定性好，适用于平稳能力欠佳，用单足手杖不能安全行走的患者（图 3-4）。

（2）前臂杖　是一种带有立柱、一个手柄和一个向后倾斜的前臂支架的拐杖，其立柱的长度和手柄的位置可以调节，适用于握力差、前臂力量较弱、平衡严重受累的患者（图 3-5）。

（3）腋杖　可靠稳定，具有较好地减轻下肢负重和保持身体平衡的作用，适用于下肢骨折、下肢双侧功能不全、双髋石膏固定患者（图 3-6）。

（4）平台杖　又称类风湿拐，是一种带有一个特殊设计的手柄和前臂支撑支架的拐杖，适用于下肢单侧或双侧无力而上肢的腕、手又不能承重的患者，如类风湿关节炎，上、下肢均有损伤者（图 3-7）。

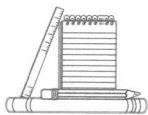

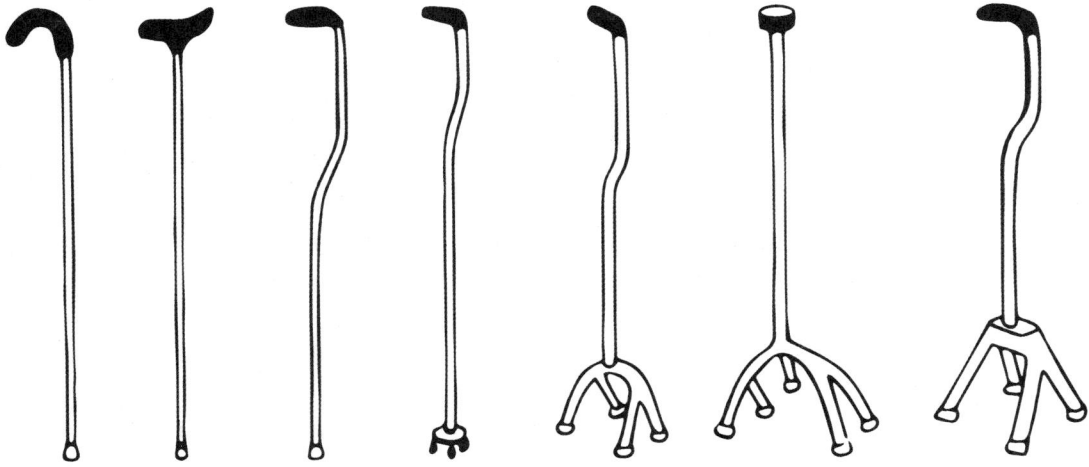

图 3-4　手杖

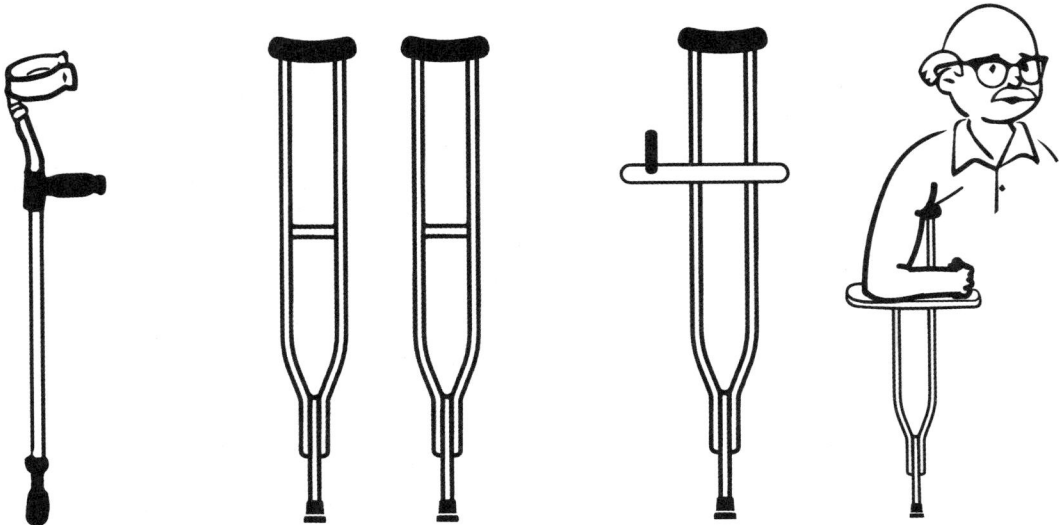

图 3-5　前臂杖　　　　图 3-6　腋杖　　　　图 3-7　平台杖

2. 步行器　也称助行架，包括以下几种。

（1）框式步行器　是一种三边形（前面和左右两侧）的金属框架，是步行器中最简单的形式，有的带有铰链结构，称交互式助行架。

（2）轮式步行器　带脚轮，行走时助行架始终不离开地面，分为两轮式、三轮式、四轮式。其中，四轮助行架操作灵活，分为四轮均可转动和前轮转动、后轮固定位置两种形式。

（3）平台式步行器　是一种带有轮子、前臂托或台的助行支架。

（4）截瘫行走器　是根据钟摆工作原理而设计的一类行走器，适用于颈椎以下损伤的截瘫患者，需要根据患者的情况定做，包括铰链式截瘫行走器和交替式截瘫行走器两类，适用于胸10以下损伤导致的完全性截瘫或部分更高阶段不完全性截瘫患者，辅助其达到治疗性独立行走的目的。

（二）杖的长度选择

1. 手杖　患者穿上鞋或下肢支具站立，肘关节屈曲 25°～30°，小趾前外侧 15cm 处至腕关节背伸时的掌面的距离即为手杖的适宜长度。

2. 腋杖　腋杖的长度为身长（cm）减去 41cm，站立时股骨大转子的高度即为把手的位置，也

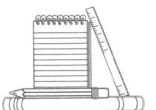

是手杖的长度。

（三）助行器的使用方法

为确保安全，步态训练应首先在平行杠内进行，然后再练习借助拐杖行走，最后才能独立行走。持杖行走的步态有多种，每种步态对患者能力的要求不同，训练应按规律进行。

1. 截瘫患者持腋杖步行训练

（1）摆至步　将左右两侧腋杖同时伸向前方支撑，两足同时摆动向前，到达两腋杖之间。

（2）摆过步　方法与摆至步相似，两足同时摆动向前，到达两腋杖之前。

（3）四点步　伸出左侧腋杖→迈出右足→伸出右侧腋杖→迈出左足。

（4）三点步　先将肌力较差的一侧足和左右两侧腋杖同时伸向前，再将另一侧足迈出。

（5）两点步　将一侧腋杖和对侧足同时伸向前，再将另一侧腋杖和另一侧足同时伸向前。

2. 偏瘫患者持手杖步行训练

（1）三点步　伸出手杖→迈出患足→迈出健足。

（2）两点步　同时伸出手杖和患足，再迈健足。

3. 助行架步行训练

（1）基本步态　提起助行架放在前方适当位置，上肢伸出一臂长，一侧下肢向前迈一步，落在助行架两后足连线水平附近，迈另一侧下肢。

（2）部分负重步态　将助行架与部分负重下肢同时前移动，健侧下肢迈至助行架两后足的连线上。

（四）助行器使用的注意事项

1. 训练时要注意选择足够的空间和平坦宽敞的路面。注意步速，切勿操之过急。

2. 在选择使用助行器具时，一定要根据患者的实际身材定做，顾及患者的习惯和爱好，尊重患者对助行器款式、重量、颜色等方面的选择。

3. 使用助行架时，患者的脚与助行器保持适当距离，防止助行器使用不当而摔倒。

四、轮椅

轮椅（wheelchair）通常是指带有行走轮子的座椅，主要供残疾人或其他行走困难者进行各种活动时代步用，适用于步行功能减退或丧失者、非运动系统本身的疾病但步行对全身状态不利者、中枢神经疾患独立步行有危险者、高龄老人步履困难易出现跌倒者等。

（一）轮椅的种类

轮椅分为普通轮椅、电动轮椅和特形轮椅3类。普通轮椅适合于脊髓损伤、下肢伤残、颅脑疾患、年老、体弱、多病者。特形轮椅是根据乘坐轮椅者残存的肢体功能及使用目的从普通轮椅中派生出来的，常用的有站立式轮椅、躺式轮椅、单侧驱动式轮椅、电动式轮椅、竞技用轮椅等。

（二）轮椅的选择

1. 座位高度　坐下时，足跟（或鞋跟）至腘窝的距离加4cm。

2. 座位宽度　坐下时，两臀之间或两股之间最宽距离加5cm，即坐下后两边各有2.5cm的间隙。

3. 座位深度　患者坐稳后，后臀部至小腿腓肠肌之间的水平距离减去6.5cm。

4. 靠背高度　有低靠背、高靠背之分。一般靠背的高度为椅座面至腋窝的距离减去10cm，高靠背轮椅测量椅面至肩部或后枕部的实际高度。

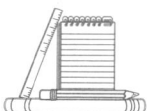

5. 脚踏板高度　放平后的脚踏板板面距离地面约 5cm。

6. 扶手高度　患者坐下时上臂垂直、屈肘 90°，前臂放平，测量椅面至前臂下缘的距离，再加 2.5cm。

（三）轮椅的使用方法

1. 自己操纵轮椅

（1）向前推时，先将刹车松开，身体向后坐下，眼看前方，双上肢后伸，稍屈肘，双手紧握轮环的后半部分。推动时，上身前倾，双上肢同时向前推并伸直肘关节，当肘完全伸直后，放开轮环，如此重复进行。

（2）对一侧肢体功能正常，另一侧功能障碍（如偏瘫）或一侧上、下肢骨折者，可利用健侧上、下肢同时操纵轮椅。方法如下：先将健侧脚踏板翻起，健足放在地上，健手握住手轮。推动时，健足在地上向前踏步，与健手配合，将轮椅向前移动。

（3）上斜坡时，保持上身前倾，重心前移，否则容易发生轮椅后翻。

2. 他人操纵轮椅

（1）沿石阶下马路或下一级台阶时，让轮椅后方先下，以免前方先下时轮椅前倾，使患者向前跌出。然后协助者握牢把手，脚踏轮椅后下方两侧的任一倾斜杆，使轮椅后倾，缓慢地降低靠背，拉轮椅向后缓缓地同时降落到地面上。

（2）沿石阶上马路或上一级台阶时，让轮椅前轮先上，首先轮椅前轮靠近石阶或台阶，协助者握牢把手，脚踏倾斜杆，翘起前轮，再往前推，将前轮落在上一级石阶或台阶上，然后再推上后轮。

（3）越过门槛的方法与上台阶时相仿，让翘起的前轮越过后再越后轮。

（4）上下一段楼梯时需两人协助，一人紧握靠背上方的把手，另一人面对患者，双手分别从前部握患者扶手前部的下方，一次一级地上下。每上下一级，让椅子的后轮保持平衡，再进行另一级，两人动作要协同。

（三）轮椅使用的注意事项

使用轮椅前，要先检查轮椅安全装置是否完好，使用中应为患者系好安全带；高位截瘫患者在使用轮椅时，要有专人看护，避免发生意外。医护人员协助推轮椅时不能急行，应先看好路面情况再推行。

五、自助具

自助具（self help devices）是利用患者残存功能，在不需要借助外界能源的情况下，单靠患者自身力量就可以独立完成日常生活活动而设计的一类器具。大部分自助具与上肢功能和日常生活活动有关，主要用于功能无法恢复的患者。根据需要可以利用患者现有的日常生活用具，适当加以改造制作成简单的自助具，并指导患者正确使用。

（一）自助具的分类

自助具是辅助技术的一种，用于帮助功能障碍者完成每天的任务，如穿衣戴帽、步行或控制环境、学习、工作或从事休闲活动，主要包括进食类、穿衣类、梳洗修饰类、取物类、沐浴类、阅读书写类、通讯交流类、炊事类、文娱类等。

（二）自助具的使用方法

1. C 形夹　其形状如英文字母 C 的形状，套口有一 V 形缺口，以便将叉、匙、刀、笔插入，主要用于抓握能力弱或丧失，但前臂旋前、旋后和腕的功能尚好者。

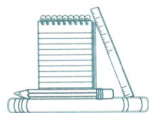

2.进食类自助具   如弹性筷子，把手加粗、加长的叉、匙，弯曲成角的叉、匙，多功能叉、匙，带吸管夹及吸管的杯子，特殊类型的刀具等（图 3-8），适用于手功能受限的患者。

3.厨房自助具   如切菜板带有竖直向上的钉子，用于固定蔬菜如土豆、洋葱等（图 3-9）；刷柄固定在吸盘上的刷子，应用时将杯口向下套入刷中转动，即可刷洗杯子等，适用于仅一手有功能的患者。

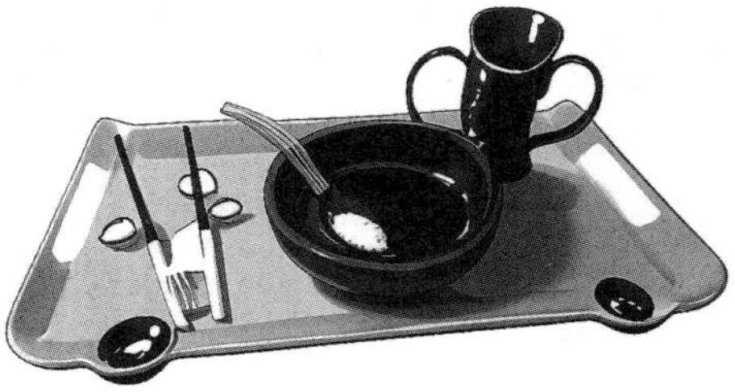

图 3-8   进食类自助具 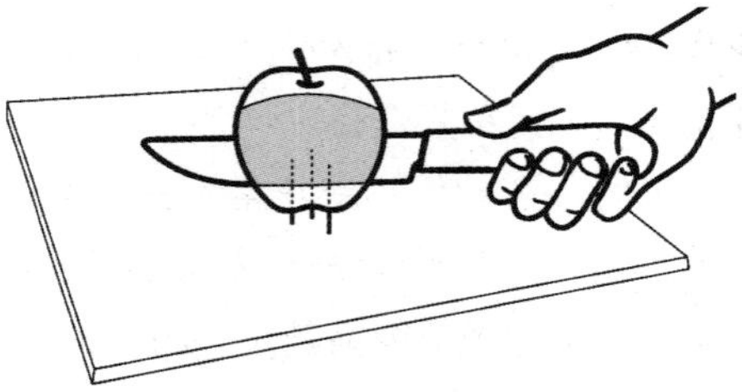   图 3-9   单手切菜板

4.个人卫生自助具

（1）洗脸、刷牙、梳头   如要拧毛巾可将毛巾绕在水龙头上，用健手拧干；清洗假牙或手指，可用带有吸盘的毛刷，固定在洗手池边；手柄延长及弯曲成角的梳子或镜子。

（2）修剪指甲   可将指甲刀改造，利用患手的粗大运动给健手剪指甲。

（3）更衣类   系扣器；穿衣棒，棒端有"L"形钩；穿袜自助器等。

（4）入浴类   对于沐浴困难者，可备用专用沐浴椅或沐浴床。如没有专用沐浴椅，浴缸中应放置防滑垫，池内外附有牢固的扶手。

5.取物类自助具   如拾物器，其一端为手枪柄状或握把状，另一端为张开口的夹子，扣动手枪柄（或）握紧两个握把时，另一端的夹子即闭合，可以抓取需要的物品。

6.阅读书写类自助具   如翻页器、打字自助器（敲键杖）、持笔器、增重笔、床上阅读器等。

（三）自助具使用的注意事项

在使用自助具前，应先对患者进行必要的训练，可从日常生活开始。自助具使用一段时间后要对其进行评估，必要时进行调整和更换。

复习思考题

1. 下列哪项不是康复工程中常用的康复辅助器具（   ）

A. 轮椅   B. 按摩椅   C. 矫形器

D. 假肢   E. 听力辅助设备

2. 关于轮椅的参数，下列哪项不正确（   ）

A. 座位高度为患者坐下时，足跟（或鞋跟）至腘窝的距离加 4cm

B. 座位宽度为患者坐下时，两臀之间或两股之间最宽距离加 5cm

C. 座位深度为患者坐稳后，后臀部至小腿腓肠肌之间的水平距离加上 6.5cm

D. 脚踏板高度为放平后的脚踏板板面距离地面约 5cm

E. 扶手高度为患者坐下时上臂垂直、屈肘 90°，前臂放平，测量椅面至前臂下缘的距离，再加 2.5cm

3. 自己操纵轮椅时，下列哪项是错误的（   ）

A. 向前推时，先将刹车松开，身体向后坐下，眼看前方

B. 双上肢后伸，稍屈肘，双手紧握轮环的后半部分

C. 上身前倾，双上肢同时向前推并伸直肘关节，当肘完全伸直后，放开轮环，如此重复进行

D. 上斜坡时，为了获得安全感，保持头部直立，躯体紧靠后背

E. 对一侧肢体功能正常，另一侧功能障碍者，可将健足放在地上向前踏步，与健手配合驱动轮椅

4. 偏瘫患者使用手杖怎么训练行走？

（杨　燕）

扫一扫，查阅
复习思考题答案

项目六　心理治疗

【学习目标】

掌握：常用心理治疗方法、慢性疾病及残疾的心理治疗。

熟悉：心理治疗的注意事项。

了解：心理治疗的概念。

案例导入

李某，女，28岁，近半年来工作压力大，频繁加班，逐渐出现情绪低落、失眠、食欲不振的症状，对原本感兴趣的活动失去兴趣，常常感到疲惫无力，自我评价降低，认为自己工作能力差，无法胜任工作。

问题：针对患者的情况，可以采取哪些心理治疗方法？

心理治疗（psychotherapy）又称精神疗法，是治疗师应用心理学的原则与方法，治疗患者各种心理困扰，包括情绪、心理、认知与行为等问题。广义的心理治疗是通过使用各种方法，语言和非语言的交流方式，通过说服、支持、同情等达到相互之间的理解来改变对方的认知、信念等，从而达到排忧解难、降低痛苦的目的。狭义的心理治疗专指治疗师给患者所采用的心理治疗技术和治疗措施等。

一、心理治疗的常用方法

（一）精神分析疗法

精神分析是由奥地利神经精神科医生弗洛伊德于19世纪末创立的，在心理治疗发展史上具有非常重要的作用。精神分析非常重视人的无意识的心理过程，强调把无意识的心理冲突提升到意识当中，揭露了防御机制的伪装，使患者了解症状的真正原因和真实意义，摆脱自身症状，重塑健康人格。精神分析疗法包括自由联想、阻抗分析、移情分析、梦的分析等。精神分析是一种深刻、冗长、花费昂贵的治疗，故其治疗范围局限。

（二）行为治疗法

行为学派认为，人的一切行为习惯都是通过学习而获得的。行为治疗基本原则是采用经典条件反射、操作条件反射和社会学习理论，通过某些特殊设计的治疗程序，逐步纠正或消除患

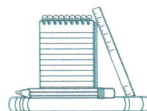

者的病态及不良行为，建立新的行为反应。行为治疗包括系统脱敏疗法、厌恶疗法、强化疗法、冲击疗法、生物反馈法等。

（三）人本治疗法

人本治疗法由著名的心理学家罗杰斯于 20 世纪 40 年代建立，是以接受治疗的患者为中心的一种治疗方法，是人本主义的心理治疗方法之一。罗杰斯认为，自我实现是人性的本质，而个性自我实现境界又是不易达到的，这是因为个人的自我观念有时可能与别人的评价观念不一致。为了寻求别人的赞许，不得不掩饰自我的真面目，就形成不真实的自我观念，而以心理防御机制应付心理冲突。这种个人自我观念中的冲突与矛盾，正是导致心理异常的自我原因。人本治疗法即协助患者由认识自我而重建其真实的自我观念。治疗要点是以患者为中心，重视其人格尊严，将心理治疗的过程视为医生为患者设置的一种自我成长的教育机会。治疗程序：①掌握真实的经验。②找回失去的信心。③培养独立的人。④培养应变能力。

（四）认知疗法

心理学中的"认知"是指一个人对事物或人（包括自己和别人）的认识、看法和见解等。认知疗法及其理论于 20 世纪 60 年代出现于美国心理学领域的认知学派，认为行动是脑活动的结果，是可以应用神经心理学方法研究人的感知、思维情感和动机与人脑的关系的。认知疗法就是通过改变人的认知或认知过程来达到减弱或消除情绪障碍和其他不良行为。认知疗法中比较有代表性的是艾利斯的合理情绪疗法、贝克的认知疗法等。

（五）支持性心理治疗

通过医生对患者的指导、劝解、鼓励、安慰和疏导等方法支持和协助患者处理问题，适应所面对的现实环境，度过心理危机的过程，称为支持性心理治疗。该方法主要针对处于震惊、否定和抑郁阶段的患者。治疗程序包括倾听、解释、指导、支持等。

二、慢性疾病及残疾的心理治疗

无论患何种疾病，当一个人觉察到自己失去健康时，就会产生某种痛苦或不适的情绪。而对疾病，尤其是严重损害功能或威胁生命的疾病，任何人都不可能无动于衷，都会产生不同程度的心理反应或精神症状。

（一）急性期或新近残疾的心理治疗

1. 合理采取医疗技术和措施　要认识到只要采取合理的医疗技术和措施，患者的情况就能够改善。急性期患者较易接受暗示，自然环境和心理环境的稳定和平静与否对患者的影响很大。处理时应以平静、理解、审慎和合作的态度开展工作，还要帮助亲属认识到这一点。

2. 行为治疗的基本原则　重建新的替代行为，目的是帮助患者在重建的新的病房环境中生活，以提高患者的适应能力和技巧，从而追求新的康复目标。

（二）残疾认同过程中的心理治疗

在残疾者的潜意识中，康复治疗如同惩罚。惩罚是良性强化刺激的丧失或恶性刺激的开始。患者可能表现为不参与康复过程的行为，以回避他认为是惩罚的各种活动。在这个过程中，关键是建立良好的医患关系、护患关系。

1. 强调有效行为　在康复治疗的开始阶段，心理治疗师应强调有效行为，要与康复护士一起，用积极、双向临时性强化代替自然强化。当患者获得较多的功能行为，并重新参加家庭和工作活动时，有效行为就容易被患者所采用。

2. 注意训练强度　康复训练开始时，康复护士应将注意力放在康复训练过程中每次训练任

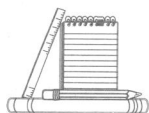

务的强度方面，当增加训练内容时要识别和找出什么是积极的强化刺激，并在初始阶段按1:1的比例连续实施。然后，在维持或减少强化刺激的同时，通过增加训练任务的内容，来增加预期要完成的训练量。避免强化刺激成为恶性刺激。

3. 适度调整强化　当遇到患者出现退缩或攻击行为时，应设法减弱这种强化。一方面，康复护士要留意患者的日常活动，并与康复内容结合起来，以达到更好的康复疗效。另一方面还应帮助家属认识到配合完成康复计划的重要性。

（三）抑郁状态的心理治疗

抑郁是一种对不良外界刺激发生长时间的沮丧感受反应的情绪改变。后天性肢体残疾最常见的心理问题就是抑郁。抑郁被看作是一种丧失强化刺激的状态，由于残疾发生所带来的生活方式的突然变化，患者的生活活动能力降低或者丧失，其结果是萌生忧伤和抑郁。抑郁可只表现为情绪低落，也可出现自杀倾向。

抑郁的治疗，除必要时应用药物外，主要依靠心理治疗。心理治疗的重点是帮助患者迅速得到鼓励因素，对患者过去从事的在住院条件下易于做到的活动进行分析，并早日向患者提供与治疗有关的操作任务，以诱发患者对强化刺激的反应。抑郁的心理治疗依赖于医患之间建立的相互理解和同情关系。信息和交谈很重要，详细的解释能使患者了解自己的病情及给家庭、工作和社会带来的影响，并能挖掘出患者深层的压力，解决患者的心理问题。帮助患者做可以做的事，可以治疗忧伤和抑郁，然后让患者完成能胜任的最大训练任务，规定活动周期并弄清发生频率，识别强化刺激因素，开始时可将强化刺激安排得较紧凑些，并在执行计划中进行认真的监督。对抑郁十分严重，以致不能对强化刺激有反应者，可选用抗抑郁药物治疗，同时逐步给予一些与治疗有关的作业及能起到强化的临时性任务。

（四）焦虑状态的心理治疗

焦虑是对刺激产生不适当的严重和长时间的恐惧、焦急和忧虑反应的情绪和情感异常。严重疾病或损伤能使患者处于焦虑状态，偏瘫、截肢或其他影响身体稳定性的疾病能使患者产生明显的害怕跌倒心理，慢性阻塞性肺疾病、心脏功能损害可使患者产生与未来生存有关的焦虑，这些反应会进一步加重功能障碍。认知疗法能纠正这些信念，促进康复；脱敏策略和广泛的放松技术也是可以利用的；小剂量的抗抑郁药在不产生明显副作用的情况下可以产生较好的抗焦虑作用；镇静药相对安全有效，但尽可能短期使用。

三、注意事项

1. 应选择安静的房间，避免干扰。
2. 训练前应根据对患者的评定结果及上次训练的反应，制定具体训练计划。预先准备好训练用品，应尽量减少患者视野范围内的物品，避免杂乱无章。
3. 训练时康复护士必须以中立的态度对待患者。
4. 康复护士既要宽容患者的弱点和缺陷，又要重视和欣赏患者的长处和优点。对患者要真诚地理解、尊重和认同，得到患者的信任，与患者建立与治疗一致的亲密关系。
5. 成功的治疗应重视患者今后对克服各种困难和矛盾能力的提高，要增强患者的自尊、自信、独立自主和对自己负责的意识。

复习思考题

1. 以下关于心理治疗的描述中，哪一项不准确（　　　）

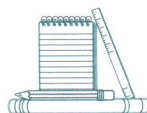

A. 心理治疗是一种通过心理技术来解决问题的过程

B. 心理治疗师通常是医学专家，具有处方权

C. 心理治疗可能涉及与患者的情感、认知和行为的互动

D. 心理治疗可以单独进行，也可以与药物治疗结合

E. 心理治疗的目标是帮助患者提高心理健康和生活质量

2. 侧重于分析患者的无意识思维和童年经历的是以下哪种心理治疗方法（　　　）

　　A. 认知行为疗法　　　　　　　　　　B. 精神分析疗法

　　C. 人本治疗法　　　　　　　　　　　D. 行为疗法

　　E. 叙事疗法

3. 心理治疗中，哪项原则不重要（　　　）

　　A. 保密性　　　　　　　　　　　　　B. 尊重患者自主权

　　C. 护士必须始终中立　　　　　　　　D. 建立信任的治疗关系

　　E. 评估并调整治疗策略以适应患者的需要

4. 心理治疗在慢性病管理中的主要作用不包括（　　　）

　　A. 减轻患者的焦虑和压力　　　　　　B. 增强患者的自我管理能力

　　C. 替代药物治疗，完全治愈疾病　　　D. 提高患者的心理健康水平

　　E. 帮助患者应对疾病带来的情感挑战

5. 简述心理治疗在应对慢性病及残疾中的重要作用。

（杨　燕）

项目七　传统康复疗法

【学习目标】

　　掌握：针灸疗法、推拿疗法、拔罐法的操作方法。

　　熟悉：传统康复疗法的概念。

　　了解：针灸疗法、推拿疗法、拔罐法的注意事项。

案例导入

　　王某，男，62岁，退休工人。1个月前因脑血栓形成住院治疗，病情好转后转入康复科，患者要求针灸治疗。现左侧半身不遂伴语言不利，头晕目眩，口腻痰多。查血压150/90mmHg，神清，口歪，语言不利，手足拘挛，左上肢肌力Ⅱ级，下肢肌力Ⅲ级，巴氏征（＋），舌质红，苔腻，脉弦滑。

　　问题：针对患者的情况，可以采取哪些传统康复疗法？

　　传统康复疗法是以中医学理论为核心，以整体观念和辨证论治为特点，于伤病早期介入，以保存、改善和恢复患者因伤病影响的身心功能，提高其生活质量为主要目的一系列传统治疗方法和措施。传统康复疗法具有完整的理论和治疗体系，主要有针灸疗法、推拿疗法、拔罐法等。

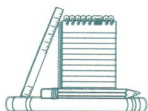

一、针灸疗法

针灸疗法是指运用刺法和灸法作用于人体的经络腧穴，起到改善关节活动度、增强肌力、减轻疼痛等作用，从而改善功能障碍，提高日常生活活动能力，具有适应证广、疗效显著、经济简便等优点。

（一）针灸疗法的作用

1. 改善肢体运动功能障碍 中枢神经系统受损、周围神经损伤及骨关节病变等引起的肢体运动功能障碍，通过针灸治疗可以起到疏通气血、舒筋活络的作用，增加组织的血液供应，促进关节液的分泌，软化瘢痕，维持关节的正常活动范围，改善和提高平衡与协调能力。

2. 改善吞咽功能障碍 由于下颌、唇、舌、软腭、咽喉、食管上括约肌或食管功能受损而引起的进食障碍，通过毫针、电针刺激腧穴，改善局部血液循环，加速吞咽反射的恢复和重建，改善因吞咽功能障碍导致的营养不良、误吸、呛咳、吸入性肺炎、窒息，甚至危及生命等情况。

3. 改善言语功能障碍 言语功能障碍多发生在优势半球脑损伤后，主要表现有失语症和构音障碍。体针、舌针或头针治疗能够改善患者的言语流畅性、发音准确性和语音理解能力，研究表明配合言语训练效果更佳。

4. 改善感知与认知功能障碍 感知与认知功能障碍是脑损伤导致大脑为解决问题而摄取、储存、重整和处理信息的基本功能障碍而出现的异常表现。头针多用于感知与认知功能障碍，头针既能刺激头部经络，又能刺激大脑皮质功能在头皮的投射区。

5. 止痛作用 通则不痛、痛则不通。当经络不通时，气血运行受阻，针灸可使气血通畅，从而起到镇痛的作用。针灸可以促进大脑皮质、尾状核、下丘脑和小脑等处的内啡肽分泌增多，产生镇痛效应。

（二）操作方法

1. 针刺疗法

（1）进针 分单手进针法、双手进针法和套管进针法。

（2）进针角度和针刺深度 进针角度是指进针时针身与皮肤表面构成的夹角。针刺深度指针身刺入皮肉的深度。要根据患者的病情、年龄、体质、部位等灵活掌握。

（3）行针与得气 行针也称运针，常用的行针手法有提插法和捻转法两种。得气也称针感，是指将针刺入腧穴后所产生的经气感应。当这种经气感应产生时，医生会感到针下有沉紧的感觉；同时患者在针刺部位有酸、麻、重、胀等感觉，甚至有沿着一定部位向一定方向扩散传导的感觉。

（4）针刺补泻 是通过针刺腧穴，激发经气以补益正气，疏泄病邪，从而调整人体脏腑经络功能，促使阴阳平衡。

2. 灸法

是指用艾绒或其他药物放置在腧穴或病变部位上烧灼、熏熨，借灸火的温热及药物的作用，通过体表经络的传导，起到温通气血、扶正祛邪等作用，从而改善功能障碍的一种外治方法。常用的方法有 3 种。

（1）艾炷灸 将艾绒制成圆锥形艾炷，置于穴位上点燃施灸。

（2）艾条灸 将艾绒制成艾条进行施灸的方法。

（3）温针灸 针刺与灸法并用的一种方法，是在针刺得气后留针至适当深度，在针柄上插一段长约 2cm 的艾条，或在针尾处搓捏少许艾绒，点燃施灸，待艾燃尽后出针。

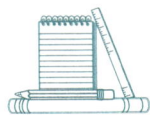

（三）注意事项

1. 严格掌握针刺角度及深度，以免刺伤内脏，孕妇腰部、下腹部禁止针刺。

2. 预防针刺异常情况的出现，行针时认真检查针体有无滞针、弯针现象。

3. 施灸时避免烫伤，如灸后出现小水疱时，无须处理，待自行吸收。如水疱较大时，可用无菌注射器抽去疱内液体，然后覆盖消毒纱布，保持干燥，防止感染。

二、推拿疗法

推拿疗法又称按摩疗法，是在中医基础理论指导下，根据病情在人体体表特定部位或穴位上，运用各种手法及某些特定的肢体活动，以调节机体生理、病理状态，从而达到防治疾病目的的一种方法。推拿疗法具有疏通经络、滑利关节、舒筋整骨、活血祛瘀、调整脏腑气血、增强人体抗病能力等作用。

（一）操作方法

1. 一指禅推法　手握空拳，腕掌悬屈，拇指伸直，盖住拳眼，用拇指指端螺纹面或桡侧偏峰着力于体表部位，腕部放松、沉肩、垂肘、悬腕、指实掌虚，运用腕部的来回摆动带动拇指关节做屈伸运动。

2. 㨰法　通过腕关节的屈伸和前臂的旋转、协调带动小指掌指关节背侧及部分小鱼际在体表部位往返滚动的手法。

3. 揉法　用大鱼际、手指或掌根在体表做环形运动，以带动皮下组织回旋运动的一种手法。

4. 摩法　手掌或手指指腹附着于一定部位，以腕关节连同前臂做缓和而协调的节律性环绕运动。

5. 擦法　用手掌的大鱼际、小鱼际或掌根紧贴皮肤，稍用力下压，进行直线来回摩擦的手法。

6. 推法　用手指、手掌或肘着力于一定部位，进行单方向直线移动的一种手法。

7. 搓法　用双手掌面夹住一定部位，相对适当用力，做快速搓揉，同时做上下往返移动。

8. 抹法　用拇指螺纹面或掌面紧贴皮肤，做上下或左右直线或弧形曲线往返移动。

9. 按法　分为指按法和掌按法。用拇指指端或指腹按压体表，称为指按法；用单掌或双掌，也可双掌重叠按压体表，称为掌按法。

10. 捏法　用手指挤捏受术部位称为捏法，分为三指捏法和五指捏法。三指捏法是用拇指与食、中两指夹住受术部位，相对用力挤压；五指捏法是用拇指与其余四指夹住受术部位，相对用力挤压。

11. 拿法　用拇指与其余四指相对用力，夹提受术部位的一种方法。

12. 点法　用手指的指峰或屈曲的近端指关节，或肘部尺骨鹰嘴突起部按压或点击体表。

13. 捻法　用拇指、食指螺纹面捏住一定部位，同时两指相对用力搓揉，用力要缓和、持续，动作灵活、快速，不可重滞。

14. 抖法　用双手握住患者上肢或下肢远端，微用力做连续的小幅度、高频率的上下颤动，使关节有松动感。

（二）注意事项

1. 手法要做到准确、持久、有力、均匀、柔和、渗透。

2. 对初次推拿者、老年人及小孩，手法要轻柔。

3. 肿瘤、出血性疾患、骨折患者，妇女月经期，孕妇腹部、腰骶部，皮肤破损处，急性传

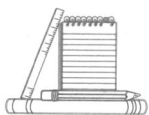

染病、严重心、脑等器质性疾病，结核进展期等不宜应用推拿疗法。

三、拔罐法

拔罐法又称"吸筒疗法"，古代称为"角法"，是利用燃烧、抽吸等方法排除罐内空气，造成负压，使罐吸附于体表腧穴或患处产生刺激，被拔部分的皮肤充血、瘀血，以达到治疗疾病的目的。临床常用的罐有竹罐、玻璃罐、抽气罐等。此法适用于风寒湿痹、腰背痛、胃痛、腹痛、消化不良、慢性腹泻、头痛、感冒、哮喘、痛经等。

（一）操作方法

1.火罐法 利用罐内燃烧的方法排除空气，形成负压，使罐吸附在皮肤上。火罐的操作方法有闪火法、投火法、滴酒法、贴棉法。

2.抽气法 先将抽气罐紧扣在皮肤上，用抽气筒将罐内的空气抽出，使之产生负压，吸附于皮肤上。

3.起罐 起罐时，一手握住罐子，一手拇指或食指按压在罐口旁边，使空气进入内，罐体自然脱落。切不可用力猛拔，以免损伤皮肤，引起疼痛。抽气罐打开罐顶气阀即可。

（二）注意事项

1.拔罐要选择适合的体位和肌肉丰厚的部位；要根据施罐部位选择适合的罐，操作动作要迅速。

2.注意避免烫伤或灼伤皮肤。起罐后如果出现小水疱，可任其自然吸收，若水疱过大，可用消毒针将疱液放出，再用消毒敷料覆盖。

3.皮肤过敏、溃疡、水肿、大血管分布部位及五官处，不宜拔罐。高热、孕妇的腹部及腰骶部也不宜拔罐。

复习思考题

1. 关于针刺得气现象描述最恰当的是（　　　）

　　A.针下有沉紧的感觉　　　　　　　　B.患者局部酸、麻感

　　C.患者局部重、胀感　　　　　　　　D.向一定方向扩散传导的感觉

　　E.以上都正确

2. 关于针灸疗法的作用，描述最准确的是（　　　）

　　A.改善肢体运动功能障碍　　　　　　B.改善吞咽功能障碍

　　C.改善言语功能障碍　　　　　　　　D.改善感知与认知功能障碍

　　E.以上都正确

3. 操作中要求"腕部放松、沉肩、垂肘、悬腕、指实掌虚"，是以下哪种推拿手法的动作要领（　　　）

　　A.一指禅推法　　　B.㨰法　　　C.揉法　　　D.摩法　　　E.擦法

4. 推拿疗法的注意事项有哪些？

5. 拔罐疗法后，出现水疱应如何处理？

（张立峰）

扫一扫，查阅
复习思考题答案

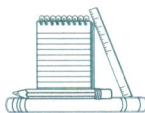

模块四　常用康复护理技术

项目一　康复环境指导

> **【学习目标】**
>
> 熟悉：康复环境要求及康复设施。

案例导入

假设你是一名康复医院的环境设计师，近期医院计划对现有的康复区域进行全面升级，以提升患者的康复体验和治疗效果。

问题：如何建设一个安全、舒适、无障碍的康复环境？

环境是影响生命和生长的内外部因素总和。内环境包括生理和心理环境；外环境则指影响人类生存和发展的物理和社会环境因素。为功能障碍者创造良好的康复环境，应遵循安全便利、实用易行的原则，进行无障碍环境建设。

无障碍环境指的是一个既可通行无阻又易于接近的理想环境，包括物质环境、信息和交流的无障碍。物质环境的无障碍主要是要求城市道路、公共建筑物和居住区的规划、设计、建设应方便残疾人通行和使用，如城市道路应满足坐轮椅者、拄拐杖者通行和方便视力残疾者通行，建筑物应考虑出入口、地面、电梯、扶手、厕所、房间、柜台等设置残疾人可使用的相应设施和方便残疾人通行等。信息和交流的无障碍主要是要求公共传媒应使听力、言语和视力残疾者能够无障碍地获得信息，进行交流，如影视作品、电视节目的字幕和解说，电视手语，盲人有声读物等。物质环境的无障碍是无障碍环境建设中一个首先要解决的问题。

康复环境指导需收集资料，从患者角度思考，考虑物理、社会、文化等因素，掌握患者及相关人员生活要素，形成一个患者在改造环境后的生活整体观，从而制定具体的环境改造方案，保证患者最大限度的功能水平。我国已颁布实施的《无障碍设计规范》中，对医疗康复类建筑，包括但不限于综合医院、专科医院、疗养院、康复中心，以及所有与医疗、康复功能紧密相关的建筑物，均提出了明确而详尽的设计要求与规范。这些规定为康复环境的设计与改造提供了坚实的法律基础与科学指导。

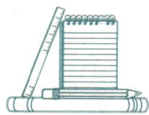

一、医院及病房的康复环境指导

1. 无障碍通道

（1）宽度　①轮椅及行人双向通行通道宽度不应小于1.20m。②双向轮椅通行通道宽度不宜小于1.50m。③轮椅单向通行通道宽度不应小于0.90m。

（2）建筑要求　①无障碍通道应连续，其地面应平整、防滑、反光小或无反光，不宜设置厚地毯。②无障碍通道上有高差时，应设置轮椅坡道。③室外通道上的雨水箅子的孔洞宽度不应大于15mm。④固定在无障碍通道的墙、立柱上的物体或标牌距地面的高度不应小于2.0m，如小于2.0m时，探出部分的宽度不应大于10cm，如突出部分大于10cm，则其距地面的高度应小于60cm。⑤斜向的自动扶梯、楼梯等下部空间可以进入时，应设置安全挡牌。

2. 无障碍门

（1）弹簧门和玻璃门　不应采用力度大的弹簧门和玻璃门。当采用玻璃门时，应有醒目的提示标志。门把手的高度应低于一般门所安装的高度。门把手或锁可为杠杆式，门锁最好是按压式，可减少患者用力。有条件的医院可设置自动开关门装置。

（2）自动门　自动门开启后通行净宽度不应小于1.0m。

（3）平开门、推拉门、折叠门　开启后的通行净宽度不应小于80cm。有条件时，不宜小于90cm。

（4）门扇内外　在门扇内外应留有直径不小于1.50m的轮椅回转空间。

（5）墙面　在单扇平开门、推拉门、折叠门的门把手一侧的墙面，其宽度不应小于40cm。

（6）门扇　平开门、推拉门、折叠门的门扇应设距地面90cm的把手，宜设视线观察玻璃，并宜在距地面35cm范围内安装护门板。

（7）门槛　门槛的高度及门内外地面高差不应大于15cm，并以斜面过渡。

（8）开关　无障碍通道的门扇应便于开关。

（9）色彩　门扇宜与周围墙面有一定的色彩反差，方便识别。

3. 扶手

（1）扶手高度　无障碍单层扶手的高度应为85～90cm，无障碍双层扶手的上层扶手高度应为85～90cm，下层扶手高度应为65～70cm。

（2）扶手连贯性　扶手应保持连贯，靠墙面的扶手的起点和终点处应水平延伸不小于30cm的长度。

（3）扶手末端　应向内拐到墙面或向下延伸不小于10cm，栏杆式扶手应向下呈弧形或延伸到地面上固定。

（4）扶手内侧　与墙面的距离不应小于4cm。

（5）扶手直径　扶手应安装坚固，形状易于抓握，圆形扶手的直径应为3.5～5cm。

（6）扶手材质　宜选用防滑、热惰性指标好的材料。

4. 出入口
应设置平坡出入口，地面坡度不应大于1∶20，当场地条件比较好时，不宜大于1∶30。同时设置台阶和轮椅坡道的出入口。

5. 轮椅坡道

（1）坡道形状　轮椅坡道宜设计成直线形、直角形或折返形。

（2）净宽度　无障碍出入口的轮椅坡道净宽度不应小于1.20m。

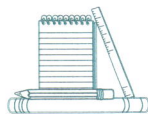

（3）高度　超过30cm且坡度大于1∶20时，应在两侧设置扶手，坡道与休息平台的扶手应保持连贯，扶手应符合有关规定。轮椅坡道的最大高度和水平长度应符合相关规定（表4-1）。

（4）坡面　应平整、防滑、无反光。

（5）长度　轮椅坡道起点、终点和中间休息平台的水平长度不应小于1.5m。

（6）安全措施　轮椅坡道临空侧应设置安全阻挡措施；轮椅坡道应设置无障碍标志，且无障碍标志应符合有关规定。

表4-1　轮椅坡道的最大高度和水平长度

坡度	最大高度（m）	水平长度（m）	坡度	最大高度（m）	水平长度（m）
1∶20	1.2	24	1∶10	0.6	6
1∶16	0.9	14.4	1∶8	0.3	2.4
1∶12	0.75	9			

6. 无障碍楼梯

（1）无障碍楼梯数量　同一建筑内应至少设置1个无障碍楼梯。

（2）无障碍楼梯标准　①宜采用直线形楼梯。②公共建筑楼梯的踏步宽度不应小于28cm，踏步高度不应大于16cm。③不应采用无踢面和直角形突缘的踏步。④宜在两侧均做扶手。⑤如采用栏杆式楼梯，在栏杆下方宜设置安全阻挡措施。⑥踏面应平整防滑或在踏面前缘设防滑条。⑦距踏步起点和终点25～30cm宜设提示盲道。⑧踏面和踢面的颜色宜有区分和对比。⑨楼梯上行及下行的第一阶宜在颜色或材质上与平台有明显区别。

7. 无障碍电梯

（1）候梯厅　①候梯厅深度不宜小于1.50m，公共建筑及设置病床梯的候梯厅深度不宜小于1.80m。②呼叫按钮高度为0.85～1.10m。③电梯门洞的净宽度不宜小于0.9m。④电梯出入口处宜设提示盲道。⑤候梯厅应设电梯运行显示装置和抵达音响。

（2）轿厢　①轿厢门开启的净宽度不应小于0.80m。②在轿厢的侧壁上应设高0.90～1.10m带盲文的选层按钮，盲文宜设置于按钮旁。③轿厢的三面壁上应设扶手，扶手应符合相关规定。④轿厢内应设电梯运行显示装置和报层音响。⑤轿厢正面高90cm处至顶部应安装镜子或采用有镜面效果的材料。⑥轿厢的规格应依据建筑性质和使用要求的不同而选用。最小规格为深度不应小于1.40m，宽度不应小于1.10m；中型规格为深度不应小于1.60m，宽度不应小于1.40m；医疗建筑与老人居住的建筑宜选用病床专用电梯。⑦电梯位置应设无障碍标志。

8. 低位服务设施

（1）设置地点　诊区、病区的护士站、公共电话台、查询处、饮水器、自助售货处、服务台等应设置低位服务设施。

（2）标准　①低位服务设施表面距地面高度宜为70～85cm，其下部宜至少留出宽75cm、高65cm、深45cm，供乘轮椅者膝部和足尖部移动的空间。②低位服务设施前应有轮椅回转空间，回转直径不小于1.50m。

9. 无障碍厕所　①面积不应小于4m²。②位置宜靠近公共厕所，应方便乘轮椅者进入和进行回转，回转直径不小于1.50m。③当采用平开门，门扇宜向外开启，如向内开启，需在开启后留有直径不小于1.50m的轮椅回转空间，门的通行净宽度不应小于80cm，平开门应设90cm的横扶把手，在门扇里侧应采用门外可紧急开启的门锁。④地面应防滑，不积水。⑤内部应设坐便

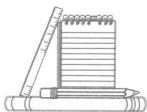

器、洗手盆、多功能台、挂衣钩和呼叫按钮。⑥坐便器高度为 45cm，厕位两侧距地面 70cm 处应设长度不小于 70cm 的水平安全抓杆，另一侧应设高 1.40m 的垂直安全抓杆（图 4-1）；无障碍洗手盆的水嘴中心距侧墙应大于 55cm，其底部应留出宽度不小于 75cm、高度不小于 65cm、深度不小于 45cm，供乘轮椅者膝部和足尖部移动的空间，并在洗手盆上方安装镜子；水龙头宜采用杠杆式水龙头或感应式自动出水方式。⑦多功能台长度不宜小于 70cm，宽度不宜小于 40cm，高度宜为 60cm。⑧安全抓杆应安装牢固，直径应为 3～4cm，内侧距墙不应小于 4cm。⑨挂衣钩距地高度不应大于 1.20m。⑩在坐便器旁的墙面上应设高 40～50cm 的救助呼叫按钮。入口应设置无障碍标志，无障碍标志应符合有关规定。

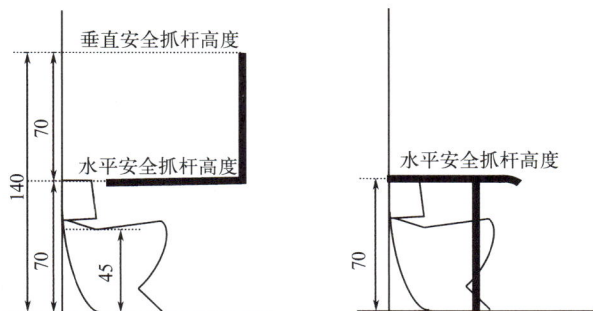

图 4-1　坐便器及安全抓杆的要求（单位 cm）

10. 无障碍标志　在有康复建筑的院区主要出入口处，宜设置盲文地图或供视觉障碍者使用的语音导医系统和提示系统，供听力障碍者需要的手语服务及文字提示导医系统。

11. 其他　院区室外的休息座椅旁，应留有轮椅停留空间；儿童医院的门诊部、急诊部和医技部，每层宜设置至少一处母婴室，并靠近公共厕所；挂号处、收费处、取药处应设置文字显示器及语言广播装置和低位服务台或窗口；候诊区应设轮椅停留空间。

二、浴室的康复环境指导

1. 无障碍淋浴间　①短边宽度不应小于 1.50m。②浴间坐台高度宜为 40～45cm，深度为 40～50cm，宽度为 50～55cm。③淋浴间应设距地面高 70～75cm 的水平抓杆和高 1.40m～1.60m 垂直抓杆。④淋浴间内淋浴喷头的控制开关高度距地面不应大于 1.0m。⑤毛巾架的高度不应大于 1.20m。

2. 无障碍盆浴间　①在浴盆一端设置方便进入和使用的坐台，其深度不应小于 40cm。②浴盆内侧应设高 60cm 和 90cm 的两层水平抓杆，水平长度不小于 80cm；洗浴坐台一侧的墙上设高 90cm、水平长度不小于 60cm 的安全抓杆。③毛巾架的高度不应大于 1.20m。

三、康复环境指导的注意事项

1. 安全性　应考虑环境安全性，去除环境中可能导致跌倒或身体伤害的危险因素，确保患者的使用安全。

2. 舒适性　环境舒适、空气新鲜、无噪音污染等是患者对环境的基本要求，也是康复环境指导时遵循的基本原则之一。

3. 独立性　为保障患者通行的权利，鼓励其在无须他人帮助的情况下独立完成自己的事情。

4. 实用性　应根据患者在实际环境中的表现，进行评估指导。

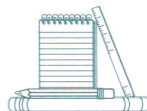

知识链接

信息无障碍

　　信息无障碍是指任何人（无论是健全人还是残疾人，无论是年轻人还是老年人）在任何情况下都能平等、方便、无障碍地获取信息、利用信息。其核心是利用技术手段消除人们尤其是残障人士等弱势群体因为某些生理功能的退化或丧失在获取和接受过程中的障碍。

复习思考题

1. 双向轮椅通行通道宽度不宜小于（　　　）。

　　A. 1.50m　　　　　B. 2.00m　　　　　C. 1.80m　　　　　D. 1.60m　　　　　E. 1.70m

2. 平开门、推拉门、折叠门开启后的通行净宽度不应小于（　　　）。

　　A. 0.7m　　　　　B. 0.8m　　　　　C. 1.0m　　　　　D. 1.1m　　　　　E. 1.2m

3. 无障碍环境的建筑要求有哪些?

（黄秋慧）

项目二　排痰、呼吸训练

【学习目标】

　　掌握：排痰、呼吸训练的常用方法。

　　熟悉：排痰、呼吸训练的目的及注意事项。

案例导入

　　患者，男，68岁。1周前，患者持续性咳嗽、咳痰伴呼吸困难加重，夜间难以平卧，需使用制氧机辅助呼吸，伴发热和食欲减退，由家属搀扶入院。患者既往有多年吸烟史，且已确诊为肺气肿。

　　问题：为缓解患者症状，康复护士如何对其进行呼吸训练指导?

一、排痰训练

（一）概述

　　咳嗽是一种防御反射，当呼吸道黏膜的咳嗽感受器受到刺激时，引起的一种呈突然爆发性的呼吸运动，以清除气道分泌物。无效的咳嗽只会增加患者的痛苦和体力的消耗，加重呼吸困难和支气管痉挛。咳痰是借助支气管黏膜上皮的纤毛运动、支气管平滑肌的收缩及咳嗽反射，将呼吸道分泌物经口腔排出体外。一旦咳嗽反射减弱或消失，可引起肺不张和肺内感染，甚至因窒息而死亡。

　　排痰训练的目的是促进呼吸道分泌物的排出，保持呼吸道通畅，减少反复感染的发生。排

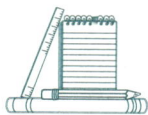

痰训练主要包括有效咳嗽、辅助咳嗽技术、体位引流、胸部叩击、胸部振动、机械吸痰等。

（二）主要技术

1. 有效咳嗽 其作用在于加大呼气压力，增加呼气气流流速，提高咳嗽效率，适用于神志清醒、一般状况良好、能主动配合的患者。方法：患者取坐位，双足着地，身体稍前倾，双手环抱一个枕头，有助于膈肌上升。嘱患者做几次腹式呼吸，在深吸气末屏气，缩唇缓慢均匀地用口呼气。再次深吸气后屏气 3～5 秒，进行 2～3 次爆发性短促有力的咳嗽，将痰液咳出。咳嗽时收缩腹肌，或指导患者用手按压上腹部，帮助咳嗽，有效咳出痰液。

2. 辅助咳嗽技术 适用于腹部肌肉无力、术后不敢咳嗽的患者。患者仰卧或坐于有靠背的椅上，面向康复护士。康复护士将手置于患者肋骨角处，患者深吸气、屏气。准备咳嗽时，康复护士向内上推患者的腹部，帮助患者快速呼气、咳嗽。术后患者进行该操作时，康复护士应用双手按压伤口两侧，防止咳嗽牵拉伤口。患者应爆发性短促咳嗽，咳出痰液。

3. 体位引流 是利用重力作用使肺、支气管内分泌物排出体外，并根据肺段解剖采取不同的引流体位（图 4-2）。将病灶置于高处，使引流支气管的开口方向向下，以消耗少量的能量而高效率地排痰。本法适用于气道分泌物多且不易咳出的患者，如慢性支气管炎、支气管扩张、肺脓肿等。该方法禁用于有严重高血压、心力衰竭、高龄、极度衰弱、意识不清者。

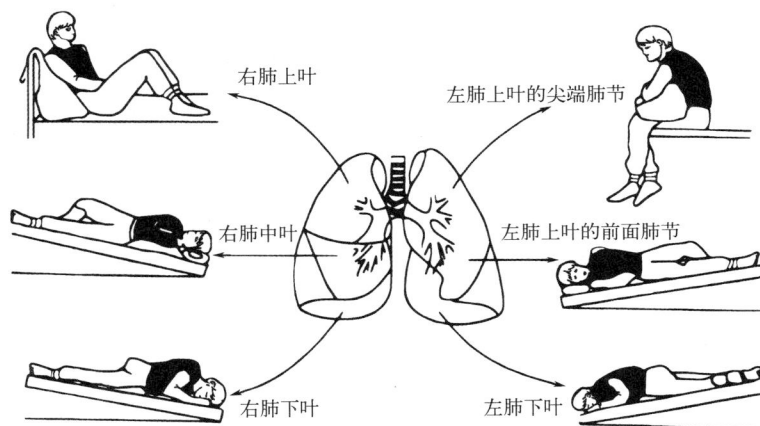

图 4-2 体位引流（顺位排痰）示意图

4. 胸部叩击 通过胸部叩击可间接使附在肺泡周围及支气管壁的痰液松动脱落，适用于久病体弱、长期卧床、排痰无力者。在操作之前要明确患者的病变部位，宜用单层薄布保护胸廓部位，避免直接叩击引起皮肤发红。胸部叩击时，患者取侧卧位或坐位，康复护士的手指并拢，掌心微屈成杯状，以手腕力量迅速而有规律地叩击胸部病变部位（图 4-3）。叩击顺序为从肺底到肺尖、由外向内。叩击的同时鼓励患者做深呼吸、咳嗽、咳痰。叩击时间以每次 15～20 分钟为宜，每日 2～3 次，宜在餐后 2 小时或餐前 30 分钟进行。

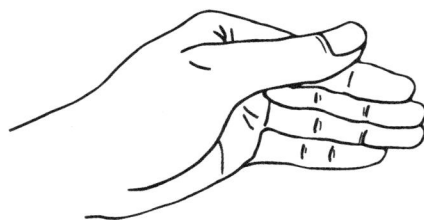

图 4-3 叩击手势

5. 胸部振动 康复护士将双手掌重叠，置于要引流的胸廓部位。嘱患者深呼吸，在吸气时手掌随胸部扩张慢慢抬起，不施加任何压力，在呼气时手掌紧贴胸壁，施加一定压力，并做轻柔地上下抖动，以震颤患者胸壁。连续做 3～5 次，再做叩击，如此重复 2～3 次，再嘱患者咳嗽以排痰。或者使用气道清除系统，接通气动脉冲发生器的电源，将空气软管与气动脉冲发

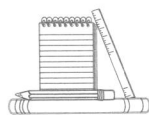

生器连接、固定，穿戴充气背心，将充气软管与充气背心的接口相连、固定。启动气动脉冲发生器，调整频率、压力和治疗时间，通过高频率胸壁振荡，促进痰液排出。

知识链接

气道清除系统

气道清除系统包括气动脉冲发生器、空气软管、充气背心。气动脉冲发生器可以对充气背心进行快速充气和放气，以缓慢压缩和释放胸壁，在肺中产生气流。这个过程与咳嗽类似，它朝着大气道的方向移动黏液，在大气道中可以通过咳嗽将黏液清除。这种气道清除治疗称为高频率胸壁振荡。

（三）注意事项

1. 有效咳嗽　①对胸、腹部外伤或手术后的患者，应避免因咳嗽而加重疼痛。可用双手或枕头轻压伤口的两侧，起扶持或固定作用。②手术后伤口疼痛明显者，可遵医嘱应用止痛剂，30分钟后进行深呼吸及有效咳嗽，以减轻疼痛。

2. 体位引流　①有明显呼吸困难伴发绀的患者，近1～2周内有咯血者，患有严重高血压、心力衰竭者，高龄患者，均应禁止体位引流。②在体位引流排痰训练前，应明确患者病变部位，以提高引流效果。③引流过程中应注意观察患者的病情，如有咯血、发绀、呼吸困难、出汗、疲劳等要随时终止体位引流。

3. 胸部叩击、振动　①未经引流的气胸、肋骨骨折、咯血及低血压、肺水肿患者，禁用胸部叩击、振动的方法。②胸部叩击时应避开乳房、心脏等部位，还应避开衣服拉链、纽扣处，不可在裸露的皮肤上进行。③使用气道清除系统时，严格执行设备操作流程和说明书的要求，掌握禁忌证、相对禁忌证。④操作过程中注意患者的反应。

二、呼吸训练

（一）概述

呼吸是机体与外环境的气体交换，包括外呼吸、气体在血液中运输和内呼吸。它是维持生命的基本生理过程。正常呼吸需具备良好胸廓、呼吸肌、肺组织和肺循环，以及灵敏的呼吸中枢和神经传导系统。呼吸肌通过改变胸腔容积驱动气体出入。成人安静时呼吸频率为16～20次/分，平稳均匀无声。男性和儿童多腹式呼吸，女性多胸式呼吸。

呼吸训练的目的是改善呼吸功能，促进血液循环，减轻心脏负担，是肺疾病患者整体肺功能康复方案的一个重要组成部分。呼吸训练的方法有放松训练、腹式呼吸训练、缩唇呼吸训练、呼吸肌阻力训练、吹烛练习、局部呼吸法训练、预防及解除呼吸急促的训练技术等。

（二）主要技术

1. 放松训练　可使患者肌肉放松，以减轻或消除紧张和焦虑情绪，让患者处于休息、轻松状态，有利于患者全面康复。肌肉放松的要点是先紧张，后放松，在感受紧张之后，再充分体验放松的效果。放松的顺序依次是上肢、头部、躯干部、下肢。训练时配合呼吸运动，吸气时收缩，呼气时放松。

（1）局部肌肉放松训练　每日1次，每次1小时，反复练习。

1）放松训练时患者采取仰卧位，熟练后可选择坐位、站位进行。双下肢分开，双上肢掌心向下内旋位伸展，并稍与身体分离，手和足不要交叉。

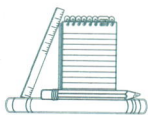

2）开始时让患者闭眼安静休息 3 ～ 4 分钟。将腕关节保持背屈数分钟，前臂背侧肘关节感觉到一种模糊、部位不明确的紧张感。当体会到紧张感后，一旦停止背屈，手掌就会自然下落，紧张感就会减弱甚至消失，这种紧张感的消失也就是肌肉放松。

3）再次背屈腕关节，然后反复进行放松；在松弛状态下放松 30 分钟。

4）第二天除反复训练前日腕关节伸肌放松以外，要做腕关节掌屈，进一步体会屈肌的紧张，进行屈肌放松训练。

（2）全身肌肉放松训练　在局部肌肉放松训练的基础上，逐渐增加关节的屈肌放松训练，然后是伸肌放松训练，并逐渐扩展到上肢、面部、颈部、躯干部、下肢等。如果已适应放松训练，那么一部分肌肉进行放松时，已经受过训练的其余部分也可同时得到放松。虽然局部的训练可以达到局部放松目的，但是康复训练最好是达到全身松弛。

2. 腹式呼吸训练（膈肌呼吸训练）　慢性阻塞性肺疾病患者呼气时，因气体排出困难，肺泡内残留气体过多而膨胀，引起呼吸幅度下降（呼吸短促）。腹式呼吸可增加膈肌和腹肌的活动，通过增大横膈的活动范围以提高肺的伸缩性来增加肺通气量。横膈运动增加 1cm，可增加肺通气量 250 ～ 300mL，深而慢的呼吸可减少呼吸频率和每分通气量，增加潮气量和肺泡通气量，有利于气体交换，提高动脉血氧分压和动脉血氧饱和度，增加动脉血氧含量。另外，膈肌较薄，活动时耗氧量少，减少了辅助呼吸肌不必要的使用，因而改善呼吸功能，呼吸效率提高，呼吸困难缓解。开始训练时，康复护士应先做示范，然后给予具体的指导和纠正。训练方法如下（图 4-4）。

（1）指导患者采取舒适体位（坐位或卧位），初学时，以半卧位容易掌握，两膝屈曲，膝下垫软枕。

（2）指导患者一只手放于上腹部，感觉横膈的活动，另一只手置于上胸部，感觉胸部和呼吸肌的活动。

（3）全身肌肉放松，静息呼吸。吸气时用鼻缓慢吸入，肩部及胸廓保持平静，尽力挺腹，使膈肌最大限度地下降，腹肌松弛，腹部手感觉向上抬起，胸部手在原位不动，抑制胸廓运动。

（4）呼气时用口呼出，腹肌收缩，上腹部向内回缩，膈肌松弛随腹腔压力增加而上抬，腹部手感觉下降，胸廓应保持最少的活动幅度。

（5）放松呼吸。重复上述动作，同时可配合缩唇呼吸，每日 2 次，每分钟呼吸 7 ～ 8 次，每次训练 10 ～ 15 分钟。初始训练 1 次练习 1 ～ 2 分钟，患者熟练掌握后，继而训练时间可由短到长，逐步增加次数和时间，使患者逐渐习惯平稳而缓慢的腹式呼吸。让患者在各种体位及活动中练习。

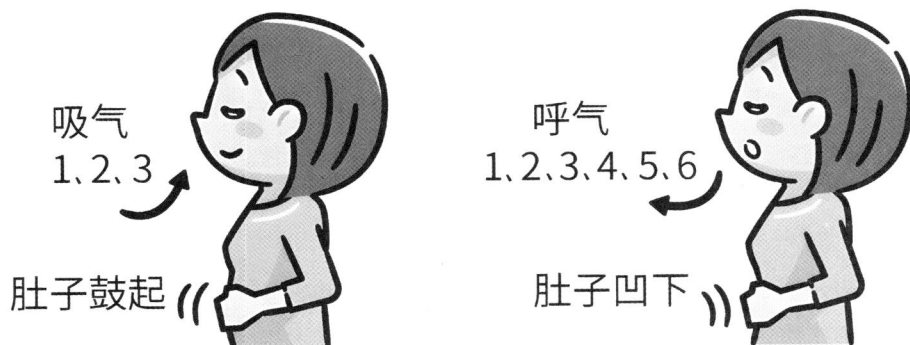

图 4-4　腹式呼吸训练

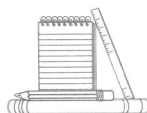

3. 缩唇呼吸训练（吹笛样呼气法） 肺气肿患者因肺泡弹性回缩力减低，小气道阻力增加，呼气时小气道提前闭合，致使气体滞留于肺内。进行缩唇呼吸能提高支气管内压，防止呼气时小气道过早关闭，有利于肺泡内气体排出，改善肺泡有效通气量。训练方法如下（图 4-5）。

（1）指导患者取舒适放松姿势，坐位或头胸部抬高，双肩向后倾，使膈肌活动不受限制。

（2）指导患者用鼻深吸气，同时紧闭口唇，默数"1、2"，并做短暂停顿。

（3）将口唇缩小，呈吹口哨样将气体呼出，心中默数"1、2、3、4"。

（4）吸气与呼气时间之比为 1∶2 或 1∶3，呼气的时间至少是吸气的 2 倍。呼吸频率＜20 次 / 分。

（5）呼吸流量以能使距口唇 15～20cm 处的蜡烛火焰倾斜而不熄灭为度，以后可逐次延长蜡烛与口唇的距离至 90cm，并逐渐延长时间。

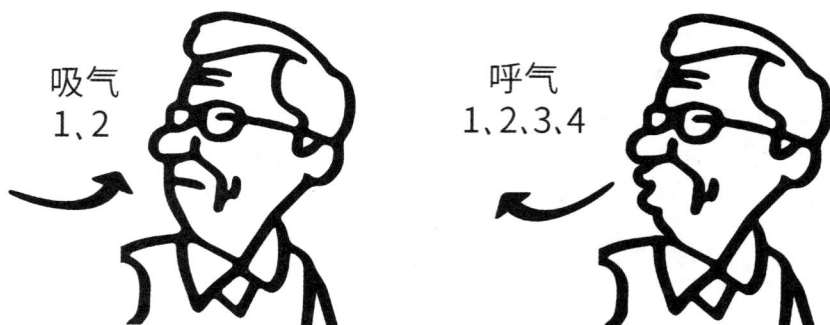

图 4-5　缩唇呼吸

4. 呼吸肌阻力训练 在呼气时施加阻力的呼吸训练称为呼吸肌阻力训练，用于治疗各种急性或慢性肺疾病，主要针对吸气肌无力、萎缩或进行吸气肌的训练。训练有 3 种形式。

（1）**横膈肌阻力训练** 患者仰卧，头稍抬高，在上腹部放置 1～2kg 的沙袋，让患者深吸气，同时保持上胸廓平静，沙袋重量必须以不妨碍膈肌活动及上腹部鼓起为宜。逐渐延长患者阻力呼吸时间，当患者可以保持横膈肌呼吸模式且吸气不会使用到辅助肌约 15 分钟时，可增加沙袋重量。

（2）**吸气阻力训练** 使用特别设计的呼吸阻力仪器以改善吸气肌的肌力和耐力，并减少吸气肌的疲劳。吸气阻力训练器有各种不同直径的管子提供吸气时气流的阻力，气道管径愈窄则阻力愈大。开始训练时每日进行阻力吸气 3～5 次，每次 3～5 分钟。以后训练时间逐渐增加到每次 20～30 分钟，以增加吸气肌耐力。当患者的吸气肌肌力或耐力有改善时，逐渐将训练器的管子直径减小。训练中避免任何形式的吸气肌长时间的阻力训练。如果出现颈部肌肉（吸气辅助肌）参与吸气，则表明膈肌疲劳。

（3）**诱发呼吸训练** 是一种低阻力的训练方式，或称为持续最大吸气技巧，强调最大吸气量的维持。患者仰卧或半仰卧位，采用放松舒适体位，做 4 次缓慢、轻松的呼吸。在第 4 次呼吸时做最大呼气，然后将呼吸器放入患者口中，经由呼吸器做最大吸气并且持续吸气数秒钟，每日重复数次，每次练习 5～10 次。

5. 局部呼吸法训练 局部呼吸是通过延长呼吸道长度和直径，增加呼吸潮气量，帮助通畅气道，促进肺泡扩张，增加肺容量、肺通气量，适用于因手术后疼痛、防卫性肺扩张不全或肺炎等原因导致的肺部特定区域的换气不足。

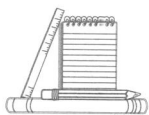

（1）单侧或双侧肋骨扩张法 患者取坐位或屈膝仰卧位，康复护士双手置于患者下肋骨侧方。让患者呼气，同时可感到肋骨向下向内移动，康复护士向下施压，恰在吸气前，快速地向下向内牵张胸廓，从而诱发肋间外肌的收缩，让患者吸气时抵抗康复护士手掌的阻力，以扩张下肋。患者吸气，胸廓扩张且肋骨外张时，给予下肋区轻微阻力以增强患者抗阻意识。当患者再次呼气时，康复护士用手轻柔地向下向内挤压胸腔来协助。教会患者独立使用这种方法。患者可将双手置于肋骨上或利用布带提供阻力。

（2）后侧底部扩张法 患者取坐位，垫枕，身体前倾，髋关节屈曲，双手置于肋后侧。按照单侧或双侧肋骨扩张法进行操作。这种方法临床上适用于手术后需长期在床上保持半卧位的患者，因为其分泌物很容易堆积在肺下叶的后侧部分。

（三）注意事项

1. 在进行呼吸训练前需指导患者全身放松，以消除紧张情绪，让患者处于一个轻松的状态，降低耗氧量，减慢呼吸速度。

2. 注意摄入合理的饮食。指导进行呼吸训练的患者摄入高蛋白、高热量、高维生素、易消化饮食，避免过冷、过热及产气食物，以防腹胀影响膈肌运动，影响呼吸训练的效果。

3. 每次呼吸训练时应观察患者的反应，如患者在训练时或训练后出现头晕、目眩、胸闷、呼吸困难加重等症状，可适当减少练习的次数。如每次练习3次，休息片刻再练，使患者逐步做到习惯在日常生活中进行腹式呼吸。

4. 在指导患者进行呼吸训练的康复过程中，也应指导患者进行全身运动锻炼。全身运动锻炼结合呼吸训练能有效挖掘呼吸功能的潜力，增加呼吸运动效率，提高整体活动能力，促进康复。

5. 训练方案应个体化，选择适宜的环境训练，训练要适度。病情变化时应及时调整训练方法，并适当吸氧。

知识链接

呼吸训练器

呼吸训练器是一种新型恢复正常呼吸功能的理疗辅助用具，通过吸入空气，肋间外肌和膈肌收缩，使胸廓的前后径和上下径增大。胸廓扩大，肺的容量增大，有效帮助胸、腹部手术后呼吸受损的患者。呼吸训练器适用于胸外科手术麻醉、机械通气、慢性疾病与长期卧床的患者，不适用于慢性阻塞性肺疾病和气胸患者。

复习思考题

1. 慢性阻塞性肺疾病康复治疗的主要目的是增加（　　　）

    A. 肋间内肌活动 　　　　　B. 肋间外肌活动 　　　　　C. 膈肌活动

    D. 腹肌活动 　　　　　　　E. 以上都对

2. 患者，男，28岁，诊断为支气管扩张症，其病变部位在左下叶后基底段，做体位引流宜取（　　　）

    A. 仰卧位，腰臀部抬高 　　B. 俯卧位，腰臀部抬高 　　C. 平卧位，两腿抬高

    D. 左侧卧位，腰部抬高 　　E. 右侧卧位，腰部抬高

3. 试述排痰、呼吸训练的常用方法及注意事项。

扫一扫，查阅
复习思考题答案

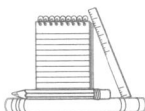

（黄秋慧）

项目三　体位摆放与体位转移训练

【学习目标】
掌握：体位摆放与体位转移的要求及方法。
熟悉：体位摆放与体位转移的概念及注意事项。
了解：体位摆放与体位转移在康复护理中的作用与意义。

案例导入

患者，男，70岁，因左侧肢体疲乏无力、行走不稳半月余，坐轮椅入院。头颅CT检查确诊为"脑梗死"，经抗凝、营养神经、降血压、综合康复等治疗后，患者情况好转。现神志清楚，左侧肢体乏力，持物、行走不稳。

问题：患者的体位如何摆放？康复护士如何对其体位转移进行指导？

一、体位摆放

（一）概述

体位是指身体所保持的姿势或某种位置。体位摆放是临床上根据治疗、护理及康复的需要，协助并指导患者所采取并保持的正确体位。临床常用体位包括仰卧位、侧卧位、半卧位、坐位、俯卧位、胸膝卧位、截石位、头低足高位、头高足低位等。体位摆放的目的是预防或减轻痉挛和畸形的出现，保持躯干和肢体功能状态，预防并发症及继发性损害的发生。如偏瘫患者采取对抗痉挛模式的体位、烧伤患者采取抗挛缩的功能体位等，康复护士应根据疾病特点协助并指导患者保持正确体位。

（二）常用体位摆放方法

1. 偏瘫患者床上体位的摆放　在偏瘫患者的康复护理中，通常保持良肢位。良肢位是指为了防止或对抗痉挛姿势的出现、保护关节及早期诱发分离运动、预防并发症而设计的一种治疗体位。良肢位能抑制偏瘫"上肢屈曲、下肢伸直"的典型痉挛模式，有利于患者恢复正常的运动模式。

（1）患侧卧位　偏瘫患者患侧卧位时，患侧在下，健侧在上。头枕于合适高度的软枕上，患侧肩部前伸，将患肩拉出，确保肩胛骨与胸壁在一平面，避免肩关节受压和后缩，肘关节伸展，前臂旋后，掌心向上，手指伸展。患侧髋关节伸展，膝关节轻度屈曲，踝背屈90°，防止足下垂。健侧下肢髋、膝关节屈曲，置于体前支撑软枕上。患侧卧位是所有体位中最有治疗意义的体位。该体位既可以增加患侧感觉输入，又可使整个患侧肢体伸展，有助于防治痉挛。另外，健侧在上，健手可以自由活动（图4-6）。

（2）健侧卧位　健侧在下，患侧在上，胸前放一软枕。头部垫合适高度的枕头，患侧上肢伸展位置于胸前枕上，使患侧肩胛骨向前向外伸，前臂旋前，手指伸展，掌心向下，健侧上肢自由摆放；患侧下肢向前屈髋、屈膝，呈迈步状置于枕头上，注意足不能内翻悬在枕头边缘，以防足内翻下垂。健侧下肢髋关节伸直，膝关节轻度屈曲（图4-7）。

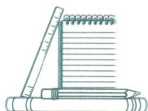

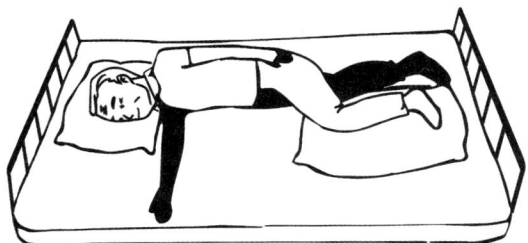

图 4-6 偏瘫患者患侧卧位（以右侧肢体偏瘫为例）　　图 4-7 偏瘫患者健侧卧位（以右侧肢体偏瘫为例）

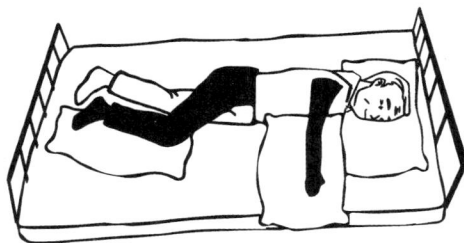

（3）仰卧位 患者头部放在高度适当的枕头上，头呈中立位，避免过屈或过伸。患侧肩胛和上肢下垫一长枕，上臂旋后，肘与腕均伸直，掌心向上，手指伸展位，整个上肢平放于枕上；患侧臀部至大腿外侧下方放垫枕，防止下肢外展、外旋；膝下稍垫起，保持伸展微屈，足与小腿呈直角，防止足下垂（图 4-8）。健侧肢体舒适自然摆放。仰卧位容易诱发伸肌痉挛异常模式，应尽量缩短仰卧位时间或与其他体位交替使用。

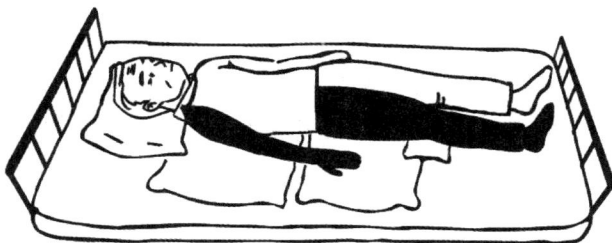

图 4-8 偏瘫患者仰卧位（以右侧肢体偏瘫为例）

（4）床上坐位 当病情允许时，应鼓励患者尽早在床上坐起。但是床上坐位难以使患者的躯干保持端正，容易出现半卧位姿势，助长躯干的屈曲，激化下肢的伸肌痉挛。因此，在无支持的情况下应尽量避免这种体位。取床上坐位时，髋关节屈曲近 90°，患者背后给予完全支撑，使脊柱伸展，达到直立坐位的姿势，头部无须支持固定，以利于患者主动控制头的活动。患侧上肢用软枕支撑，有条件的可给予一个横过床的可调节桌子，桌上放一软枕，让患者的上肢放在上面（图 4-9）。

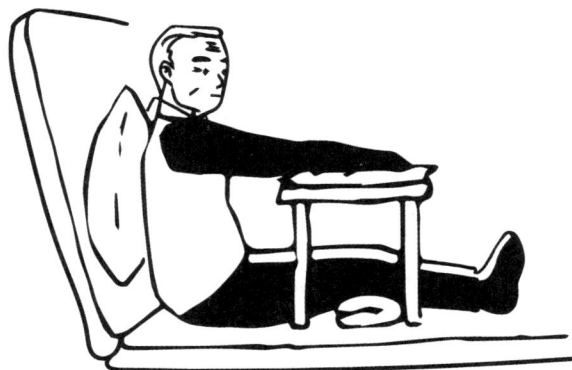

图 4-9 偏瘫患者床上坐位（以右侧肢体偏瘫为例）

2. 脊髓损伤患者的体位摆放

（1）四肢瘫患者的良肢位

1）仰卧位：患者头、颈下置枕，头呈中立位。双肩下垫枕，确保双肩不致后缩。双上肢放于身体两侧枕上，肘关节伸展位，腕关节背伸约 45° 以保持功能位。手指自然屈曲，颈髓损伤者

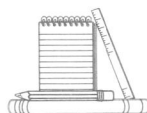

可握毛巾卷，以防功能丧失形成"猿手"。臀部及大腿外侧下方放置一长枕，两腿间放一长枕，保持髋关节轻度外展，防止髋关节外旋。膝关节下用小枕垫起保持微屈。踝关节背屈 90°，足底用小枕垫足，足趾伸展。

2）侧卧位：患者头、颈下置枕，和躯干呈直线，头枕不宜过高，避免头部侧屈及颈部悬空，背部与床面夹角＞90°，背部放置枕头保持稳定。下方的肩胛骨着床，肩前屈，肘关节屈曲，前臂后旋；上方的前臂放在胸前软枕上，腕关节伸展，手指自然屈曲。当手指出现屈曲内收时，可手握一毛巾卷以对抗指屈肌痉挛。下方的腿屈髋、屈膝 20°；上方的髋关节屈曲约 20°，膝关节屈曲约 60° 放于软枕上。

（2）截瘫患者的良肢位

1）仰卧位：患者头、颈下放置薄枕，头呈中立位。双上肢伸展舒适摆放，肩胛下可垫枕，使肩上抬前挺。两腿之间放置一长枕，伸髋并稍外展，两侧髋关节至大腿外侧下方放置一长枕，防止髋关节外旋，膝关节下用小枕垫起保持微屈。踝关节背屈 90°，足底用小枕垫足，足趾伸展（图 4-10）。

2）侧卧位：患者头、颈下置枕，和躯干呈直线，背部与床面夹角＞90°，背部放置枕头保持稳定。下方的上肢自然放置；上方的上肢与肩保持伸展位，稍屈肘，前臂旋前，胸前部和上肢间放一软枕。下方的腿屈髋、屈膝 20°，上方的腿屈髋、屈膝 30°，在两膝和踝关节之间垫枕（图 4-11）。

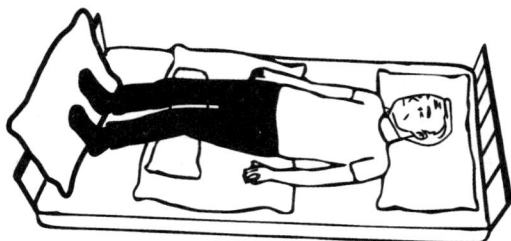

图 4-10 截瘫患者仰卧位

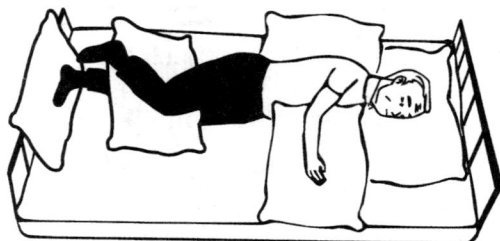

图 4-11 截瘫患者侧卧位

3）俯卧位：患者面朝下，颈、胸下各置一枕，保持舒适位。肩关节外展 90°，肘关节屈曲 90°，前臂旋前位，或双上肢自然下垂于床两侧。髋关节伸展，髋部两侧垫枕，双膝关节和踝关节下垫枕，踝关节保持垂直。此种体位一般用于压疮预防或治疗时使用。

3. 骨关节疾病患者的功能位摆放 功能位指当肌肉、关节功能不能或尚未恢复时，必须使肢体处于发挥最佳功能活动的体位，是根据该部位功能的需要而设计的一种体位。功能位有利于恢复日常生活活动，如进食、穿衣、行走等。在临床上，常采用绷带石膏、矫形支具、系列夹板等将肢体固定于功能位。

（1）上肢功能位 肩关节屈曲 45°，外展 60°（无内、外旋）；肘关节屈曲 90°；前臂中间位（无旋前或旋后）；腕关节背伸 30°～45° 并稍内收（即稍尺侧屈）；各掌指关节和指间关节稍屈曲，由食指至小指屈曲度有规律地递增；拇指在对掌中间位（即在掌平面前方，其掌指关节半屈曲，指间关节轻微屈曲）。

（2）下肢功能位 下肢髋伸直，无内、外旋，膝稍屈曲 20°～30°，踝处于 90° 中间位。

4. 烧伤患者的抗挛缩体位摆放 烧伤患者常因疼痛等不适，长期采取屈曲和内收的舒适体位，从而导致肢体不同程度的挛缩和畸形。抗挛缩体位是指与烧伤部位的软组织挛缩方向相反的体位放置。不同的烧伤部位体位摆放不同，必要时可用矫形器协助（表 4-2）。

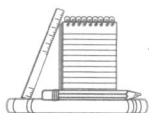

表 4-2　烧伤患者身体各部位的抗挛缩体位

部位	具体要求
头面部	戴面具，使用开口器
颈	去枕，头部充分后仰
肩	肩关节外展 90°～100° 并外旋
肘	肘关节处于伸展位
手背部	腕关节背伸 20°～30°，掌指关节屈曲 90°，指间关节均为 0°，拇指外展及对掌位
手掌部	掌指关节、指间关节、远端指间关节均为 0°，拇指外展，腕关节背伸 20°～30°
脊柱	保持脊柱呈一条直线，以预防脊柱侧弯，尤其是身体一侧烧伤患者
髋	髋关节中立伸展位，如大腿内侧烧伤则应将髋关节外展 15°～30°
膝	膝关节伸直位，仅膝前方烧伤，可轻度屈曲位（屈曲 10°～20°）
踝	踝关节背屈 90°，防止跟腱挛缩

（三）体位摆放注意事项

1. 正确体位摆放前，应向患者说明目的和要求，以取得患者的配合，并对全身的皮肤进行检查，包括有没有潮红和破损，有无肿块与其他疾病等征象。

2. 在进行体位摆放时，康复护士动作要轻柔，不可采取暴力拖、拉、拽等，尽可能发挥患者残余的功能进行体位变换，同时给予患者必要的协助和指导。

3. 在护理瘫痪或者神志不清的患者时，至少每两小时变换 1 次体位，并加强受压部位的皮肤护理，避免骨突处皮肤破损，预防压力性损伤的发生。

4. 正确的体位摆放应符合人体力学的要求，降低关节的压力和活动限制，维持正常的功能位置，避免关节及肌肉挛缩。

二、体位转移

（一）概述

体位转移是指体位发生改变，即身体从一种姿势或者位置转移到另一种姿势或位置的过程。定时的体位变换能够促进血液循环，达到预防压疮、坠积性肺炎、尿路感染、肌肉萎缩、关节变形、肢体挛缩等并发症发生的目的。根据体位转移完成过程中主动用力程度，可将体位转移分为 3 种方式，即主动体位转移、助动体位转移、被动体位转移。

1. 主动体位转移　即独立体位转移，是指患者不需要任何外力帮助，能够按照自己的意愿和生活活动的需要，或者根据治疗、护理及康复的要求，通过自己的能力转换移动，使身体达到并保持一定的姿势和位置。

2. 助动体位转移　即辅助转移，是指患者在外力协助下，通过患者主动努力而完成体位转变的动作，并保持身体的姿势和位置。

3. 被动体位转移　是指患者完全依赖外力搬动变换体位，并利用支撑物保持身体的姿势和位置。外力通常来自康复护士或患者家属，也可由康复器具提供。支撑物可以是软枕、小棉被、浴巾、沙袋等。

（二）常用体位转移方法

1. 偏瘫患者的体位转移　主要包括床上翻身、床上移动、卧位到床边坐起、坐位到站立位、轮椅 - 床转移等。

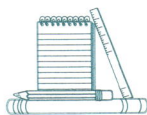

（1）床上翻身

1）主动翻身：①仰卧位向健侧翻身：患者仰卧，健足置于患足下方。双手Bobath握手（双手十指交叉相握，患侧拇指在上）上举后向左、右两侧摆动，利用躯干的旋转和上肢摆动的惯性向健侧翻身。②仰卧位向患侧翻身：患者仰卧，头转向患侧，健侧髋、膝屈曲，双上肢Bobath握手伸肘，肩上举约90°，健侧上肢带动患侧上肢先摆向健侧，再反方向摆向患侧时，健侧下肢用力蹬床，并借助摆动的惯性翻向患侧。

2）辅助翻身：①一人协助患者翻身（图4-12）：患者仰卧位，双手交叉相握于胸前上举或放于腹部，双膝屈曲，双足支撑于床面上。康复护士站在病床一侧，先将患者两下肢移向近侧床缘，再移患者肩部，然后一手扶托肩部，一手扶托髋部，轻推患者转向对侧。如果在此卧位下进一步翻转，则可成俯卧位。②两人协助患者翻身（图4-13）：患者仰卧，双手置于腹上或身体两侧。两位康复护士站在床的同侧，一人托住患者颈肩部和腰部，另一人托住患者臀部和腘窝后，两人同时抬起患者移向自己，然后分别扶住患者肩、腰、臀、膝部，轻推患者转向对侧。

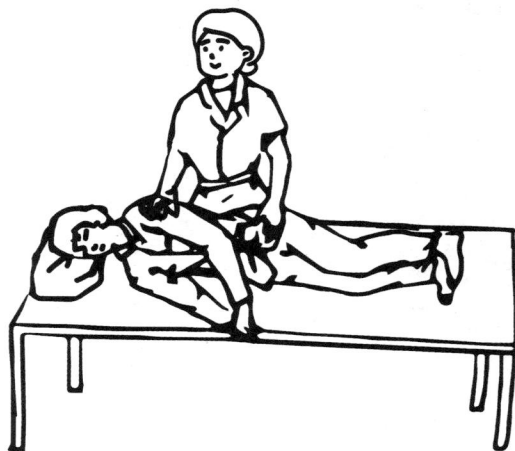

图4-12　一人协助患者翻身

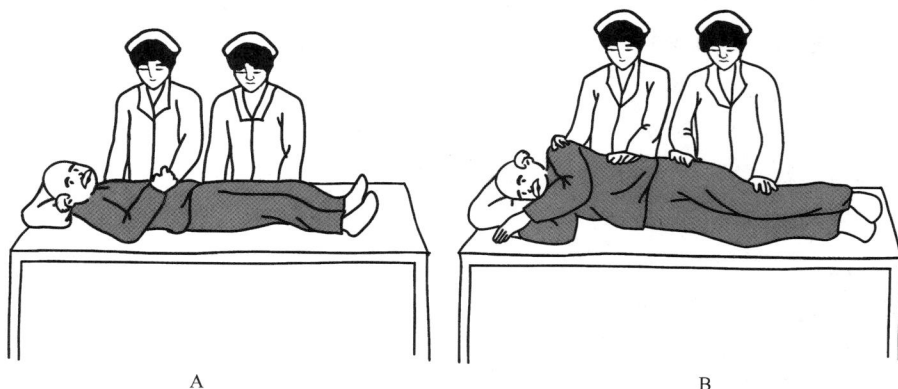

A　　　　　　　　　　　　　　　　　　　　B

图4-13　两人协助患者翻身

（2）床上移动

1）床上主动移动：患者仰卧，健足置于患足下方；健手将患手固定在胸前，利用健侧下肢将患侧下肢抬起向一侧移动；用健足和肩支起臀部，同时将臀部移向同侧；臀部侧方移动完毕后，再将肩、头向同方向移动。

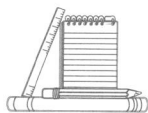

2）床上被动移动：①卧位移动：患者仰卧，双腿屈曲，双脚平放在床上。康复护士一手将患膝下压，并向床尾方向牵拉，另一手扶持患者髋部稍下处，嘱患者抬臀，并向一侧移动，然后患者移动肩部使身体成直线。患者向床头或床尾移动，也可采用此动作。②坐位移动：患者取坐位，双手交叉前伸，在康复护士的帮助下，将重心转移到一侧臀部，再到对侧臀部，一侧负重，对侧向前或向后移动，犹如患者用臀部行走。康复护士站在偏瘫侧，用手扶住患者的股骨大转子部位，帮助患者转移重心，促进移动。

（3）卧位到床边坐位

1）独立坐起：①从健侧坐起（图4-14）：患者健侧卧位。用健侧前臂支撑体重，头、颈和躯干向上方侧屈。用健腿将患腿移到床沿下。改用健手支撑，使躯干直立。②从患侧坐起（图4-15）：患者患侧卧位，用健手将患臂置于胸前。健腿插入患腿下方，在健腿帮助下将双腿置于床沿下。用健侧上肢横过胸前置于床面上支撑，头、颈和躯干向上方侧屈起身、坐直。

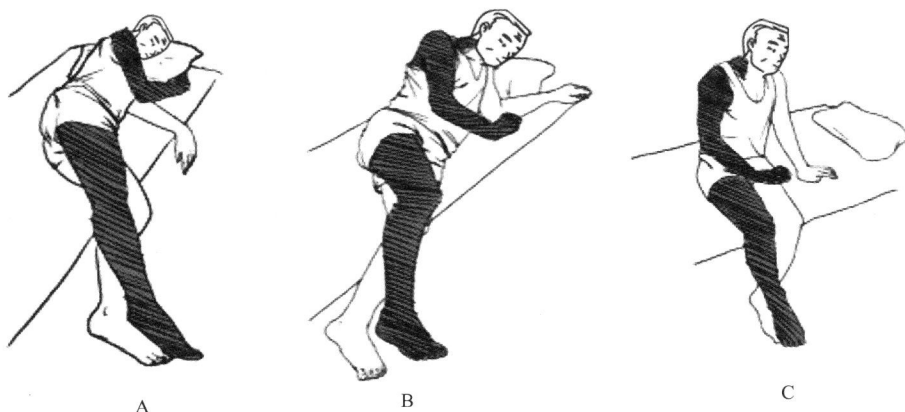

图4-14　独立从健侧由卧位到床边坐起

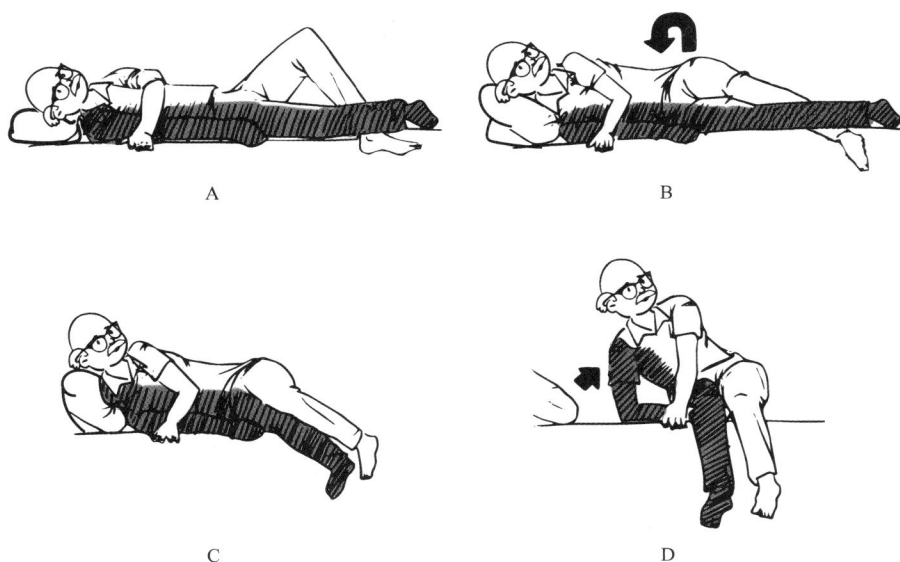

图4-15　独立从患侧由卧位到床边坐起

2）协助坐起：患者仰卧，双上肢置于身体侧。康复护士位于患者健侧，双手扶托患者双肩并向上牵拉，嘱患者利用双肘的支撑抬起上部躯干后，逐渐用双手掌撑住床面、支撑身体坐起；调整坐姿，保持舒适坐位（图4-16）。

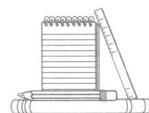

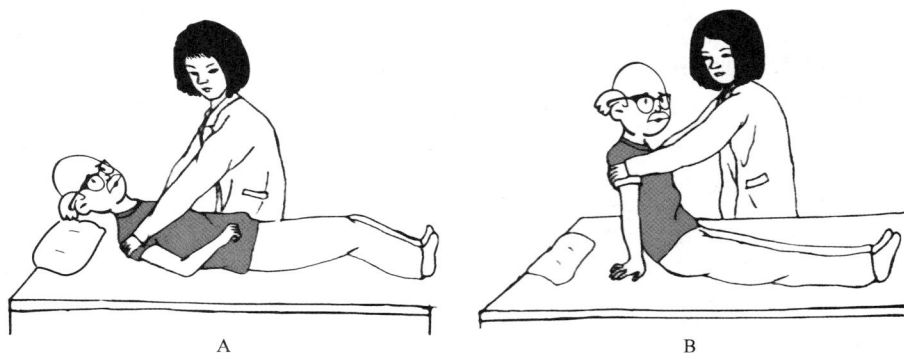

图 4-16　一人协助从仰卧位到长坐位

（4）坐位到站立位

1）独立由椅坐位到站立位：适用于患肢有一定支撑能力的患者，也称"前伸上肢法"。患足稍在健足后方落地以便负重；双手采用 Bobath 握手，向前上方伸直，同时躯干向前倾，呈屈膝屈髋位；臀部离开椅子，保持好平衡后，在此位置上慢慢站起。

2）协助由椅坐位到站立位：适用于下肢支撑能力较差的患者。康复护士将患者臀部移至椅前 1/2，躯干前倾，健足在后。康复护士面向患者站立，膝部抵住患者患侧膝部，患者双手交叉置于康复护士颈后。康复护士屈膝、身体前倾，双手托住患者臀部或抓住其腰带，将患者向前上拉起，与患者同时用力完成抬臀、伸膝至站立动作；调整患者站立位的重心，使双下肢承重，维持站立平衡（图 4-17）。

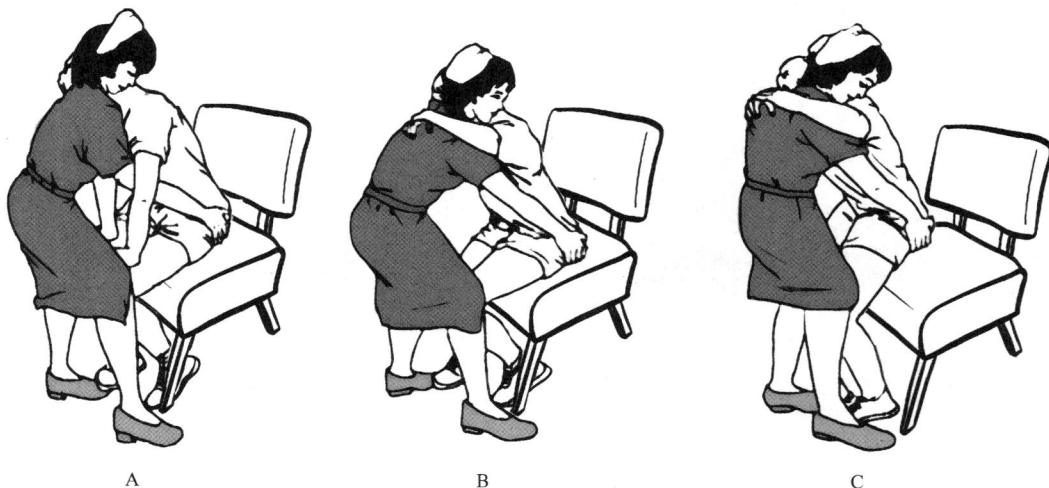

图 4-17　一人协助从椅坐位到站立位

（5）轮椅 - 床转移

1）从床到轮椅的转移：轮椅放在健侧，与床呈 30°～45° 夹角，刹住车轮，移开脚踏板。患者健手握住轮椅外侧扶手起，站稳后以健足为轴缓慢转动身体，使臀部对着椅子后缓慢坐下。

2）从轮椅到床的转移：从健侧靠近床，使轮椅与床呈 30°～45° 夹角，刹住车轮，移开脚踏板。健手抓住扶手站起，站稳后，健手向前放到床上，以健足为转轴，缓慢转动身体，然后坐下。

2. 脊髓损伤患者的体位转移

（1）翻身　每两小时翻身 1 次，保持轴线翻身，防止出现脊柱的扭转。由于脊髓损伤平面的不同，其翻身的方法也不同：脊髓颈段损伤常需他人协助，胸、腰段损伤患者经过训练可完

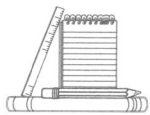

成独立翻身。例如，脊髓颈 6 损伤的患者进行翻身时，可指导其双上肢向身体两侧用力摆动，当双上肢用力甩向翻身侧时，带动躯干旋转，此时位于上方的上肢用力前伸，进一步促使其完成从仰卧位到侧卧位的翻身动作。

（2）坐位移动　截瘫患者双上肢功能正常，较易完成床上长坐位移动。而四肢瘫患者因肱三头肌瘫痪，缺乏伸肘能力，移动较为困难。

1）前方移动：患者取长坐位，双下肢外旋，膝关节放松。头、肩、躯干充分向前屈曲，头超过膝关节，使重心线落在髋关节前方，以维持长坐位平衡。双手靠近身体，在髋关节稍前一点的位置支撑。双手用力支撑上抬臀部。保持头、躯干向前屈曲，使臀部向前移动。

2）侧方移动：患者取长坐位，一只手紧靠体侧，另一只手置于身体侧方 30cm 的床面上，用双上肢支撑躯干，充分伸展肘关节将臀部抬起，使身体向侧方移动。

（3）坐起

1）四肢瘫独立坐起：以脊髓颈 6 损伤为例，患者先翻身至侧卧位，移动上身使其尽量靠近下肢；利用上方上肢勾住膝关节的同时，下方肘关节用力支撑床面，使其身体重心向上方移动，下方上肢完全伸展，进一步支撑床面，完成由侧卧位至双手支撑的长坐位。

2）截瘫独立坐起：患者利用向两侧翻身，完成双肘支撑，再将身体重心左右交替变换，同时变成手支撑，完成坐起动作。

（4）轮椅 – 床转移

1）独立转移：分为直角前向转移、直角后向转移和侧方转移。

①直角前向转移：轮椅正面靠近床，其间距离约为 30cm，以供抬腿之用，然后制动。四肢瘫患者躯干控制能力差，需用右前臂勾住轮椅把手以保持平衡。将左腕置于右膝下，通过屈肘动作，将右下肢抬起，放到床上。用同样方法将左下肢放到床上。打开轮椅手闸，向前推动轮椅紧贴床沿，再关闭手闸。双手扶住轮椅扶手向上撑起，同时向前移动坐于床上，此过程中要保持头和躯干屈曲。

②直角后向转移：轮椅从后方靠近床沿，制动，拉下轮椅靠背上的拉链或卸下靠背。在轮椅与床之间架上滑板，滑板的一端插入患者臀下并固定好。患者用双手支撑于床面将身体抬起，向后移动坐于床上，再用双手将下肢抬起移至床上并摆正，最后撤除滑板。

③侧方转移：轮椅右侧靠近床，与床呈 30°～45°，制动，移开右侧脚踏板。患者在轮椅中先将臀部向前移动，右手支撑床面，左手支撑轮椅扶手，同时撑起臀部并向前、向右侧方移动到床上。

2）助动转移：患者坐在轮椅中，双足平放于地面上。康复护士面向患者，采用髋膝屈曲、腰背伸直的半蹲位，用自己的双脚和双膝抵住患者的双脚和双膝的外侧，双手抱住患者的臀部，同时患者躯干向前倾，将下颌抵在康复护士的一侧肩部。然后康复护士用力将患者向上提起，呈站立位后，再向床边转动。康复护士左手仍扶住患者臀部，右手向上移动至其肩胛骨部位以稳定躯干，同时控制住患者的膝关节，屈曲其髋关节，将患者臀部轻轻放到床上。

（三）体位转移注意事项

1. 在体位转移前，应消除患者的紧张、对抗心理，以配合转移，康复护士应详细讲解转移的方向、方法和步骤，使患者处于最佳的起始位置。使用导尿管和各种引流管的患者，应先固定好导管，以防脱落，并保持导管通畅。

2. 体位转移前，康复护士应询问患者有无头晕和其他不适。全面评估患者的情况，如瘫痪的程度和认知情况，需要的方式和力度的大小，计划移动的方法、程序和方向，并详细分析患者身体的位置、患者所要完成的动作、辅助器具的位置及操作等。

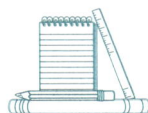

3.转移时应注意安全。如床、椅之间转移时，应制动轮椅，椅子或者轮椅等放置的位置要适当（缩短距离及减小转换方向），去除不必要的物品，避免碰伤肢体、臀部、踝部的皮肤，帮助患者穿着合适的鞋、袜、裤子，以防跌倒。

4.康复护士应在患侧辅助，动作协调轻稳，不可拖拉，鼓励患者尽可能发挥自己的残存能力，同时给予必要的协助和指导。

扫一扫，查阅
复习思考题答案

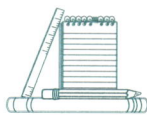

复习思考题

1.具有治疗意义的偏瘫患者的体位是（　　　）

　　A.仰卧位　　　　B.俯卧位　　　　C.健侧卧位　　　　D.半卧位　　　　E.患侧卧位

2.有关主动转移的原则，以下叙述不正确的是（　　　）

　　A.患者学习主动转移的时机要恰当

　　B.选择最安全、最容易的方法进行转移

　　C.相互转移的两个平面之间的高度不一定相等

　　D.选择有一定硬度的床垫和椅面

　　E.相互转移的两个平面应尽可能靠近

3.下列情况中适宜进行转移训练的是（　　　）

　　A.认知功能障碍或不能配合训练者

　　B.病情不稳定

　　C.严重骨质疏松者

　　D.完成转移动作相关的主要关键肌的肌力已经达到2～3级的偏瘫患者

　　E.严重感染

4.偏瘫患者抗痉挛体位摆放的目的是什么？

5.何谓良肢位？偏瘫患者床上正确的体位摆放有几种？

（吴华平）

项目四　日常生活活动能力训练

【学习目标】

　　掌握：日常生活活动能力训练的方法及注意事项。

　　熟悉：日常生活活动能力训练的内容。

　　了解：日常生活活动能力训练的概念。

案例导入

　　患者，女，65岁。因脑梗死经住院治疗后病情稳定，目前右侧肢体活动不利（右侧上下肢肌力均为3级），日常生活部分自理，饮食、睡眠、大小便均正常。患者性格乐观，愿意积极配合康复治疗和护理工作。

　　问题：应如何指导患者进行日常生活活动能力训练？

日常生活活动能力（ADL）训练是作业治疗非常重要的一部分，是维持一个人的日常生活活动所必需的基本作业。日常生活活动能力训练的目的就是帮助患者维持、促进和恢复自理能力以改善健康状况和提高生活质量，并使其由依赖他人帮助到最终实现自我护理。

一、穿脱衣训练

衣物的穿脱是日常生活活动不可缺少的动作。对有身体功能障碍而不能完成衣物穿脱动作的患者，只要能保持坐位平衡，有一定的协调性和准确性，即应当指导其利用残存功能解决衣物的穿脱问题，以恢复生活自理能力。下面以偏瘫患者为例进行穿脱衣物训练。

（一）训练方法

1. 穿、脱套头上衣

（1）穿套头上衣　患者取坐位，用健手将衣服背面朝上平铺在双膝上，领子放在远端。用健手先将患手穿上袖子并拉到肘部以上，再穿健侧衣袖，最后向前弯腰，健手抓住衣领套头、整理（图4-18）。

（2）脱套头上衣　脱衣时，健手抓住衣服下缘先将衣服脱至胸部以上，向前弯腰，用健手将衣服拉住，从背部将头脱出，脱健手后再脱患侧。

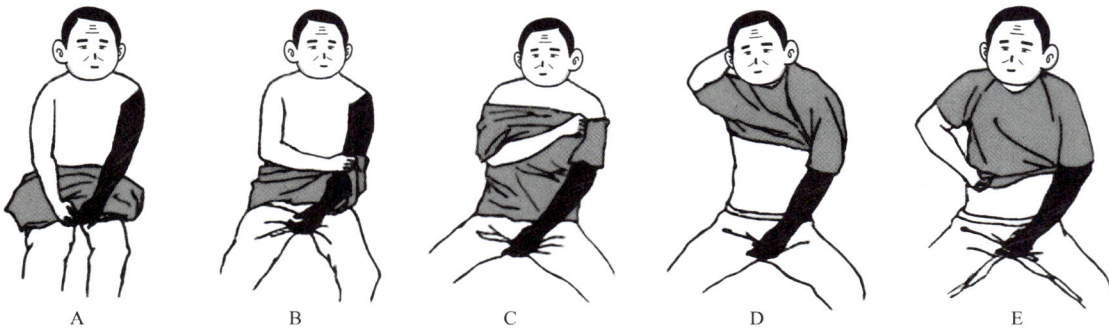

图4-18　穿套头上衣（以左侧肢体偏瘫为例）

2. 穿、脱开襟上衣

（1）穿开襟上衣　患者取坐位，将上衣内面向上、衣领朝前平铺于膝上，患侧衣袖垂于双腿之间。用健手抓住衣领和对侧肩部，把袖子穿在患侧的手臂上，继而把衣领拉至患侧的肩上；健手转到身后把衣服沿患肩拉至健肩；把健侧的手臂穿入另一侧衣袖；用健手整理好衣服，系好扣子（图4-19）。

（2）脱开襟上衣　顺序与穿衣顺序相反，先脱健侧，再脱患侧（图4-20）。先将患侧脱至肩以下，再将健侧衣袖脱下，最后脱患侧。

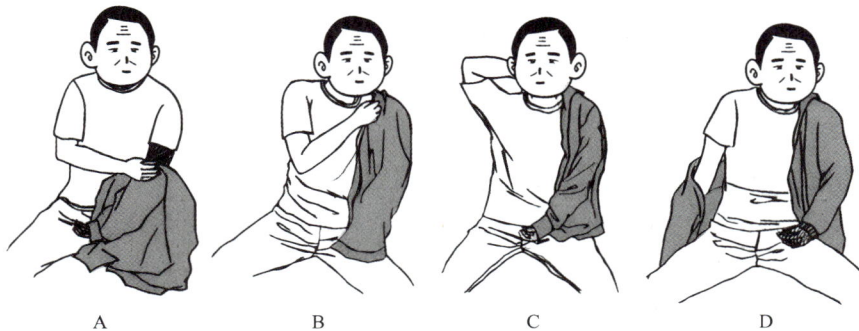

图4-19　穿开襟上衣（以左侧肢体偏瘫为例）

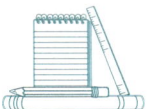

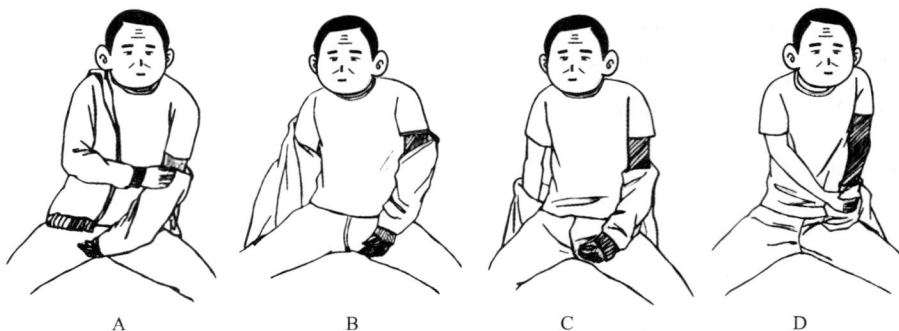

图 4-20 脱开襟上衣（以左侧肢体偏瘫为例）

3. 穿、脱裤子

（1）仰卧位穿、脱裤子 ①患者由仰卧位转换成长坐位，用健手将患腿放在健腿上。先用健手穿上患侧裤腿并拉至膝以上，将患腿放到原位。再用健手将健侧下肢穿入另一侧裤腿。转至仰卧位，抬起臀部，用健手将裤子拉至腰部，整理好后系好腰带。②脱裤子时，患者仰卧位抬起臀部，用健手将裤腰退到臀部以下，从仰卧位坐起，健手先脱健侧裤腿再脱患侧。

（2）坐位穿、脱裤子 ①穿裤子时，将患腿屈髋、屈膝放在健腿上，套上裤腿后拉到膝以上，放下患腿，全脚掌着地，再穿健腿裤腿并拉到膝以上，抬臀或站起向上拉至腰部，整理后系紧。②脱裤子的顺序与穿裤子的顺序相反，先脱健侧，再脱患侧。

4. 穿、脱袜子和鞋

（1）穿袜子和鞋 先将患腿抬起放在健腿上，用健手为患足穿袜子和鞋，放下患足，双足着地，重心转移至患侧，再将健侧下肢放到患侧下肢上方，穿好健侧的袜子和鞋。

（2）脱袜子和鞋 参考穿袜子和鞋的方法，顺序与之相反。

（二）注意事项

1. 坐位下衣物穿、脱动作的训练，必须在掌握坐位平衡的条件下进行。

2. 在衣物选择上，应当选用大小、松紧、薄厚适宜，易吸汗，又便于穿脱的上衣、裤子、鞋、袜，纽扣、拉链和鞋带使用尼龙搭扣，裤带选用松紧带等。

3. 必要时可使用辅助用具，如纽扣牵引器、鞋拔等。

4. 偏瘫患者在衣物穿脱顺序上，注意穿衣时先患侧后健侧，脱衣时先健侧后患侧。

二、个人卫生训练

清洁是人的基本需要之一，全身皮肤和黏膜的清洁，对于体温的调节和并发症的预防具有重要意义，个人卫生特别是头面部的清洁和衣着的整洁也影响着人的精神状态和社会交往。因此，当患者病情稳定，具有坐位平衡和转移能力，能坐在轮椅上坚持30分钟以上，健侧肢体肌力良好，应尽早进行个人卫生训练，包括洗手、洗脸、刷牙及洗澡等，以提高生活自理能力，增强患者的信心。

（一）训练方法

1. 洗脸、洗手训练 ①患者坐在洗脸池前，用健手打开水龙头放水，调节水温，洗脸、患手和前臂。②洗健手时，患手贴在水池边伸开放置或将毛巾固定在水池边缘，涂过香皂后，健手及前臂在患手或毛巾上搓洗。③拧毛巾时，可将毛巾套在水龙头或患侧前臂上，然后用健手将两端合拢，再向一个方向拧干，擦干脸和患手，利用健侧上肢及躯干的屈曲再将健侧上肢擦干。

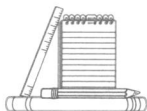

2. 刷牙训练　①用健手将牙杯接水后放在洗漱台上，把牙刷放在台边缘。②借助身体将牙膏固定（如用膝夹住），用健手将盖旋开，挤出牙膏到牙刷上，再将牙膏盖拧紧，放于洗漱台上。③健手依次完成刷牙、漱口、擦干口唇周围，整理用物；还可采用辅助用具协助进行，如环套套在手掌上，将牙刷插入套内使用。

3. 洗澡训练

（1）盆浴　①患者坐在浴盆外椅子上（最好是木质椅子，高度与浴盆边缘相等），脱去衣物，先用健手把患腿置于盆内，再用健手扶住盆沿，健腿撑起身体前倾，抬起臀部移至盆内椅子上，再把健腿放于盆内。另一种方法是患者将臀部移至浴盆内横板上，先将健腿放入盆内，然后帮助患腿放入盆内。②用健手持毛巾擦洗或将毛巾一端缝上布套，套于患臂上协助擦洗，也可用长柄的海绵刷擦洗背部和身体的远端。③洗浴完毕后，出浴盆顺序与入浴盆顺序相反。擦干后转移至干燥处穿好衣物。

（2）淋浴　①患者坐在椅子上，先开冷水管，再开热水管调节水温。②洗澡时可用健侧手持毛巾擦洗或用长柄的海绵刷协助擦洗背部和身体的远端。如果患侧上肢肘关节以上有一定的控制能力，可将毛巾一侧缝上布套，套于患臂上协助擦洗。③将毛巾压在腿下或夹在患侧腋下，用健手拧干。擦干后转移至干燥处穿好衣物。

（二）注意事项

1. 洗澡水温一般在 38～42℃。
2. 出入浴室时应穿防滑的拖鞋，要有人在旁边保护。
3. 患者洗澡的时间不宜过长，浴盆里的水不宜过满。

三、如厕训练

患者因关节活动受限、协调障碍、认知功能障碍等，造成如厕障碍者多见。如厕训练对提高患者生活质量、回归社会具有重要意义。患者在独立如厕前，需要对患者进行坐位、站立平衡训练及体位转移训练。对下蹲、起立困难者，需要对厕所进行改造，安装扶手并放置防滑垫。

1. 站立位如厕训练　①患者站立位，两脚分开，一手抓住扶手，一手解开腰带，脱下裤子。②身体前倾，借助扶手缓慢坐下，便后自我清洁。③一手拉住裤子，一手抓住扶手，身体前倾，伸髋、伸膝，站立后系好腰带。

2. 轮椅坐位如厕训练　①将轮椅从侧方靠近坐厕，刹好车闸，抬起脚踏板。②将身体前移至轮椅前缘，健侧靠近扶手站起，转身到坐便器前缘，健手解开裤带，顺势把裤子脱到大腿中部，然后坐于坐便器上。③便后自我清洁，一手拉住裤子，一手抓住扶手站起，系好腰带，坐回轮椅上。

四、进食训练

首先应当找出影响进食的原因，然后根据问题制定康复护理训练措施。对于不能独立完成进食动作的患者，必须给予一定的护理支持和自助具协助进食动作的完成。①用健侧上肢辅助患侧上肢送食品入口，或使用抗重力的上肢支持设备辅助移动上肢将食物送到口中。②将肘关节放置在较高台面上以利于手到达嘴边和送食品入口。③用勺、叉代替筷子，肩肘关节活动受限者可将勺、叉、刀柄加长或成角，握力减弱者可将手柄加粗或使用多功能固定带。④不能单手固定餐具或食物者，可使用防滑垫固定碗或盘子，使用盘挡以防止食物被推到盘子之外。

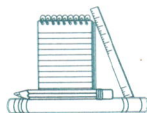

五、家务活动训练

为使患者恢复家务活动能力，可以根据患者的具体情况对其进行家务活动训练。例如，清洁卫生（铺床、打扫卫生、室内布置、洗熨衣服等），烹饪炊事（洗菜、切菜、烹调、餐桌布置、洗涤餐具等），财务管理（选购物品、钱财管理等），以及门户安全、使用电器、抚育幼儿、收听广播、阅读书报等（具体护理技术详见模块三项目三）。进行家务劳动时，必须注意安全，不要登高，避免烫伤、电击伤，必要时使用自助具。

扫一扫，查阅
复习思考题答案

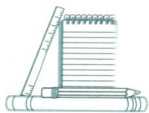

复习思考题

1. 日常生活活动能力训练的主要目的有（   ）

   A. 尽可能获得生活能力最高水平的独立

   B. 改善患者的躯体功能

   C. 学会使用辅具

   D. 充分发挥其主观能动性，调动并挖掘其自身潜力

   E. 以上都是

2. 下面哪项不是日常生活活动能力的训练（   ）

   A. 床上训练   B. 进食训练   C. 洗漱动作训练

   D. 穿衣动作训练   E. 大小便控制训练

3. 日常生活能力训练的内容有哪些？

（吴华平）

模块五　常见临床症状的康复护理

项目一　疼痛的康复护理

【学习目标】

掌握：疼痛的康复护理措施。

熟悉：疼痛的康复护理评定及康复护理指导。

了解：疼痛的概念、原因及分类。

案例导入

李某，男，45岁，因车祸导致右侧膝关节严重受损，经过手术治疗后，被送至康复科进行康复治疗。体格检查：右膝部皮肤无异常，可见轻度红肿，右膝关节活动度受限，屈曲和伸直时均伴有疼痛。

问题：怎样对患者进行疼痛程度的评定？应采取哪些康复护理措施？

【概述】

（一）概念

疼痛（pain）是一种复杂的主观感受，是近年来非常受重视的一个常见临床问题。疼痛的发生，提示着个体的健康受到威胁。疼痛与疾病的发生、发展、转归有着密切的联系，是临床上诊断疾病、鉴别疾病的重要指征之一，同时也是评价治疗与护理效果的重要标准。1979年国际疼痛研究学会（the International Association for the Study of Pain，IASP）将疼痛定义为"一种令人不快的感觉和情绪上的感受，伴随着现有的或潜在的组织损伤"。1995年，全美保健机构评审联合委员会（the Joint Committee American Health Organization，JCAHO）正式将疼痛确定为继体温、脉搏、呼吸、血压之后的第5生命体征，并要求对所有患者进行疼痛的评估。

（二）疼痛的原因

痛觉感受器广泛存在于组织中的某些游离的感觉神经末梢，当伤害性刺激作用于机体后，引起损伤的组织细胞和神经末梢释放致痛物质，如缓激肽、前列腺素、5-羟色胺、组胺、白介素、阿片肽等，这些致痛物质作用于痛觉感受器，换能后转变成神经冲动，进入中枢神经系统，产生疼痛感觉和疼痛反应。伤害性刺激包括以下方面：①温度刺激：如高温可引起灼伤，低温会致冻伤。②化学刺激：化学物质如强酸、强碱等。③物理损伤：如刀切割、针刺、碰撞、身

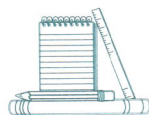

体组织受牵拉、肌肉受压、挛缩等。④病理改变：疾病造成的体内某些管腔堵塞，组织缺血、缺氧，空腔脏器过度扩张，平滑肌痉挛或过度收缩，局部炎性浸润等，均可引起疼痛。⑤心理因素：如情绪紧张或低落、愤怒、悲痛、恐惧等都能引起局部血管收缩或扩张而导致疼痛，如神经性疼痛常因心理因素引起。此外，疲劳、睡眠不足、用脑过度等可导致功能性头痛。

（三）疼痛的分类

1. 按疼痛的病程分类 分为急性痛（acute pain）和慢性痛（chronic pain）。

（1）急性痛 指突然发生，有明确的开始时间，持续时间较短，以数分钟、数小时或数天之内居多，用镇痛方法一般可以控制。

（2）慢性痛 指疼痛持续3个月以上，具有持续性、顽固性和反复性的特点，临床上较难控制。

2. 按疼痛性质分类 分为钝痛（如酸痛、胀痛、闷痛等），锐痛（如刺痛、切割痛、灼痛、绞痛、撕裂样痛、爆裂样痛等）和其他疼痛（如跳痛、压榨样痛、牵拉样痛等）。

3. 按疼痛的部位分类 分为头痛、胸痛、腹痛、腰背痛、骨痛、关节痛和肌肉痛等。

4. 按疼痛起始部位及传导途径分类 分为皮肤痛、躯体痛、内脏痛、牵涉痛、假性痛和神经痛。

【康复护理评定】

疼痛程度评估可视患者的病情、年龄和认知水平选择相应的评估工具，评估疼痛的程度。

1. 数字评分法（numeric rating scale，NRS） 用数字0～10代替文字表示疼痛的程度（图5-1）。口述方式："过去24小时内最严重的疼痛可用哪个数字表示，范围从0（表示没有疼痛）到10（表示极度疼痛）"。书写方式："在描述过去24小时内最严重的疼痛的数字上画圈"。此评分法宜用于疼痛治疗前后效果测定的对比。

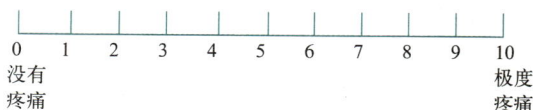

图 5-1 数字评分法

2. 文字描述评定法（verbal descriptor scale，VDS） 把一条直线等分成5段，每个点均有相应的描述疼痛程度的文字，从"没有疼痛""轻度疼痛""中度疼痛""重度疼痛""非常严重的疼痛"到"无法忍受的疼痛"（图5-2）。患者按照自身疼痛程度选择合适的描述其疼痛程度的文字。

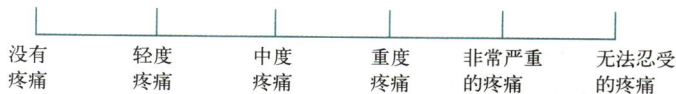

图 5-2 文字描述评定法

3. 视觉模拟评分法（visual analogue scale，VAS） 用一条直线，不作任何划分，仅在直线的两端分别注明"不痛"和"剧痛"，请患者根据自己对疼痛的实际感觉在直线上标记疼痛的程度。这种评分法使用灵活方便，患者有很大的选择自由，不需要仅选择特定的数字或文字，适合于任何年龄的疼痛患者，且没有特定的文化背景或性别要求，易于掌握，不需要任何附加设备。该法也有利于医护人员较为准确地掌握患者疼痛的程度，以及评估控制疼痛的效果。

4. 面部表情疼痛评定法（face pain scale，FPS） 采用面部表情来表达疼痛程度，从左到右6张面部表情，最左边的脸表示无痛，依次表示疼痛越来越重，直至最右边的脸表示剧烈疼痛（图5-3）。该方法主要适用于交流困难的患者，如儿童、老年人、意识不清或不能用言语表达者。

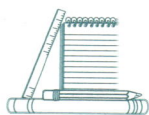

0	2	4	6	8	10
无痛	轻微疼痛	轻度疼痛	中度疼痛	重度疼痛	剧烈疼痛

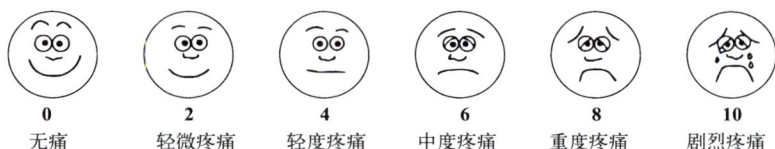

图 5-3　面部表情疼痛评定法

5. 按 WHO 的疼痛分级标准评估　疼痛分为 4 级（表 5-1）。

表 5-1　WHO 疼痛分级标准

分级	疼痛程度	特征
0 级	无痛	无
1 级	轻度疼痛	平卧时无疼痛，翻身、咳嗽时有轻度疼痛，但可以忍受，睡眠不受影响
2 级	中度疼痛	静卧时痛，翻身、咳嗽时加剧，不能忍受，睡眠受干扰，要求用镇痛药
3 级	重度疼痛	静卧时疼痛剧烈，不能忍受，睡眠严重受干扰，需要用镇痛药

6. Prince-Henry 评分法　主要适用于胸腹部大手术后或气管切开插管不能说话的患者，需要在术前训练患者用手势来表达疼痛程度。此法简单、可靠，临床使用方便，可分为 5 个等级，分别赋予 0 ～ 4 分以评估疼痛程度。其评分方法如表 5-2 所示。

表 5-2　Prince-Henry 疼痛评分法

评分	特征
0 分	咳嗽时无疼痛
1 分	咳嗽时有疼痛发生
2 分	安静时无疼痛，但深呼吸时有疼痛发生
3 分	静息状态时即有疼痛，但较轻微，可忍受
4 分	静息状态时即有剧烈疼痛，并难以忍受

另外，对无语言表达能力的患者的疼痛评估，除了用特定评估工具和方法外，建议通过多种途径进行疼痛评估，包括直接观察、家属或医护人员的描述，以及对镇痛药物和非药物治疗效果的评估等。

【康复护理措施】

疼痛管理的目标是控制疼痛，以最小的不良反应缓解最大程度的疼痛，有效的护理措施是实现疼痛管理目标的重要保证。

（一）减少或消除引起疼痛的原因

首先应设法减少或消除引起疼痛的原因，避免引起疼痛的诱因。如腰椎间盘突出症因突出的椎间盘可能会压迫神经根，导致严重的腰部疼痛、下肢放射痛等症状，应积极治疗原发病。胸腹部手术后，患者会因咳嗽或呼吸引起伤口疼痛，术前应对其进行健康教育，指导术后深呼吸和有效咳嗽的方法，术后可协助患者在按压伤口后，进行深呼吸和咳痰。

（二）合理运用止痛方法

1. 药物止痛　药物是治疗疼痛最基本、最常用的方法，医护人员应熟悉药物止痛的基本原则，正确给予镇痛药物。在用药过程中，应注意观察病情，把握好用药时机，正确用药。

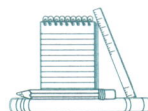

用药后应评估并记录使用镇痛药的效果及其不良反应。对药物的不良反应，要积极处理，以免患者因不适而拒绝用药。

镇痛药物主要分为 3 类：①阿片类镇痛药，如吗啡、哌替啶、芬太尼、阿芬太尼、美沙酮（美散痛）、喷他佐辛（镇痛新）、羟氢可待酮等。此类药物是中、重度疼痛的首选药物。②非阿片类镇痛药，如水杨酸类药物、苯胺类药物、非甾体抗炎药等。此类药物常用于缓解轻度疼痛，如肌肉痛、神经痛、关节痛等。③其他辅助类药物，如激素、解痉药、维生素类药物、局部麻醉药和抗抑郁类药物等。此类药物常辅助治疗神经病理性疼痛、骨痛、内脏痛等。临床上在选择药物时，要明确疼痛的病因、性质、部位及对镇痛药的反应，选择有效的镇痛药或者联合用药，以达到更好的镇痛效果，同时减少单一药物的不良反应。

2. 物理止痛　指应用各种人工的物理因子作用于患病机体，引起机体的一系列生物学效应，使疾病得以康复。物理因子大致可以分成两大类，即大自然的物理因子和人工产生的物理因子。大自然的物理因子，如日光、海水、空气、矿泉等；人工产生的物理因子，如电、光、声、磁、热、冷和水等。物理止痛常常可以应用冷、热疗法，如冰袋、冷湿敷或热湿敷、温水浴、热水袋等。此外，理疗、按摩及推拿也是临床上常用的物理止痛方法。一般情况下，高热患者、有出血倾向疾病的患者和结核患者应禁用物理镇痛，恶性肿瘤患者常规的物理治疗也应慎用，妊娠和月经期下腹部要避免使用物理镇痛；空腹、过度劳累和餐后 30 分钟内，也不适宜用强力的物理镇痛。

3. 针灸止痛　根据疼痛的部位，针刺相应的穴位，使人体经脉疏通、气血调和，以达到止痛的目的。一般认为，针刺镇痛的机制是来自穴位的针刺信号和来自疼痛部位的痛觉信号，在中枢神经系统不同水平上相互作用，进行整合。在整合过程中，既有和镇痛有关的中枢神经系统的参与，又有包括内源性阿片肽和 5- 羟色胺在内的各种中枢神经递质的参与。

4. 经皮神经电刺激疗法　经皮肤将特定的低频脉冲电流输入人体，利用其所产生的无损伤性镇痛作用，来治疗以疼痛为主的疾病的电刺激疗法称为经皮神经电刺激疗法（tanscutaneous electrical nerve stimulation，TENS），主要用于治疗各种头痛、颈椎病、肩周炎、神经痛、腰腿痛等。其原理是采用脉冲刺激仪，在疼痛部位或附近放置 2 ～ 4 个电极，用微量电流对皮肤进行温和的刺激，使患者感觉有颤动、刺痛和蜂鸣，以达到提高痛阈、缓解疼痛的目的。

（三）恰当运用心理护理方法及心理疗法

1. 减轻心理压力　紧张、忧郁、焦虑、恐惧或对康复失去信心等，均可加重疼痛的程度，而疼痛的加剧反过来又会影响情绪，形成不良循环。患者情绪稳定、心境良好、精神放松，可以增强对疼痛的耐受性。医护人员应以同情、安慰和鼓励的态度支持患者，与患者建立相互信赖的友好关系，并鼓励患者表达疼痛的感受，肯定其对适应疼痛所做的努力，尊重患者对疼痛的行为反应，帮助患者及家属接受其行为反应。

2. 控制注意力和放松练习　转移患者对疼痛的注意力和进行适当的放松，可减少患者对疼痛的感受强度。常采用的方法有以下几种。

（1）参加活动　组织患者参加其感兴趣的活动，能有效地转移其对疼痛的注意力，如唱歌、玩游戏、看电视、交谈、下棋、绘画等。

（2）音乐疗法　运用音乐分散患者对疼痛的注意力是有效的方法之一。优美的旋律对降低心率、减轻焦虑和抑郁、缓解疼痛、降低血压等都有很好的效果。注意应根据患者的不同个性和喜好，选择不同类型的音乐。

（3）有节律的按摩　嘱患者双眼凝视一个定点，引导患者想象物体的大小、形状、颜色等，同时在患者疼痛部位或身体某一部位做环形按摩。

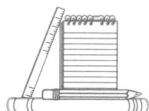

（4）深呼吸　指导患者进行有节律的深呼吸，用鼻深吸气，然后慢慢从口中呼气，反复进行。

（5）指导想象　是通过对某特定事物的想象以达到特定的正向效果。让患者集中注意力想象自己置身于一个意境或一处风景中，能起到松弛和减轻疼痛的作用。在做诱导性想象之前，先做规律性的深呼吸运动和渐进性的松弛运动，则效果更好。

3. 疼痛的心理疗法　是应用心理学的原则与方法，通过语言、表情、举止行为，并结合其他特殊的手段改变患者不正确的认知活动、情绪障碍和异常行为的一种治疗方法。其目的是解决患者所面对的心理困惑，减少其焦虑、抑郁、恐慌等负性情绪，改善患者的非适应行为，包括对人、对事的看法和人际关系，以较为有效且适当的方式处理心理问题和适应生活。多数研究证实，心理性成分对疼痛的性质、程度和反应及镇痛效果均会产生影响，因此，疼痛的心理治疗具有重要的地位。疼痛常用的心理治疗方法包括安慰剂治疗、暗示疗法、健眠疗法、松弛疗法与生物反馈疗法、认知行为疗法等。

（四）康复护理指导

1. 心理支持　告知患者及家属对疼痛的情绪反应是正常的，而且这将作为疼痛评估和治疗的一部分。告知患者及家属总会有可行的办法充分控制疼痛和其他令人烦恼的症状。对患者及家属提供情感支持，让他们认识到疼痛是一个需要讲出来的问题。

2. 用药指导　指导患者正确使用止痛药物，如用药方法、用药最佳时间、用药剂量、不良反应及应对方法，如何使药物达到理想的镇痛效果等。

3. 效果评价　指导患者正确评价接受治疗与护理措施后的效果。以下内容均可表明疼痛减轻：①疼痛的征象减轻或消失，如面色苍白、出冷汗等。②对疼痛的适应能力有所增强。③身体状态和功能改善，自我感觉舒适，食欲增加。④休息和睡眠的质量较好。⑤能重新建立一种行为方式，轻松地参与日常活动，与他人正常交往。

复习思考题

1. 疼痛的评估方法不包括以下哪项（　　　　）

　　A. 视觉模拟评分法　　　　　　B. 数字评分法　　　　　　　C. 文字描述评定法

　　D. 脉搏测量法　　　　　　　　E. 面部表情疼痛评定法

2. 以下哪些是疼痛的非药物治疗方法（　　　　）

　　A. 冷敷　　　　　B. 热敷　　　　　C. 按摩　　　　　D. 针灸　　　　E. 以上都是

3. 简述疼痛的评估方法和康复护理措施。

（何海艳）

扫一扫，查阅
复习思考题答案

项目二　吞咽障碍的康复护理

【学习目标】

掌握：吞咽障碍的康复护理措施。

熟悉：吞咽障碍的康复护理评定及康复护理指导。

了解：吞咽障碍的概念、病因、临床表现。

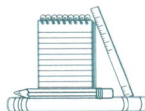

案例导入

　　患者刘某，男，61岁，突发脑梗死，经临床治疗19天病情稳定后转入康复科。入院时患者左侧肢体活动不灵、言语不清、吞咽困难（留置鼻饲管）。患者半卧位（坐位不能保持），意识清醒，精神状态差，颈部控制能力差，肺部感染，口颜面功能减退，双侧软腭上抬无力，呼吸功能减退，咳嗽反射消失，亦不能自主咳嗽，咽反射减退，呕吐反射消失。直接摄食评估：饮水 1～2mL 有呛咳；进食糊状食物 5mL 吞咽启动困难，分多次吞咽，口腔内仍有残留。营养评估：患者每天摄入营养量及水量严重不足。

　　问题：患者吞咽障碍属于什么程度？应采取哪些康复护理措施？

【概述】

（一）概念

　　吞咽障碍是指各种原因所致食物不能由口腔到胃的过程。吞咽障碍应及早进行康复治疗和护理，以改善吞咽功能。

（二）病因

　　引发吞咽障碍的原因繁多，除口、咽、食管病变外，主要为中枢神经系统疾病，其中以脑卒中急性期多见。但多数患者的吞咽障碍随着疾病的恢复会逐渐得到缓解，不能自行缓解者，必须进行康复治疗及护理。

（三）临床表现

　　1. 口腔准备期功能障碍　表现为口轮匝肌无力，食物从口角流出、流涎。颊肌无力，食团形成障碍，口内食物残留。软腭张力低，容易发生提前误吸。

　　2. 口腔转运期功能障碍　表现为舌功能障碍导致食团形成障碍、食团推进障碍、分次吞咽、仰头吞咽、吞咽启动不能、吞咽延迟、口内食物残留。

　　3. 咽期功能障碍　表现为无效吞咽、食物梗阻感、用力吞咽、咽部食物滞留、重复吞咽、误吸、音质变化、鼻反流。

　　4. 食管期功能障碍　表现为食管蠕动延迟或食管梗阻感。

　　5. 并发症　误咽是吞咽障碍患者最常见、最大的威胁。误咽的食物进入气管，导致吸入性肺炎甚至窒息死亡。摄入不足，亦可造成水和电解质紊乱及营养不良等。

【康复护理评定】

（一）一般评估

　　对有可能吞咽障碍的患者应首先进行吞咽功能的筛查（具体评定方法详见模块二项目二），结果异常者需要进行全面的吞咽评估，分析吞咽障碍的病因、程度，有无误咽的危险因素等。

　　1. 全身情况　注意评估患者营养情况，有无发热、脱水，了解导致吞咽障碍的原发疾病的病情进展等。

　　2. 意识状态　采用 Glasgow 昏迷评价表评价患者意识状态，确认是否可以进食。

　　3. 高级脑功能情况评定　采用不同量表评定患者的语言、认知、行为等高级脑功能情况。

（二）辅助检查

　　为正确评估吞咽功能，了解是否存在误咽可能及误咽发生的时期，必须借助影像学检查、

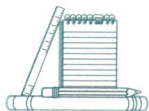

内窥镜、超声波等手段。

知识链接

录像吞咽造影法（VF）

录像吞咽造影法（VF）是借助 X 线及录像设备，利用含钡食物记录患者咽和食管在吞咽活动时的情况。通过 VF 检查，还可以鉴别吞咽障碍是器质性还是功能性，确切掌握吞咽障碍与患者体位、食物形态的关系；还可显示咽部的快速活动及食管的蠕动、收缩的程度和速度、钡剂流动的量和方向、梨状隐窝及会厌谷的残留物等细节，对功能性和动力性病变的诊断有重要价值。

（三）摄食—吞咽障碍的程度评分

主要根据口腔期和咽期患者摄食的表现加以评定，同时评定在摄食—吞咽过程中误咽的程度（表 5–3）。得分越低，吞咽障碍的程度越严重。

表 5–3 摄食—吞咽障碍的程度评分

	表现	分值
口腔期	不能把口腔内的食物送入咽喉，从口唇流出，或者只是依靠重力作用送入咽喉	0 分
	不能把食物形成食块送入咽喉，只能零零散散地把食物送入咽喉	1 分
	不能 1 次就把食物完全送入咽喉，1 次吞咽动作后，有部分食物残留在口腔内	2 分
	1 次吞咽就可完成把食物送入咽喉	3 分
咽期	不能引起咽喉上举、会厌的闭锁及软腭弓闭合，吞咽反射不充分	0 分
	在咽喉凹及梨状隐窝存有多量的残食	1 分
	少量贮留残食，且反复几次吞咽可把残食全部吞咽入咽喉下	2 分
	1 次吞咽就可完成把食物送入食管	3 分
误咽程度	大部分误咽，但无呛咳	0 分
	大部分误咽，但有呛咳	1 分
	少部分误咽，无呛咳	2 分
	少量误咽，有呛咳	3 分
	无误咽	4 分

【康复护理措施】

吞咽障碍的康复护理目标主要是防止咽下肌群发生失用性萎缩，提高吞咽反射能力，改善对不同食物的吞咽能力，避免误咽等。康复护士需配合医师、言语治疗师、物理治疗师、作业治疗师、营养师等，通力合作，才能取得满意的效果。

（一）吞咽功能训练

当患者病情稳定、意识清楚、能配合康复训练时，应尽早进行康复训练，越早则效果越好。吞咽功能训练包括基础训练和摄食训练，亦可采用中医传统方法。

1. 基础训练 是针对与摄食—吞咽活动有关的各个器官进行功能训练，也称间接训练，主要是有针对性地进行口腔周围肌肉的运动训练，尤其适用于中、重度摄食—吞咽障碍患者进行摄食训练前的准备训练。

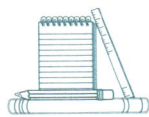

（1）构音训练　先从单音、单字开始，逐渐到词、句等加大难度进行康复训练。大声发"啊"音，促进口唇肌肉运动和声门的关闭功能。训练时患者对着镜子，要求发声、发音准确，渐进式训练语言肌群协调功能，每次 5 ～ 10 分钟，每日 4 ～ 5 次。

（2）舌肌与咀嚼肌训练　张嘴伸舌，做舌头舔唇、口角及硬腭部动作，完成后缩舌闭口，再进行上下齿的咀嚼训练。对不能自行进行舌运动者，可用纱布包住患者舌头，协助运动，轻托下颌帮助闭口，再进行咀嚼训练。每组 10 次，分别于早、中、晚餐前进行，每次 5 分钟。在患者尚未出现吞咽反射时，应先进行舌肌和咀嚼肌的按摩。

（3）面部与喉部训练　鼓腮，呼气进行颊肌训练，每组 5 次，每日 2 次；喉部训练时，康复护士可将拇指和食指轻置于患者喉部适当位置，或是让患者将自己的手指置于甲状软骨上，让患者照镜子，反复做吞咽动作练习，每日 2 次。

（4）颈、肩部放松训练　颈部向前后、左右活动或左右旋转运动，提肩、沉肩运动。在训练前和进食前做放松训练可有效防止误咽。

（5）咽部冷刺激　可有效提高软腭和咽部的敏感度。用冰冻的棉棒刺激软腭、腭弓、舌根和咽后壁，然后嘱患者做空吞咽的动作。在做吞咽动作的同时刺激双颊部及甲状软骨与下颌之间的皮肤，促进吞咽动作的产生。在进食前训练，每日 3 次，每次 10 分钟。

（6）呼吸训练　指导患者进行腹式呼吸和缩唇呼吸训练，学会快速随意地咳嗽，强化摄食—吞咽时的呼吸，防止误咽的发生。

（7）屏气吞咽训练　先深吸一口气，屏住呼吸，缓慢吞咽唾液，再呼气，最后咳嗽。利用停止呼吸时声门闭锁的原理进行吞咽训练，咳嗽可清除喉头周围残留的食物。

（8）门德尔松手法　主要用于提升咽喉部，以利于吞咽。对于喉部可以上抬的患者，操作方法如下：①吞咽时让患者以舌部顶住硬腭、屏住呼吸，以此位保持 2 ～ 3 秒。②同时让患者将食指置于甲状软骨上方，中指置于环状软骨上，感受喉部上抬。

对于喉部上抬无力的患者，操作方法如下：①康复护士按摩患者的颈部，上推其喉部，以促进吞咽。②只要开始抬高，康复护士置于环状软骨下方的手指推住喉部并固定。③让患者感觉喉部上抬，上抬逐渐诱发出来后，再让其有意识地保持上抬位置。

2. 摄食训练　是训练患者的摄食—吞咽功能，又称直接训练，适用于意识清醒、全身状态稳定、能产生吞咽反射、少量误咽能通过随意咳嗽咳出的患者。训练前后应做好口腔护理，保持口腔清洁卫生，训练过程中注意有无误咽发生，训练后检查咽部，必要时床边备电动吸引器。

（1）进食体位　是气道保护最重要的因素之一，对吞咽障碍较严重者取床头抬高 30° 或 60° 的斜坡卧位，颈部前屈放松。偏瘫患者可在患肩垫枕头，头偏向健侧，减少向鼻腔逆流及误咽的危险。

（2）食物选择　食物的性状、量可根据吞咽障碍的程度选择，本着先易后难的原则，应先从患者接受并容易吞咽的食物开始，即柔软、密度及性状均一；有适当的黏性、不易松散，在口腔内容易形成食团；易于咀嚼，通过咽及食管时容易变形；不易在黏膜上黏附滞留，如香蕉、蛋羹等。此外，应注意食物的色、香、味及温度等。随着吞咽功能的改善，逐渐依次过渡为糊状食物、软食、普食和水。

（3）注意"一口量"　即最适合吞咽的一次入口量。正常人一口量为 20mL，有吞咽障碍患者，量过少不利于诱发吞咽反射，过多则易引起食物残留或误咽，一般先以 1 ～ 5mL 开始，逐渐增加，找出患者最适合的一口量。进食后嘱患者反复吞咽数次，以防食物残留和误咽。

（4）进食速度　应以较常人缓慢的速度进行摄食、咀嚼和吞咽。通常一般以每餐进食的时

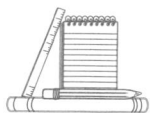

间控制在 45 分钟左右为宜。如无法坚持 45 分钟，采取少量多次的方式进行训练，逐步延长每餐进食时间，减少用餐次数。

（5）咽部残留食物去除法　因吞咽无力，会出现食块不易一次吞下，残留在口腔和咽部。清除残留食物的方法：①重复吞咽：指吞入食物后做多次吞咽动作。②点头式吞咽：会厌谷处易残留食物，当颈部后仰时，会厌谷变窄，可挤出残留食物，接着一边做点头动作、一边吞咽，可去除残留物。③侧方吞咽：咽部两侧的梨状隐窝是另一处容易残留食物的地方。让患者分别左、右转头，做侧方吞咽，可除去隐窝部的残留食物。④交替吞咽：固体食物与流食交互吞咽，或在极少量水（1 ～ 2mL）的刺激下，引发吞咽。⑤倾斜吞咽：向健侧倾斜头部并做吞咽的动作，有利于食团随重力进入口腔和咽部的健侧，适用于单侧舌部和咽部功能障碍。

（6）饮水训练　将水杯边缘靠近患者的下唇，鼓励患者饮一小口水，如果患者不能完成，可将少量水沿着下齿前部倒入口腔。注意开始阶段应饮少量水，避免将水倒入口中。

3. 中医传统方法　中医在治疗吞咽障碍方面具有较大的优势：①针灸治疗：如卒中后吞咽障碍常取风池、翳风祛风化痰通窍，廉泉利咽开窍，配穴取合谷平肝潜阳、足三里补益气血。②中药治疗：多采用辨证施治。

（二）心理护理

吞咽障碍患者易产生紧张、恐惧等不良情绪，康复护士应耐心指引、鼓励，帮助患者稳定情绪，积极配合康复治疗及训练。

（三）康复护理指导

1. 介绍疾病相关的基本知识，让患者及其家属了解疾病的发展和预后。

2. 指导患者掌握摄食的要领，注意摄食一口量，饮水用汤匙不用吸管。每次进食后轻咳数声，进食时多做几次吞咽动作等。

3. 吞咽障碍的康复是一个漫长的过程，嘱患者将训练充分运用到日常生活活动中，自觉坚持自我训练和家庭训练，以巩固训练效果。

4. 指导患者及家属掌握各种常见并发症的预防措施，嘱患者在餐后应保持原体位半小时以上，学会必要的抢救方法。

复习思考题

1. 吞咽功能评定方法包括（　　　）

　　A. 反复吞咽唾液试验　　　　　B. 饮水试验　　　　　　　C. 摄食—吞咽过程评定

　　D. 食管吞钡造影检查　　　　　E. 以上都是

2. 关于咽部冷刺激疗法，下面说法错误的是（　　　）

　　A. 操作前，先蘸少许凉开水，化解冰冻棉棒表面的冰凌，避免划伤口腔黏膜或冻伤

　　B. 刺激部位为软腭、腭弓、舌根及咽后壁

　　C. 边刺激边嘱患者做吞咽动作

　　D. 进食后训练，每日 3 次，每次 10 分钟

　　E. 在做吞咽动作的同时刺激双颊部及甲状软骨与下颌之间的皮肤

3. 下列哪项是脑卒中患者防止误咽的训练方法（　　　）

　　A. 口唇闭合训练　　　　　　　B. 舌肌运动　　　　　　　C. 咽部冷刺激

　　D. 发声训练　　　　　　　　　E. 以上都是

4. 如何对吞咽障碍患者进行基础训练？

扫一扫，查阅复习思考题答案

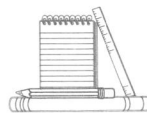

（何海艳）

项目三 排尿障碍的康复护理

【学习目标】

掌握：尿潴留和尿失禁的康复护理措施。

熟悉：排尿障碍的康复护理评定。

了解：神经源性膀胱的概念、分类。

案例导入

患者，男，68岁。1个月前因脊髓型颈椎病行手术治疗，术后病情稳定，神志清，听理解差，四肢活动不利，大便需灌肠后解出，留置尿管，尿管每4小时开放1次。现精神尚可，佩戴颈托，双下肢活动不利，依靠开塞露及灌肠排大便，4～6日1次，拔除尿管后小便仍不能自解。

问题：该患者目前的主要康复护理问题是什么？应采取哪些康复护理措施促进膀胱功能恢复？

【概述】

（一）排尿生理

膀胱的主要生理功能是储存和排出尿液。正常情况下，膀胱内压保持在10cmH$_2$O以下，当尿量增加至400～500mL时，膀胱内压超过10cmH$_2$O，膀胱壁的牵张感受器受刺激而兴奋，神经冲动传导至骶髓的初级排尿反射中枢，同时上传至大脑皮质的高级排尿中枢。若条件允许，大脑皮质发出允许排尿的神经冲动，膀胱逼尿肌收缩，尿道内、外括约肌舒张，尿液排出；反之，大脑皮质抑制骶髓的初级排尿中枢，膀胱逼尿肌松弛，内、外括约肌收缩，抑制膀胱的排空。

（二）神经源性膀胱的概念

控制膀胱的中枢或周围神经发生病变或损害后引起的膀胱和（或）尿道的功能障碍，称为神经源性膀胱。神经源性膀胱引起的排尿障碍是临床常见并发症之一，多见于脊髓损伤、颅脑损伤、脑卒中、糖尿病等，主要表现为尿潴留和（或）尿失禁，是康复医学中常见的合并症之一。及时发现和判断神经源性膀胱的类型，采取适当的康复护理措施，可以恢复或改善患者的膀胱功能，降低膀胱内压力，减少残余尿，减少或消除泌尿系统并发症的产生。

（三）神经源性膀胱的分类

1. Turner–Warick 分类法 由于对脊髓损伤后膀胱功能失调的治疗需要，本法普遍使用。根据逼尿肌的活动情况分为逼尿肌反射亢进型和逼尿肌无反射型，即痉挛性膀胱和弛缓性膀胱。这种分类方法比较简单，不适用于患者的个体化康复护理。

2. Wein 分类法 根据临床表现和尿流动力学特点，神经源性膀胱分为尿失禁、尿潴留、潴留与失禁混合三类，每一类又根据病变部位进行细分（表5-4）。

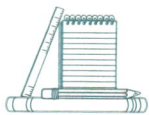

表 5-4　Wein 分类法

分类	特点
尿失禁	（1）由膀胱引起
	逼尿肌无抑制性收缩
	膀胱容量减少
	膀胱顺应性降低
	逼尿肌正常（但有认知、运动等问题）
	（2）由流出道引起
	膀胱颈功能不全
	外括约肌松弛等
尿潴留	（1）由膀胱引起
	逼尿肌反射消失
	膀胱容量增大 / 顺应性增加
	膀胱顺应性降低
	逼尿肌正常（但有认知、运动等问题）
	（2）由流出道引起
	内括约肌功能性梗阻
	外括约肌功能性梗阻
潴留与失禁混合	（1）逼尿肌—括约肌失协调引起
	（2）逼尿肌和括约肌正常（但有认知、运动等问题）

3. Madersbacher 分类法　　由欧洲泌尿外科学会提供。根据逼尿肌与括约肌的功能，神经源性膀胱分为 8 类：①逼尿肌过度活跃伴括约肌过度活跃。②逼尿肌过度活跃伴括约肌活动不足。③逼尿肌过度活跃伴括约肌功能正常。④逼尿肌活动不足伴括约肌过度活跃。⑤逼尿肌活动不足伴括约肌活动不足。⑥逼尿肌活动不足伴括约肌功能正常。⑦逼尿肌功能正常伴括约肌过度活跃。⑧逼尿肌功能正常伴括约肌活动不足（图 5-4）。

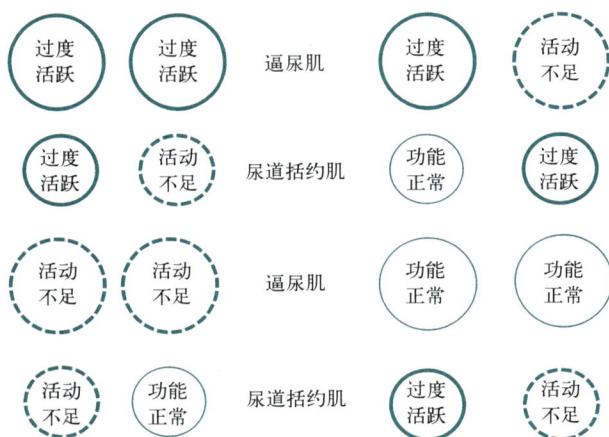

图 5-4　Madersbacher 分类法

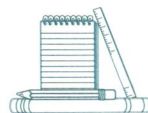

【康复护理评定】

（一）一般评估

1. 病史采集

（1）症状评估 ①泌尿生殖系统症状：储尿期和排尿期下尿路症状，如有无尿急、尿频、尿痛、尿失禁、尿潴留、排尿困难等。②膀胱感觉异常症状：膀胱有无充盈感、尿意等。③泌尿系管理方式：挤压排尿、间歇导尿、长期留置导尿管等。④性功能障碍症状：男性是否存在勃起功能障碍、射精异常等，女性是否存在性欲减退等。⑤其他相关系统症状：如肠道功能、神经系统症状等。

（2）既往患病情况 是否有外伤、神经系统手术史，盆腔及盆底手术史，脊髓损伤等病史；是否使用过抗胆碱能药、抗组胺药、镇静剂等。

（3）心理社会状况评估 排尿障碍对患者日常生活、心理状况、社交状况的影响，患者的家庭照护负担状况及经济负担状况等。

2. 体格检查

（1）一般状态检查 患者的精神状态、意识、认知、生命体征、皮肤等。

（2）泌尿系统和生殖系统检查 下腹部有无包块、压痛，肾区有无叩痛等。

（3）感觉功能检查和运动功能检查 主要是会阴部和鞍区的轻触觉、针刺觉检查，以及肛门指诊检查肛门外括约肌自主收缩情况等。

（4）神经反射检查 进行神经系统损伤的定位。

（二）实验室及影像学检查

1. 尿液分析 通过尿比重，尿中红细胞、白细胞、蛋白水平等了解泌尿系感染情况。

2. 肾功能检查 通过血肌酐、尿素氮水平了解肾功能状况。

3. 影像学检查 ①泌尿系统超声检查：了解肾脏、输尿管、膀胱形态和残余尿量，正常情况下，女性残余尿量一般小于50mL，男性一般小于20mL。残余尿量＞150mL，提示膀胱功能差；残余尿量80～150mL，提示膀胱功能中等；残余尿量＜80mL，提示膀胱功能满意。②泌尿系统X线检查：包括腹部平片和尿路造影等。③泌尿系统CT检查：可了解输尿管扩张程度、泌尿系统结石等异常。

4. 其他 通过膀胱尿道造影检查、内窥镜检查了解输尿管走行和膀胱形态等。

（三）尿流动力学检查

1. 尿流率测定 尿流率（urinary flow rate，UFR）为单位时间内排出的尿量（mL/s），主要反映下尿路储尿、排尿的总体功能情况。主要参数有最大尿流率（男性20～25mL/s，女性25～30mL/s）、尿流时间及尿量等。尿流率受性别、年龄、排尿量等因素的影响。

2. 膀胱压力容积测定 包括膀胱内压、直肠内压（腹压）和逼尿肌压（膀胱内压减去直肠内压）的测定。通过膀胱压力容积计测定膀胱内尿液体积（容积）变化时膀胱压力的相应变化，反映膀胱的功能。正常膀胱压力容积测定：①无残余尿。②膀胱充盈期内压维持在5～15cmH$_2$O，顺应性良好。③膀胱没有无抑制性收缩。④膀胱充盈过程中，最初出现排尿感觉时的容积为100～200mL。⑤膀胱容量为350～500mL。⑥意识控制排尿及中止排尿。膀胱内压大于40cmH$_2$O时，很可能会造成输尿管反流和肾积水，所以，40cmH$_2$O被视为安全压力的上限。

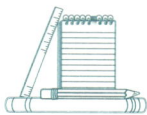

3.尿道压力分布测定　主要参数有最大尿道压、最大尿道闭合压、功能性尿道长度。

【康复护理措施】

（一）尿潴留患者的康复护理

尿潴留患者的康复护理目的是促使膀胱排空，减少膀胱内残余尿量，促使膀胱功能的恢复和预防并发症的出现。

1.一般护理

（1）心理护理　稳定患者和家属的情绪，消除其焦虑和紧张等不良情绪。

（2）提供适宜的排尿环境　给患者提供隐蔽的排尿环境，关闭门窗，屏风遮挡，请无关人员回避。适当调整治疗和护理时间，让患者安心排尿。

2.膀胱功能训练

（1）排尿意识训练　①调整体位和姿势：根据病情协助患者取适当体位，尽量让患者以习惯姿势排尿。如男性患者取站立位，女性患者取坐位或蹲位；卧床患者可略抬高上身或坐起；对需要绝对卧床者或某些手术患者，可提前有计划地训练其在床上排尿，以免不适应排尿姿势的改变而造成尿潴留。②诱导排尿训练：采用让患者听流水声、湿热毛巾外敷膀胱区、温水冲洗会阴并边冲洗边轻轻按摩患者膀胱膨隆处等方法诱导排尿。可采取针灸疗法，针刺足三里、中极、三阴交、阴陵泉等穴位，必要时遵医嘱给予中药治疗。

（2）反射性排尿训练　无禁忌证者，可通过指腹轻轻叩击耻骨上区或大腿上 1/3 内侧、牵拉阴毛、挤压阴蒂或阴茎、用手刺激肛门，可诱发膀胱反射性收缩，产生排尿。

（3）代偿性排尿训练　① Valsalva 屏气法：如病情允许，患者取坐位，身体前倾，快速呼吸 3～4 次后，做 1 次深吸气，屏住呼吸 10～12 秒以增加腹压，向下用力做排尿动作，促使尿液排出。② Crede 手压法：先用指尖对膀胱区进行深部按摩，以增加膀胱张力，再用拳头由脐部下 3cm 处深按压，并向耻骨方向滚动。加压时需缓慢轻柔，避免过高的膀胱压力导致膀胱损伤或尿液反流。

3.导尿

（1）清洁间歇性导尿　是在清洁条件下，定时将尿管经尿道插入膀胱，规律排空尿液的方法。此法能使膀胱周期性地扩张与排空，维持近似正常的生理状态，促使膀胱功能的恢复。对需要长期使用者，康复护士应耐心教会家属或患者本人自行完成间歇性导尿。具体注意事项如下：①导尿间隔时间需根据残余尿量确定，一般每 4～6 小时导尿 1 次，每次导尿量不宜超过 500mL。两次导尿之间能自动排尿 100mL 以上，残余尿量＜ 300mL，每 6 小时导尿 1 次；两次导尿之间能自动排尿 200mL 以上，残余尿量＜ 200mL，每 8 小时导尿 1 次；残余尿量＜ 100mL 或膀胱容量 20% 以下时，不需要间歇导尿。②对施行清洁间歇性导尿的患者，每日饮水量控制在 1500～2000mL，并要求能够逐步做到均匀摄入，可早、中、晚各 400ml，10：00、16：00、20：00 各 200mL，20：00 至次日晨 6：00 不再饮水。

（2）留置导尿　对无法接受清洁间歇性导尿的患者，如昏迷、泌尿系统疾病术后、会阴部损伤时，可留置导尿。教会患者定期开放尿管，嘱患者每日饮水量达到 2500～3000mL，记录出入液量。为防止泌尿系感染，要严格执行无菌操作，每日消毒尿道口 2 次，储尿袋每周更换 1 次，根据材质，尿管每 1～4 周更换 1 次。保持引流通畅，及时倾倒尿液，注意观察尿量、颜色和性状。

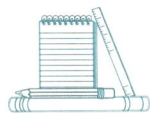

（二）尿失禁患者的康复护理

尿失禁患者的康复护理目的主要是解除原发疾病，进行盆底肌肉锻炼，改善膀胱的储尿功能，减少漏尿的发生。

1. 一般护理

（1）心理护理 尿失禁患者因无法控制排尿和尿液异味等问题，生活上有诸多不便，常感到自卑和焦虑，心理压力较大。康复护士应尊重、关心患者，给予安慰、开导并提供必要的帮助，使患者树立恢复健康的信心。

（2）皮肤护理 因尿液刺激会给患者造成皮肤损伤，所以必须加强皮肤护理，保持皮肤清洁干燥。经常用温水清洗会阴部，勤换衣裤、尿垫或一次性纸尿裤、床单，以免尿液刺激皮肤，防止感染和压疮的发生。

2. 外部引流 男性患者可用阴茎套型集尿装置，或用长颈尿壶置于外阴部位接取尿液；女性患者可用女式尿壶紧贴外阴接取尿液，或用固定于阴唇周围的乳胶制品或尿垫。

3. 留置导尿 根据患者病情可给予留置导尿，避免尿液浸渍皮肤。一般每 3 ～ 4 小时放尿 1 次。病情允许的情况下，鼓励患者多饮水以利排尿，达到自行冲洗的目的。

4. 膀胱功能训练

（1）排尿习惯训练 详细记录患者 3 天的排尿情况，确定患者排尿模式。根据排尿模式和习惯，确立排尿间隔时间表，帮助患者建立规律的排尿习惯。排尿间隔时间不少于 2 小时；24 小时尿失禁＞ 2 次，排尿间隔时间减少半小时；24 小时尿失禁≤ 2 次，排尿间隔时间不变；若 48 小时内未出现尿失禁，排尿间隔时间增加半小时，直至达到 4 小时排尿 1 次的理想状态。

（2）排尿意识训练 适用于留置导尿患者。每次放尿前 5 分钟，指导患者卧于床上，全身放松，试图自己排尿，然后由陪同人员缓缓放尿，维持膀胱的周期性扩张与排空，促使膀胱功能恢复，形成排尿反射。患者掌握正确方法后，可自行训练，康复护士每天督促、询问训练情况。

（3）盆底肌肉锻炼 指导患者取合适体位，站立、坐位或卧位，缓慢收缩盆底肌肉（会阴及肛门括约肌），每次收缩维持 5 ～ 10 秒，注意收缩盆底肌时不要屏住呼吸。再缓慢放松，每组重复 10 ～ 20 次，每日数组，以不疲劳为宜。患者也可坐在马桶上，两腿分开，开始排尿，中途有意识地收缩盆底肌肉，使尿流中断，如此重复多次，则盆底肌肉得到锻炼。

复习思考题

1. 患者，女，脊髓型颈椎病手术后拔除尿管，每次自行解出 200mL 左右的小便，测得患者残余尿量为 180mL，该患者清洁间歇性导尿时间间隔应为（   ）

    A. 每 2 小时 1 次   B. 每 4 小时 1 次   C. 每 6 小时 1 次

    D. 每 8 小时 1 次   E. 无须间歇导尿

2. 对施行清洁间歇性导尿的患者，每日饮水量控制在（   ）

    A. 500 ～ 1000mL   B. 1000 ～ 1500mL   C. 1500 ～ 2000mL

    D. 2000 ～ 2500mL   E. 2500 ～ 3000mL

3. 排尿障碍患者有哪些主要表现？主要康复护理措施有哪些？

扫一扫，查阅
复习思考题答案

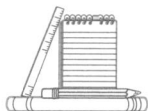

（冷成香）

项目四 排便障碍的康复护理

【学习目标】

掌握：便秘和大便失禁的康复护理措施。

熟悉：排便障碍的康复护理评定。

了解：神经源性肠道的概念、分类。

案例导入

患者，女，40岁，因高处坠落致全身多处疼痛，不能坐立，来院就诊。入院诊断：胸11、胸12椎体爆裂性骨折并截瘫；双侧多发肋骨骨折。查体：左上肢肌力4级，右上肢肌力4级，左下肢肌力1级，右下肢肌力1级，四肢肌张力正常。双侧腹股沟平面以下活动障碍，感觉消失，肛门收缩存在。大便能自解，依靠开塞露及灌肠排便，4～6日1次。

问题：该患者在排便方面的康复护理问题是什么？应采取哪些康复护理措施？

【概述】

（一）排便生理

大肠是参与人体排便活动的重要器官，分为盲肠、结肠、直肠和肛管。结肠又分为升结肠、横结肠、降结肠和乙状结肠4部分。正常人的直肠内没有粪便，当肠的蠕动将粪便推入直肠，刺激直肠壁内的感受器，神经冲动传导至骶髓的初级排便中枢，同时上传至大脑皮质产生便意和排便反射。排便活动受大脑皮质控制，意识可促进或抑制排便，若个体经常抑制便意，会使直肠渐渐失去对粪便压力刺激的敏感性，导致粪便在大肠内停留过久，水分被吸收过多而易发生便秘。

（二）神经源性肠道的概念

神经源性肠道是支配肠道的中枢或周围神经结构受损或功能紊乱导致的排便功能障碍，常见于脊髓损伤、脑外伤、脑卒中、脑肿瘤等。主要表现为大便失禁和（或）大便排空困难。肠道护理技术的目的是帮助患者建立定期排便的规律，消除或减少大便失禁造成的日常生活不便，预防因便秘、腹泻及大便失禁导致的并发症，从而提高患者的生活质量。

（三）神经源性肠道的分类

1. 根据神经损伤部位分类

（1）反射性大肠 是上运动神经元病变引起的肠道功能障碍。骶2～骶4以上病变时，高级排便中枢被破坏，排便不受大脑皮质控制，但是脊髓与结肠之间的反射弧没有中断，保留了神经反射的调节功能。患者可通过反射自动排便，但是因患者感受便意能力下降、直肠肛门协调性运动受损，常导致患者便秘、腹胀等。

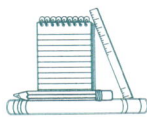

（2）弛缓性大肠　是下运动神经元病变引起的肠道功能障碍。骶 2～骶 4 以下脊髓或周围神经损伤时，初级排便中枢和排便反射弧被破坏，排便反射消失。因肛门外括约肌静息张力降低，结肠运转时间延长，出现排便困难；直肠肛门协调性运动受损，腹压增加时会出现大便失禁现象。

2. 根据临床表现分类　根据排便次数及能否控制排便，排便障碍分为便秘、腹泻和大便失禁。

【康复护理评定】

（一）一般评估

1. 病史采集

（1）症状评估　①排便习惯：排便方式、排便独立程度、排便地点及饮食习惯等。②排便情况：排便次数、每次排便量、粪便性状等。③排便感觉：排便前有无便意、有无排便不尽感，排便时有无肛周疼痛等。④相关症状：有无腹胀、腹痛、腹部不适、恶心呕吐等。

（2）既往患病情况　是否有神经系统疾病、外伤、胃肠道疾病等影响胃肠功能的病史；是否使用引起排便异常或辅助排便的药物。

（3）心理社会状况评估　患者心理状态及排便障碍对患者日常生活、社会参与状况的影响。

2. 体格检查

（1）一般状态检查　患者的精神状态、意识、认知能力等。

（2）腹部检查　腹部触诊是否有腹部膨隆，降结肠和乙状结肠部位是否有坚硬粪块，腹部叩诊、听诊有无肠胀气和肠鸣音的改变。

（3）感觉功能检查和运动功能检查　评估患者的肌力、肌张力和感觉功能，对于脊髓损伤患者应确定受损运动平面、感觉平面和残损程度。

（4）神经反射检查　进行神经系统损伤的定位。

（5）肛门直肠检查　①肛门视诊：观察肛门及肛周皮肤，有无病变、皮肤破损等。②肛门指诊：指诊检查有无粪便嵌塞、肛门张力、肛门自主收缩。③肛门反射：划动肛周皮肤，观察是否出现肛门收缩。

3. 实验室及影像学检查

（1）粪便分析　检查粪便的量、颜色、气味等。通过检查粪便中白细胞、巨噬细胞、红细胞等了解有无炎症和出血。

（2）造影检查　将一定量的钡糊注入直肠，在 X 线下动态观察肛门、直肠功能和解剖结构变化。

（3）内镜检查　如结肠镜、肛门镜检查，排除大肠器质性疾病。

（二）专科辅助检查

1. 自我观察日记　记录患者每日活动、饮食、大便情况及使用药物情况等，可提供客观数据进行治疗前后的对比。

2. 肛门自控功能试验　自肛门灌入生理盐水，每分钟 60mL，25 分钟总量 1500mL，生理情况下可以漏水 10mL。大便失禁患者在灌入 500mL 左右时已难以控制，可客观评估大便失禁的严重程度。

3. 肛肠测压　将气囊或灌注式测压导管置入肛管、直肠内，测定静息压、收缩压、直肠顺应性等，通过肛肠压力的异常变化了解局部肌肉的功能状况，有利于疾病的诊断。

4. 结肠传输试验　可客观反映结肠内容物推进的速度，判断是否存在结肠运输减慢而引起

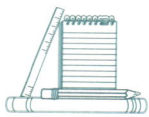

的便秘。

5. 盆底肌电图检查　了解肛门内外括约肌、耻骨直肠肌的功能，区分肌肉功能异常的原因是神经源性损害、肌源性损害还是混合性损害。

【康复护理措施】

（一）便秘患者的康复护理

便秘指正常的排便形态改变，排便次数减少，排出过干、过硬的粪便，且排便不畅、困难，排便频率减少。康复护理措施如下。

1. 一般护理

（1）心理护理　针对患者的焦虑和紧张，给予安慰、解释和指导，树立康复的信心。

（2）合理安排饮食指导　患者多进食膳食纤维丰富的食物，如水果、蔬菜及粗粮等，适当食用有润肠通便作用的食物，如蜂蜜、芝麻、牛奶等；病情允许的情况下，指导患者多饮水，每日液体摄入量不少于 2000mL。

（3）提供适宜的排便环境　为患者提供单独隐蔽的环境及充裕的排便时间，排便时关闭门窗、拉上窗帘或用屏风遮挡，避开查房、治疗、护理和进餐时间，减轻患者的精神负担。

（4）调整体位和姿势　病情允许时可协助患者取坐位或蹲位排便，若不能取坐位或蹲位，可采取左侧卧位排便。对某些手术患者，可提前有计划地训练其在床上排便。

（5）协助建立排便反射　根据患者排便习惯，安排定时排便。无论有无便意，都鼓励患者尝试定时自行排便，帮助恢复肛门括约肌的控制功能，通过训练逐步建立排便反射。

2. 手法刺激

（1）腹部按摩　让患者仰卧位，屈膝放松腹部，康复护士用单手或双手的食指、中指和无名指自右向左沿着结肠解剖位置（升结肠、横结肠、降结肠、乙状结肠）环形按摩，即自右下腹→右上腹→左上腹→左下腹做顺时针环形按摩，或在乙状结肠部由近心端向远心端做环形按摩。一般每次 5 ～ 10 分钟，每日 2 次。

（2）指力刺激　患者取左侧卧位，康复护士的食指或中指戴指套，涂润滑油后缓缓插入直肠，沿直肠壁做顺时针环形运动，诱导排便反射。每次刺激时间不超过 10 ～ 20 秒，间隔 5 ～ 10 分钟后可再重复进行，注意在刺激时勿损伤直肠黏膜，避免过度扩张直肠。

3. 遵医嘱治疗　遵医嘱使用简易通便剂如开塞露、甘油栓等，软化粪便，润滑肠壁，刺激肠蠕动；给予口服缓泻剂如乳果糖、番泻叶、酚酞（果导）等。以上方法都无效时，可遵医嘱给予灌肠以促进排便。

（二）大便失禁患者的康复护理

1. 一般护理

（1）心理护理　排便失禁会给患者带来极大的心理压力，感到自卑、忧郁，康复护士应尊重和理解患者，给予精神安慰与支持，帮助患者树立信心。

（2）合理安排饮食指导　患者清淡、规律饮食，减少油腻、辛辣及高膳食纤维食物的摄入，禁烟、酒，避免导致大便松散。

（3）皮肤护理　维持皮肤的完整性，便后温水清洗，保证肛周、臀部皮肤清洁干燥。若肛周发红，可涂氧化锌软膏，避免皮肤破损。

2. 肠道功能训练

（1）盆底肌锻炼　患者取仰卧位或坐位，下肢并拢，双膝屈曲稍分开，轻抬臀部，缩肛提

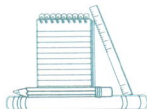

肛，维持 10 秒后放松，连续 10 ～ 20 次，每日 4 ～ 6 次。

（2）腹肌锻炼　选取适当的排便姿势，可采取坐位，卧床患者可采取斜坡位，嘱患者深吸气，往下腹部用力，做排便动作。

复习思考题

1. 指力刺激时，患者应取（　　　）

　　A. 仰卧位　　　　　　　　　　　　B. 左侧卧位

　　C. 右侧卧位　　　　　　　　　　　D. 半坐卧位

　　E. 俯卧位

2. 腹部按摩顺序正确的是（　　　）

　　A. 自左上腹→右上腹→右下腹→左下腹　　　B. 自左下腹→左上腹→右上腹→右下腹

　　C. 自左下腹→右下腹→右上腹→左上腹　　　D. 自右下腹→左下腹→左上腹→右上腹

　　E. 自右下腹→右上腹→左上腹→左下腹

3. 排便障碍患者有哪些主要表现？主要护理措施有哪些？

（冷成香）

扫一扫，查阅复习思考题答案

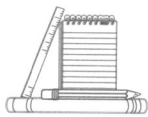

模块六　常见伤残疾患的康复护理

项目一　脑卒中的康复护理

【学习目标】

掌握：脑卒中的康复问题、康复护理目标、康复护理措施。

熟悉：脑卒中康复护理评定及康复护理指导。

了解：脑卒中的概念、特点。

案例导入

患者，女，78 岁。4 小时前家属发现患者不能唤醒，紧急拨打 120 来诊。现患者神志不清，呼之能睁眼，言语无应答，四肢肌力检查不配合。头颅 CT 显示左侧大脑半球见大片低密度影，皮髓质分界不清，脑实质肿胀，同侧脑沟、脑裂表浅，入院诊断为脑卒中。予以营养脑神经、改善脑循环等对症治疗 15 天后，生命体征平稳，转入康复科。

问题：患者可能存在哪些方面的功能障碍？需要采取哪些康复护理措施？

【概述】

（一）概念

脑血管疾病（cerebrovascular disease，CVD）是指由各种原因导致的脑血管性疾病的总称。脑卒中（stroke）为脑血管疾病的主要临床类型，包括缺血性卒中和出血性卒中，以突然发病、迅速出现局限性或弥散性脑功能缺损为共同临床特征，是一组器质性脑损伤导致的脑血管疾病。按照我国 1995 年脑血管疾病分类，脑卒中分为蛛网膜下腔出血、脑出血、脑梗死。

（二）特点

脑卒中有高发病率、高死亡率、高致残率、高复发率及经济负担重的特点，与恶性肿瘤、心脏病是导致全球人口死亡的三大疾病。我国每年新发脑卒中 150 万～ 200 万人，近 1/2 的患者死亡；存活的脑卒中患者中，约有 3/4 的患者不同程度地丧失劳动能力。

脑卒中发病的危险因素分为两类：一类是不可控因素，如年龄、种族、性别、遗传等；另一类是可控因素，如高脂血症、吸烟、饮酒、肥胖、口服避孕药、不良饮食习惯、高血压病、

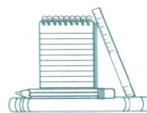

心脏病、糖尿病和短暂性脑缺血发作等。这些危险因素可以通过有效干预来预防，对降低其发病率、死亡率及致残率都很重要。大量临床实践证明：早期、科学地开展脑卒中的康复护理，改善患者的功能障碍，能有效地提高患者的生活质量，使其最大限度地回归社会。

【主要康复问题及康复护理评定】

（一）主要康复问题

由于病变性质、部位、严重程度不同，患者可能单独发生某一种或同时发生几种功能障碍。其中以运动功能和感觉功能障碍最为常见。

1. 运动功能障碍　偏瘫是脑卒中主要的运动功能障碍，是致残的重要原因，其临床恢复分期依次为软瘫期、痉挛期、相对恢复期和后遗症期。

2. 感觉功能障碍　约65%的脑卒中患者有不同程度和不同类型的感觉障碍，主要有痛觉、温度觉、触觉、本体觉和图形觉的减退或丧失。

3. 认知功能障碍　大约35%的患者在脑卒中后会发生认知功能障碍。认知功能损害的程度不仅对脑卒中患者的预后有明显影响，而且还影响患者的康复训练过程。

4. 言语功能障碍　常见的有构音障碍和失语症，发生率高达40%～50%。

5. 摄食和吞咽功能障碍　30%～60%的患者发生进食饮水呛咳、食物摄取困难，继而引发吸入性肺炎、营养不良等。

6. 日常生活活动能力障碍　由于运动功能、认知功能、感觉功能、言语功能等多种功能障碍并存，常导致患者进食、穿脱衣、个人卫生等能力的下降或丧失。

7. 心理障碍　由于瘫痪、认知功能障碍等导致患者出现情绪情感障碍、行为障碍、躯体化不适、社会适应不良和日常生活无规律等心理问题。

8. 社会活动参与能力障碍　患者由于运动功能障碍及心理问题，常导致人际交往减少或回避；自主运动减少，对肢体康复无信心；因抑郁等心理问题而长期卧床等。

（二）康复护理评定

1. 脑损伤严重程度的评定

（1）脑卒中患者临床神经功能缺损程度评分　我国第四届脑血管学术会议推荐应用脑卒中患者临床神经功能缺损程度评分标准来评定脑卒中损伤的程度。该评分标准简单实用，评分范围为0～45分。0～15分为轻度神经功能缺损；16～30分为中度神经功能缺损；31～45分为重度神经功能缺损。

（2）美国卫生研究院脑卒中评分表（NIH stroke scale，NIHSS）　是国际上使用最多的脑卒中评分量表，有11项检测内容，评分范围为0～42分。得分低说明神经功能损害程度轻，得分高说明神经功能损害程度重（表6-1）。

表6-1　美国卫生研究院脑卒中评分表

评分	卒中严重程度
0分	无卒中症状
1～4分	轻度
5～15分	中度
16～20分	中至重度
21～42分	重度

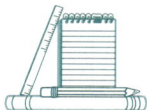

2. 运动功能评定　脑卒中后运动功能障碍多表现为一侧肢体瘫痪，是致残的重要原因。常采用 Bobath 评定、Brunnstrom 六阶段评估法、Fugl-Meyer 平衡量表、徒手肌力检查、改良 Ashworth 痉挛分级量表等评估方法，主要对运动模式、肌张力、肌肉协调能力等进行评估。临床常采用 Brunnstrom 六阶段评估法（表 6-2）来评估患者运动障碍恢复情况。

表 6-2　Brunnstrom 六阶段评估法

阶段	特点	上肢	下肢
Ⅰ阶段	无随意运动	无任何运动	无任何运动
Ⅱ阶段	引起联合反应、共同运动	仅出现共同运动模式 仅有极细微的屈曲 仅有极少的随意运动	仅出现共同运动模式 仅有极细微的屈曲 仅有极少的随意运动
Ⅲ阶段	随意出现的共同运动	可随意发起共同运动 可有钩状抓握，但不能伸指	在坐位和站立位上，有髋、膝、踝的协同屈曲
Ⅳ阶段	共同运动模式打破，开始出现分离运动，出现脱离共同运动的活动	肩 0°、肘屈 90° 的条件下，前臂可旋前、旋后；肘伸直的情况下，肩可前屈 90°；手臂可触及腰骶部。能侧捏及松开拇指，手指有半随意的小范围伸展	在坐位上可屈膝 90° 以上，手足可向后滑动，在足跟不离地的情况下踝能背屈
Ⅴ阶段	肌张力逐渐恢复，有分离精细运动	出现相对独立于共同运动的活动：肘伸直时肩可外展 90°；肘伸直、肩前屈 30° ～ 90° 时，前臂可旋前、旋后；肘伸直、前臂中立位，上肢可上举过头。可做球状或圆柱状抓握，手指同时伸展，但不能单独伸展	健腿站立，患腿可先屈膝、后伸髋；膝伸展时踝可背屈
Ⅵ阶段	运动接近正常水平	运动协调近于正常，手指指鼻无明显辨距，但速度比健侧慢（≤5 秒）。所有抓握均能完成，但速度和准确性比健侧差	在站立位可使髋外展到抬起该侧骨盆所能达到的范围；坐位下伸直膝可内、外旋下肢，合并足内、外翻

3. 认知和感觉功能评定　认知功能评定常用的方法有简易智能精神状态检查量表（MMSE）、蒙特利尔认知评估量表（MOCA）；感觉功能评定包括浅感觉、深感觉和复合感觉评定（具体评定内容详见模块二项目二）。

4. 日常生活活动能力评定　包括功能独立性评定（FIM）量表和 Barthel 指数评定（具体评定内容详见模块二项目二）。

5. 平衡及协调功能评定　临床上经常使用三级平衡检测法及 Berg 平衡量表评定平衡功能（具体评定内容详见模块二项目二）。

6. 言语功能评定　主要通过交流、观察及使用量表和仪器检查等方法评定言语功能（具体评定内容详见模块二项目二）。

7. 吞咽功能评定　临床常用简单饮水试验等方法进行评定（具体评定内容详见模块二项目二）。

8. 心理评定　主要评定患者的心理状态，有无抑郁、焦虑等心理障碍（具体评定内容详见模块二项目二）。

9. 上肢并发症的评定

（1）肩关节半脱位的评定　查看患者双肩的高度是否平齐，当患者的肩关节半脱位时，其位置会明显低于正常的高度，并且肩峰与肱骨头之间会有凹陷，锁骨远端上翘，还会伴有上肢力量减退的现象。通过影像学检查如 X 线检查、CT 检查等，可以更准确地进行诊断。

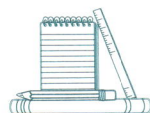

（2）肩—手综合征的评定　根据临床表现，肩—手综合征分为 3 期（表 6-3）。

表 6-3　肩—手综合征分期标准

分期	标准
Ⅰ期	肩痛，活动受限，同侧手腕、指肿痛，出现发红、皮温上升等血管运动性反应。手指多呈伸直位，屈曲活动受限，被动屈曲可引起剧痛。X 线检查可见手与肩部骨骼有脱钙表现。此期可持续 3～6 个月，以后或治愈或进入Ⅱ期
Ⅱ期	手肿胀和肩—手自发痛消失，皮肤和手的小肌肉有日益显著的萎缩。有时可引起 Dupuytren 挛缩样掌腱膜肥厚。手指关节活动范围日益受限。此期可持续 3～6 个月，如治疗不当将进入Ⅲ期
Ⅲ期	手部皮肤、肌肉萎缩显著，手指关节完全挛缩。X 线检查有广泛骨腐蚀，已无法恢复

10. 其他功能障碍评定　脑卒中患者可出现大、小便功能障碍，社会参与能力障碍等，对患者生活质量造成严重影响。

【康复护理目标与措施】

（一）康复护理目标

预防由于脑卒中可能发生的残疾和并发症，改善患者受损的功能，减少后遗症。提高患者日常生活活动能力和生活质量，促进患者重返家庭，早日回归社会。

（二）康复护理措施

1. 急性期的康复护理　脑卒中急性期通常是指发病 1～2 周内，相当于 Brunnstrom Ⅰ～Ⅱ期。康复护理的目的是预防压疮、呼吸道和泌尿道感染、深静脉血栓、关节挛缩和变形等并发症；尽快从床上的被动活动过渡到主动活动，为主动活动训练创造条件；尽早开始床上的生活自理活动，为恢复期功能训练做准备。

（1）良肢位摆放　上肢表现为肩下沉后缩，肘关节屈曲，前臂旋前，腕关节掌屈，手指屈曲；下肢表现为髋关节外展、外旋，膝关节伸直，足下垂内翻。良肢位的摆放可保护肩关节，预防或减轻上述痉挛姿势的出现和加重，诱发分离运动的出现。脑卒中患者可采取患侧卧位、健侧卧位和仰卧位 3 种体位，多主张采取患侧卧位增加患者的感觉刺激输入。体位摆放中要保证患肩充分前伸，防止肩胛骨后缩；上肢肘、腕及指关节伸展；下肢髋、膝、踝关节屈曲位，防止足内翻、下垂。注意体位变换时，加强对患侧肩关节的保护，避免牵拉患侧上肢，引发肩关节周围组织的损伤而导致肩痛，甚至肩关节脱位（具体内容见模块四项目三）。

（2）肢体被动运动　对昏迷或其他原因不能做主动运动的患者，应做关节的被动活动，以防止关节挛缩和变形。对于神志清醒、能够主动参与的患者鼓励其主动活动健侧肢体，并教会患者用健侧带动患侧做关节活动。动作要轻柔，针对可能出现的痉挛模式，重点进行患侧肩关节外旋、外展，关节伸展，前臂旋后，手腕背伸，手指伸展，髋关节伸展，膝关节屈曲，足背屈和外翻等活动（具体内容见模块三项目一）。

（3）床上活动　对于神志不清或不能进行主动活动的患者，康复护士要帮助患者每隔 2 小时变换体位 1 次，变换体位时注意保持肢体的良肢位。患者神志清醒、生命体征稳定，应尽早指导患者进行床上主动活动。

1）翻身训练：尽早使患者学会向两侧翻身，以免长期固定于一种姿势，出现压疮及肺部感染等并发症（具体内容见模块四项目三）。

2）桥式运动：可以防止患侧髋关节外旋和跟腱挛缩，同时能够练习髋部的控制能力。臀部抬离床面，可减少压疮的发生，方便放置便盆，减少患者床上移动时康复护士的帮助，具

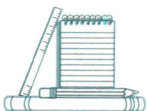

体方法如下：①双侧桥式运动：患者仰卧位，帮助患者双腿屈曲，双足平踏床面，让患者伸髋将臀部抬离床面。②单侧桥式运动：当患者能完成双侧桥式运动后，可让患者伸展健腿，患腿完成屈膝、伸髋、抬臀的动作。必要时，康复护士可帮助患者稳定患侧膝部，协助伸髋、抬臀动作的完成。③动态桥式运动：患者仰卧屈膝，双足踏在床面上，双膝平行并拢。健腿保持不动，患腿做幅度较小的内收和外展动作，逐渐学会控制动作的幅度及速度；患腿保持中立位，健腿做内收、外展练习。交替进行，与双侧桥式运动结合，以获得下肢内收、外展的控制能力。

3）上肢运动训练：①自助主动运动训练：患者仰卧位，双手采用 Bobath 握手，用健侧上肢带动患侧上肢从胸前开始伸肘上举，屈肘，双手返回置于胸前。反复练习，有利于抑制上肢屈曲模式。必要时，康复护士协助完成患侧上肢前伸、上举动作。②主动随意运动训练：患者仰卧位，康复护士帮助控制患侧上肢置于前屈 90° 位，伸肘使患侧手伸向天花板，随康复护士的手在一定范围内活动，如让患者用患手触摸自己的前额、嘴等部位，或者让患者肩外展 90°，最小限度地辅助完成屈肘动作，再缓慢地返回至肘伸展位。

4）下肢运动训练：①自助主动运动训练：患者仰卧位，采取双侧桥式运动使关节充分伸展，膝关节屈曲。随着控制能力的提高，增加难度，进行单侧桥式运动。可以把健腿放在患腿上，完成抬臀动作，即"负重桥式"。康复护士可根据患者的情况分别给予辅助，或帮助控制下肢，或帮助骨盆上抬。②主动随意运动训练：患者仰卧位，上肢置于体侧。双腿屈髋、屈膝，双足踏床，先让患者两膝分开呈外旋位，然后再让患者主动并拢双膝，康复护士对患者的健腿施加阻力，通过联合反应诱发患腿的内收、内旋。如患者能够轻松完成本动作，可让患者伸展健腿，仅做患腿的训练。③下肢的屈伸训练：康复护士一手控制患足保持在背屈位，足掌支撑于床面；另一手控制患侧膝关节，维持髋关节呈内收位，令患足不离开床面，完成髋、膝关节屈曲，然后缓慢地伸直下肢，如此反复练习。

（4）预防并发症　并发症包括压疮、呼吸道感染、泌尿系感染及深静脉血栓形成等。早期床上活动对预防并发症起到很大作用。加强基础护理，每 2 小时翻身、拍背 1 次，做好吞咽评估及饮食指导，防止患者发生误咽和吸入性肺炎。对于并发二便控制障碍的患者，做好膀胱及肠道护理工作。

2. 恢复期的康复护理　恢复期一般指病后 3 周至 6 个月，根据患者恢复情况，相当于 Brunnstrom Ⅱ～Ⅴ期。此期主要通过对抗痉挛的姿势体位来预防痉挛模式和控制异常的运动模式，促进分离运动的出现，并逐步加强软弱肌群的肌力和耐力训练。

运动训练依据人类运动发育的规律，按照从简到繁、由易到难的顺序进行：翻身→坐起→坐位平衡→双膝跪位平衡→单膝跪位平衡→坐到站→站位平衡→步行。大多数患者跨越跪位平衡，由坐位直接进入站位训练，但对于躯干肌、臀肌肌力较差的患者，需进行跪位训练。在运动训练的同时，进行作业治疗、日常生活活动能力训练、言语训练、吞咽功能训练、认知功能训练及心理康复，配合物理因子治疗及中医传统疗法等综合康复治疗手段。

（1）运动功能训练

1）坐起及坐位平衡训练：应尽早进行，防止患者卧床发生坠积性肺炎、体位性低血压及心肺功能降低。一般先从半卧位（30°～45°）开始，逐渐增加角度到 90° 坐位。辅助及指导患者从仰卧位到床边坐起，进行坐位平衡训练，达到坐位三级平衡（具体内容见模块三项目一）。

2）从坐到站起训练：指导并辅助患者完成从坐至站起，重点是掌握重心的转移，患腿负重，体重平均分配。在患者能够完成翻身坐起后进行，康复护士必须加强保护，防止患者跌倒

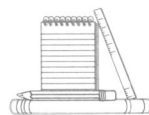

（具体内容见模块三项目一）。

　　3）站立平衡训练：患者可先扶持站立、平行杠内站立，然后徒手站立，患侧下肢负重练习、重心左右移动及站立三级平衡训练（具体内容见模块三项目一）。

　　4）步行训练：步行能力是偏瘫患者达到生活自理、回归家庭、重返社会的重要一环。具体内容见模块三项目一、项目五。注意事项如下：①步行训练时机：一般在患者达到站位二级平衡，患腿负重达体重的一半以上，或双下肢的伸肌肌力达 3 级以上时开始进行。②先平行杠内步行或他人扶持行走，然后助行器步行到徒手步行，逐渐进行复杂步行训练。③训练步行时，要进行分析，注意避免和纠正偏瘫患者"划圈步态"，达到正常步态。

　　5）上下楼梯训练：开始时要按"健腿先上、患腿先下"的原则练习，待安全可让患者自然上下。康复护士要在前方指导，并加以保护。

　　（2）作业治疗　重点是围绕患者日常生活活动、休闲娱乐及工作能力进行训练（具体内容见模块三项目三）。

　　（3）日常生活活动能力训练　训练内容包括进食、个人卫生、穿脱衣服和鞋袜、床椅转移、大小便处理、洗澡等。为了能够完成日常生活活动，可适当提供一些适用的辅助器具和进行必要的环境改造（具体内容见模块四项目四）。

　　（4）言语训练　由失语症或构音障碍导致患者与外界沟通、交流障碍，影响患者康复治疗效果，应尽早进行言语训练（具体内容见模块三项目四）。

　　（5）吞咽功能训练　吞咽功能障碍是脑卒中患者常见症状，易引起营养物质摄入不足、吸入性肺炎甚至窒息，从而影响患者的整体康复（具体内容见模块五项目二）。

　　（6）认知功能训练　由于脑卒中后导致患者出现认知功能障碍，常常给患者的生活和治疗带来许多困难，影响康复治疗的效果、进程及预后。注意认知功能训练要与患者的功能活动和解决实际问题的能力紧密结合起来。

　　（7）心理康复　脑卒中患者由于对疾病的认识偏差，可能出现卒中后抑郁、焦虑和情感失控，拒绝治疗甚至有轻生的想法，影响康复。因此，要给患者进行心理疏导（具体内容见模块三项目六）。

　　（8）膀胱功能障碍护理　脑卒中患者可能导致神经源性膀胱，发生泌尿系统并发症，给患者带来痛苦，增加心理压力，降低生活质量（具体内容见模块五项目三）。

　　（9）肠道功能障碍护理　脑卒中患者可能出现便秘或大便失禁的症状，给患者造成痛苦和难堪（具体内容见模块五项目四）。

　　（10）物理因子治疗　可采用碘离子直流电导入疗法、超声波疗法、超短波疗法、功能性电刺激疗法、生物反馈疗法等（具体内容见模块三项目二）。

　　（11）中医传统疗法　针灸对肢体瘫痪、失语、感觉障碍及二便功能障碍有独特的康复治疗效果。推拿、中药、气功、调摄情志及饮食疗法也有一定的疗效（具体内容见模块三项目七）。

　　3. 后遗症期的康复护理　一般病程经过大约 1 年后，患者经康复治疗或未经康复治疗，可能留有不同程度的后遗症，如肌力减退、痉挛、关节挛缩畸形、姿势异常甚至软瘫状态。此期的康复治疗目的是继续训练和利用残余功能，防止功能退化；尽可能改善环境条件以适应残疾，争取最大限度的日常生活自理。此期可采取以下康复措施。

　　（1）进行维持性康复训练，防止功能退化。

　　（2）加强健侧训练，充分发挥健侧代偿作用。

　　（3）适时指导患者正确使用辅助器，如手杖、步行器、轮椅、支具等，以补偿患肢的功能。

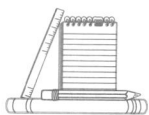

（4）对家庭环境做必要和可能的改造，如去除门槛，台阶改成坡道或加栏杆，蹲式便器改成坐式便器，厕所、浴室、走廊加扶手等。

（5）强调对患者的情感支持、心理指导，鼓励患者积极进行职业康复训练。

4. 常见并发症的康复护理

（1）肩关节半脱位　在偏瘫患者中很常见。发生的原因主要是由偏瘫侧上肢的三角肌、冈上肌为主的肩关节、肩胛骨周围肌肉瘫痪及肩关节囊松弛所致。早期患者可无任何不适感，部分患者当患侧上肢在体侧垂放时间较长时可出现牵拉不适感或疼痛。

1）预防措施：患者卧位时，保持良肢位摆放，在给患者翻身等各项护理操作中，切忌拖拉；坐位时，患侧上肢可放在轮椅的扶手或支撑台上；患者站立时，可佩戴肩托，防止重力作用对肩部的不利影响。

2）手法刺激、主动活动：可轻轻叩打患者肩关节周围肌肉，刺激肌肉活动；指导患者Bobath握手，用健侧上肢带动患侧上肢前伸、上举，以及各种肩关节主动活动。

3）被动活动：在不损伤肩关节及周围组织的情况下，维持肩关节无痛性的被动运动，注意避免牵拉患肩。

4）物理因子治疗：对三角肌、冈上肌进行功能性电刺激或肌电生物反馈等治疗。

5）针灸治疗：针灸是治疗脑卒中的中医传统疗法，针刺可诱导多层次调节，包括神经保护、侧支循环重建、神经再生，以及调节脑葡萄糖代谢和脑可塑性。

（2）肩痛　是偏瘫患者常见的并发症，发生率为50%～70%。肩痛的原因很多，主要与肩关节粘连、肢体摆放不正确、不恰当地活动患肩造成局部损伤和炎症反应，以及肩关节正常活动机制被破坏等有关。表现为活动肩关节时出现疼痛，严重者表现为静息时自发痛。康复护理措施有良肢位摆放，必要时应用止痛药物控制疼痛，局部可使用超短波、超声波等物理因子治疗。

（3）肩—手综合征　多见于脑卒中发病后1～2个月，表现为突然发生的手部肿痛，水肿以手背明显，皮肤皱纹消失，但通常止于患手腕部；手的颜色呈粉红色或淡紫色，触之有温热感，患手指甲变白或无光泽，掌指关节、腕关节活动受限等。肩—手综合征应以预防为主，如果发现应及时治疗，特别是发病的前3个月是治疗的最佳时期。

具体措施：早期应保持正确的坐卧姿势，避免长时间处于手下垂位；加强患臂的被动和主动运动，以防止关节挛缩；肿胀的手指可采用向心性压迫缠绕法，通常用直径1～2mm的线绳由远端向近端缠绕手指，缠绕始于指甲处，并做一小环，然后快速有力地向近端缠绕至根部不能缠绕为止，缠完后立即从指端绳环处迅速拉开缠绕的线绳，每个手指都缠绕一遍后，最后缠手掌，此法简便安全，效果满意；也可采用冰水疗法，冰与水比例为2：1，康复护士与患者的手一同浸入水中，每日1～2次，每次约3秒，两次浸泡之间有短暂间隔；尽量避免患手静脉输液。

（4）痉挛　是由于上运动神经元受损后，脊髓和脑干反射亢进出现的肌张力增高的症候群。脑卒中患者进入恢复期后，大部分患者将会发生不同程度的痉挛。痉挛影响患者日常生活活动和康复训练，严重的痉挛可能是功能恢复的主要障碍，应积极预防和治疗。痉挛的治疗原则以预防为主，综合评定，实施个体化、综合治疗方案。

1）减少加重痉挛的不当处理和刺激：①早期进行良肢位摆放。②消除加重痉挛的危险因素，如便秘、尿路感染、疼痛、情绪激动等。③慎用某些抗抑郁药物。

2）物理治疗：①运动治疗：采用牵伸训练、放松疗法、神经发育疗法等抗痉挛治疗。②物理因子治疗：冷疗法、电刺激疗法、温热疗法、温水浴疗法等，均有助于缓解痉挛。

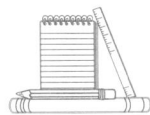

3）药物治疗：①口服药物：如巴氯芬、安定等。②局部注射：肌内注射肉毒素、鞘内注射巴氯芬等。

4）矫形器、支具的使用：恰当地使用矫形器、支具，控制痉挛导致的关节畸形，促进功能恢复。

5.康复护理指导

（1）疾病知识教育　进行脑卒中相关知识的介绍，说明康复治疗的意义、方法和注意事项。

（2）预防指导　积极配合治疗原发病，积极参与脑卒中的三级预防。

（3）康复训练指导　患者主动并持之以恒地参与康复训练。

（4）日常护理指导　患者养成良好的生活习惯，合理饮食，控制体重，戒烟禁酒，睡眠充足，适当运动，劳逸结合，保持大便通畅，鼓励患者日常生活活动自理。

（5）心理康复指导　患者修身养性，保持情绪稳定，避免不良情绪的刺激。学会辨别和调节自身不良习惯，培养兴趣爱好。指导患者正确对待疾病及残疾，认识到康复是一个漫长的过程，争取获得有效的社会支持系统等。增强个体耐受、应对和摆脱紧张处境的能力，提高整体生活质量。

复习思考题

1.脑卒中主要危险因素描述错误的是（　　　　）

　　A.骨质疏松　　　　　　　　　　　　　B.高脂血症

　　C.糖尿病　　　　　　　　　　　　　　D.心脏病

　　E.动脉粥样硬化

2.脑卒中偏瘫患者上下楼梯时应（　　　　）

　　A.上时先上健腿，下时先下患腿　　　　B.下时先上健腿，上时先下患腿

　　C.上时先上患腿，下时先下健腿　　　　D.上时先上健腿，下时先下患腿

　　E.上述都不对

3.脑卒中康复护理目标是什么？康复护理措施有哪些？

（孙会娟）

项目二　颅脑损伤的康复护理

【学习目标】

掌握：颅脑损伤的主要康复问题、康复护理目标、康复护理措施。

熟悉：颅脑损伤的康复护理评定及康复护理指导。

了解：颅脑损伤的概念、分类。

案例导入

李某，男，38岁，车祸致神志不清半小时。入院时昏迷，右瞳孔直径4mm，左瞳孔直径2.5mm，对光反射消失，双鼻腔流血，病态呼吸。入院诊断为原发脑干损伤，弥漫性轴索损伤，脑肿胀。经抗感染、降颅压、营养支持等药物治疗23天后病情平

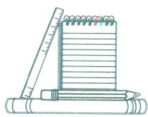

稳，转入康复科。

　　问题：患者目前可能存在哪些功能障碍？如何进行康复护理？

【概述】

（一）概念

颅脑损伤（traumatic brain injury，TBI）是指脑部受外力作用引起的脑组织结构及功能改变，导致较严重的神经功能缺损。

（二）特点

颅脑损伤是一种常见的创伤性疾病，其发生率居各类创伤的第 2 位，而死亡率和致残率居首位。在我国，每年新增颅脑损伤患者约 60 万，男女发病率之比约为 2：1。本病主要病因是头部受到直接或间接暴力作用，如交通事故、工伤、坠落伤、火器、利器伤等。临床分型按照损伤性质可分为开放性损伤和闭合性损伤；按照病理机制可分为原发性损伤和继发性损伤。

【主要康复问题及康复护理评定】

（一）主要康复问题

1. 意识障碍　与颅脑损伤程度一致，可表现为嗜睡、昏睡、浅昏迷、深昏迷。

2. 运动功能障碍　颅脑损伤后导致的运动功能障碍与脑卒中后的运动功能障碍相似，但因为损伤原因的复杂性，表现出的临床症状又比脑卒中患者要复杂。早期多表现为弛缓性瘫痪，后期多出现痉挛性瘫痪。具体症状为偏瘫、三肢瘫、四肢瘫、关节活动受限、震颤、平衡协调障碍等。

3. 言语功能障碍　言语中枢损伤后出现失语、构音障碍或言语失用等言语功能障碍，其中以构音障碍最为多见。

4. 认知功能障碍　表现为注意力下降、记忆力和学习能力下降。知觉障碍有空间关系问题、体像障碍、失认和失用等。认知功能障碍会严重影响患者的康复治疗效果，因此，认知功能障碍在颅脑损伤患者的康复中极其重要。

5. 性格、情绪和器质性精神障碍　性格障碍多表现为神经心理性问题；情绪障碍表现为淡漠、冲动、攻击性等；器质性精神障碍表现为谵妄、幻想、痴呆等。

（二）康复护理评定

1. 损伤程度评定　昏迷期间依据格拉斯哥昏迷量表（glasgow coma scale，GCS）对患者有无昏迷及昏迷严重程度进行评估（表 6-4）。GCS 评分满分为 15 分，最低为 3 分。评分越高，病情越轻；评分越低，病情越重。GCS ≤ 8 分为重度脑损伤，呈昏迷状态；9 ～ 12 分为中度脑损伤；13 ～ 15 分为轻度脑损伤。

表 6-4　格拉斯哥昏迷量表（GCS）

项目	标准	评分
睁眼反应	自发睁眼	4
	言语刺激睁眼	3
	疼痛刺激睁眼	2
	无睁眼	1

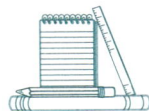

续表

项目	标准	评分
运动反应	能执行简单口令	6
	对疼痛刺激定位反应	5
	对疼痛刺激屈曲反应	4
	异常屈曲（去皮质状态）	3
	异常伸展（去大脑强直）	2
	无反应	1
言语反应	正常交谈	5
	言语错乱	4
	只能说出（不适当）单词	3
	只能发音	2
	无发音	1

约有10%的重度颅脑损伤患者表现为持续性植物状态（persistent vegetative state，PVS），即"植物人"。持续性植物状态是大脑皮质功能丧失，皮质下和脑干功能存在的一种状态。诊断标准：①认知功能丧失，无意识活动，不能执行指令。②有自主呼吸和血压。③有睡眠觉醒周期。④不能理解和表达言语。⑤能自动睁眼或刺痛睁眼。⑥可有无目的性眼球跟踪活动。⑦丘脑下部及脑干功能基本正常。以上7个条件持续1个月以上为持续性植物状态。

清醒后依据损伤后遗忘（post traumatic amnesia，PTA）间期长短评定损伤严重程度，遗忘间期 < 10分钟为极轻型，10分钟~1小时为轻型，1小时~1天为中型，1~7天为重型，> 7天为极重型。

2. 颅脑损伤结局　可运用格拉斯哥预后量表对颅脑损伤患者恢复情况及其结局进行评定，分为5个等级：死亡、持续性植物状态、重度残疾、中度残疾、恢复良好（表6-5）。

表6-5　格拉斯哥预后量表

分级	简写	特征
Ⅰ死亡 （death）	D	死亡
Ⅱ持续性植物状态 （persistent vegetative state）	PVS	无意识、无言语、无反应，有心跳、呼吸，在睡眠觉醒阶段偶有睁眼，偶有呵欠、吸吮等无意识动作，从行为判断大脑皮质功能丧失 特点：无意识，但仍存活
Ⅲ重度残疾 （severe disability）	SD	有意识，但由于精神、躯体残疾或由于精神残疾，躯体尚好而不能自理生活。记忆、注意、思维、言语均有严重残疾，24小时均需他人照顾 特点：有意识，但不能独立
Ⅳ中度残疾 （moderate disability）	MD	记忆、思维、言语障碍，极轻偏瘫，共济失调等，可勉强利用交通工具，在日常生活、家庭中尚能独立，可在庇护性工厂中参加一些工作 特点：残疾，但能独立
Ⅴ恢复良好 （good recovery）	GR	能重新进入正常社交生活，并能恢复工作，但可遗有各种轻的神经学和病理学的缺陷 特点：恢复良好，但仍有缺陷

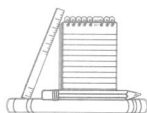

【康复护理目标与措施】

（一）康复护理目标

1. 稳定病情，预防并发症，促进功能恢复。

2. 最大限度地恢复患者功能，提高生活质量，重返家庭和社会。

（二）康复护理措施

1. 急性期的康复护理

（1）良肢位摆放 卧位时注意头的位置不宜过低，以利于颅内静脉回流（具体内容见模块四项目三）。

（2）尽早全关节被动活动 配合康复治疗师，定期、有计划地进行关节的被动活动，以防止肌肉萎缩、关节挛缩。活动时用力要缓和、均匀，以免暴力造成骨折。

（3）高压氧治疗 可提高脑组织的血氧含量，降低颅内压，改善脑循环，有利于减轻继发损害，促进脑功能恢复。

（4）促醒治疗 ①语言刺激：让患者家属对其进行呼唤、讲话。②生活护理刺激：如给患者梳头、洗脸、擦浴、涂抹护肤霜等生活护理，以不同感觉的刺激、被动活动等提供各种感觉及运动觉的传入。③音乐刺激：播放患者熟悉、喜爱的音乐，观察患者脉搏、呼吸、面部表情、睁眼等变化，来判断对音乐的反应。④视觉刺激：通过不断变幻的彩光刺激患者的视网膜。⑤穴位刺激：针刺百会、四神聪、神庭、人中、合谷、内关、三阴交、劳宫、涌泉等穴位，有助于解除大脑皮质的抑制状态，起到开窍醒脑的作用。

（5）其他 可利用低频脉冲电疗增强瘫痪肌肉的肌张力，增强肢体运动功能。利用矫形支具，保持关节处于最佳的功能位置。

2. 恢复期的康复护理
目的在于减少患者的定向障碍和言语错乱，提高注意、记忆、思维和学习能力，最大限度地恢复感觉、运动、认知、言语功能和生活自理能力，提高患者的生活质量。

（1）运动功能康复 在恢复期除继续被动运动之外，还应加强主动运动。

1）基本训练：如坐位平衡训练、坐位和仰卧位间的转换训练、转移训练、站立平衡训练、步行训练、上下楼梯训练等。

2）下肢控制能力训练：卧位和站位下肢控制能力训练等。

3）上肢功能训练：抑制上肢痉挛模式、坐位时的活动等。其他如改善肩臂功能，腕关节、手指功能的作业活动，辅助手的训练，利手交换训练等作业治疗。

（2）日常生活活动能力训练 进食、洗漱、更衣、洗浴、如厕、家务活动、轮椅坐姿及驾驶方法、手杖的选择与使用等。

（3）认知功能障碍的康复 颅脑损伤后认知功能障碍严重影响患者运动功能及日常生活能力的恢复，限制患者社会交流。

1）知觉障碍康复：知觉障碍是指感觉输入系统完整的情况下，对感觉刺激的认识和鉴别障碍，包括失认症和失用症。

①失认症康复

单侧忽略：康复护士及家属与患者交谈及做治疗时尽可能站在患者忽略侧，将患者急需的物体故意放在患者的忽略侧。阅读时在忽略侧放上颜色鲜艳的规尺，以引起患者的注意，亦可让患者用手指沿行间移动进行阅读。康复护士及家属利用口语、冷热刺激、拍打、按摩、挤压

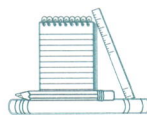

等感觉输入，使患者意识到患侧的存在。利用躯干向忽略侧旋转，向健侧翻身，用患侧上下肢向前伸展，亦可进行双手十字交叉及双手对称活动，以提醒患者忽略侧的存在。

视觉空间失认：用各种颜色的图片和拼板，让患者进行学习、辨认，然后进行颜色匹配和拼图来改善颜色失认；让患者认识亲属的照片，然后将几张无关的照片混入其中，让患者辨认亲人的照片来改善面容失认；让患者在市区图上画出回家路线等改善方向失认；让患者用火柴、积木、拼板等拼成不同图案改善结构失认。

Gerstmann 综合征：a. 左右失认：反复辨别身体的左或右，接着辨认物体的左或右。b. 手指失认：给患者手指以触觉刺激，让其说出手指的名称，反复在不同的手指上进行。c. 失读：让患者按自动语序，辨认和读出数字，让患者阅读短句、短文，给予提示，让他理解其意义。d. 失写：辅助患者书写并告知所写材料的意义，着重训练健手书写。

②失用症康复

结构性失用：训练患者对家庭常用物品进行排列、摆放，临摹平面图或用积木排列立体构造图，由易到难，可给予暗示和提醒。

运动失用：如训练刷牙，可将刷牙动作分解，示范给患者看，然后提示患者一步一步完成或手把手教患者。反复训练，改善后减少暗示、提醒，并加入复杂的动作。

意念性失用：可通过视觉暗示帮助患者，如泡茶后喝茶。

意念运动性失用：设法触动无意识的自发运动，或通过触觉提示完成一系列动作。

穿衣失用：可用暗示、提醒的方式指导患者穿衣，甚至可一步一步地用语言指示并手把手地教患者穿衣服。

2）其他认知功能训练：包括记忆力训练、注意力训练、思维训练（具体内容见模块六项目五）。

3.康复护理指导

（1）颅脑损伤预防　包括交通安全、防摔伤、防高处坠伤等，特别是应当加强儿童和老人的监护，对高空从业者、交通参与者进行安全教育。

（2）持之以恒全面康复指导　患者及家属正确对待疾病及残疾，鼓励其积极治疗。告之只有持之以恒才能达到提高生活质量、回归社会的目的。

（3）正确的家庭护理　家属注意观察患者的精神状态、生命体征变化、认知功能障碍、言语功能障碍、运动感觉障碍等，同时应注意癫痫的发作及防范。注意观察患者不同时期的心理变化，给予针对性的心理护理。

复习思考题

1. 颅脑外伤患者在昏迷时应使用哪种量表来评价颅脑受损的严重程度（　　　）

    A. GCS 量表　　　　　　　　B. Brunnstrom 量表　　　　　C. MMSE 量表

    D. Fugl-Meyer 量表　　　　　E. WMS 量表

2. 中度脑损伤的 GCS 为（　　　）

    A. 3～5 分　　　　　　　　　B. 6～8 分　　　　　　　　　C. 9～12 分

    D. 13～15 分　　　　　　　　E. 15～20 分

3. 如何对颅脑损伤患者进行康复护理评定？康复护理措施有哪些？

扫一扫，查阅
复习思考题答案

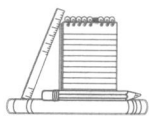

（孙会娟）

项目三　脊髓损伤的康复护理

【学习目标】

1. 掌握：脊髓损伤的主要康复问题、康复护理目标、康复护理措施。
2. 熟悉：脊髓损伤的康复护理评定及康复护理指导。
3. 了解：脊髓损伤的概念、分类。

案例导入

黄某，男，40岁，因车祸伤导致四肢无力、感觉缺失入院，诊断为颈5椎体爆裂性骨折，脊髓完全性损伤，行骨折内固定术。现患者术后6个月。

问题：针对患者的康复护理目标有哪些？此时主要的康复护理措施包括哪些？

【概述】

（一）概念

脊髓损伤（spinal cord injury，SCI）是由外伤、炎症、肿瘤等各种原因引起的脊髓结构、功能的损害，造成损伤水平以下运动、感觉和自主神经功能障碍的临床综合征。

（二）特点

在我国，脊髓损伤多见于40岁以下的男性，发病率为女性的4倍。根据致病因素不同，本病分外伤性脊髓损伤和非外伤性脊髓损伤。

1. 外伤性脊髓损伤　最常见，前四位因素为交通事故、高处坠落、暴力打击、运动损伤。交通意外居于外伤性病因的首位，占原发病因的40%以上。

2. 非外伤性脊髓损伤　先天性因素，如先天性脊椎裂、脊柱侧弯、脊柱滑脱等。后天性因素，如横断性脊髓炎、脊柱结核、脊柱肿瘤及医源性疾病等。

【主要康复问题及康复护理评定】

（一）主要康复问题

1. 运动障碍　主要表现为肌力、肌张力和反射的改变。

（1）肌力　表现为脊髓损伤平面以下肌力减退或消失，造成自主运动功能障碍。

（2）肌张力　表现为脊髓损伤平面以下肌张力的增高或降低，影响运动功能。

（3）反射功能　表现为脊髓损伤平面以下反射消失、减弱或亢进，出现病理反射。

2. 感觉障碍　主要表现为脊髓损伤平面以下感觉（痛温觉、触压觉和本体觉等）的减退、消失或感觉异常。

3. 神经源性膀胱　脊髓损伤节段不同所导致的膀胱功能障碍类型不同，分为上运动神经源性膀胱和下运动神经源性膀胱。脊髓损伤发生在骶髓以上为上运动神经源性膀胱，其特点是膀

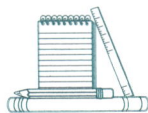

胱的逼尿肌反射亢进，临床表现为膀胱容量小，排尿次数多，每次排尿量少，漏尿症状明显，膀胱可有残余尿。脊髓损伤部位在骶髓和马尾以下运动神经源性膀胱，其特点是逼尿肌无反射，临床表现为膀胱容量增大，排尿困难，尿潴留，高膀胱内压时可出现尿失禁。

4. 神经源性直肠　脊髓损伤节段不同，肠道功能障碍的类型不同，分为反射性直肠和无反射性直肠。如果脊髓损伤发生在骶髓以上，骶髓第 2～4 节段相应的周围神经仍完好，直肠功能属于反射性的，当直肠充盈时即会发生反射性排便。脊髓损伤部位在骶髓和马尾，骶反射弧受损，直肠无反射性，可出现大便潴留。另外，由于周围神经受损，外括约肌和盆底肌的松弛，可出现大便失禁。

5. 呼吸功能障碍　颈髓损伤，特别是高位颈髓损伤的患者，由于肋间肌和膈肌瘫痪，有不同程度的呼吸功能障碍，患者肺功能和咳嗽功能降低，排痰能力下降，容易发生肺部感染和肺不张等并发症，而损伤平面在胸 9 以下的患者，呼吸功能不受影响。

6. 心血管功能障碍　胸 6 以上损伤患者，由于失去了对交感神经元的兴奋与抑制的控制，可影响心血管系统的调节机制，产生心动过缓、直立性低血压、肢体水肿、深静脉血栓或栓塞等一系列并发症。

7. 性功能障碍　胸 1～腰 2 平面以上完全性损伤可使男女生殖器感觉全部丧失，但直接刺激可以使阴茎反射性勃起或阴唇反射性充血，可能有性高潮。骶 2～骶 4 平面完全性损伤者生殖器感觉全部丧失，男性丧失勃起和射精能力，无性高潮。不完全性损伤患者的性功能因损伤的程度不同而有很大差异，有的患者性功能有恢复的潜力。

8. 临床综合征　中央束综合征、半切综合征、前索综合征、后索综合征、圆锥损伤综合征、马尾损伤综合征等。

9. 并发症　常见并发症有泌尿系感染与结石、压疮、疼痛、痉挛、自主神经反射障碍、深静脉血栓、异位骨化、骨质疏松等。

（二）康复护理评定

1. 神经学检查　脊髓损伤水平是指保留身体双侧正常感觉、运动功能的最尾端的脊髓节段水平，即功能存在的最低平面。美国脊髓损伤协会（ASIA）选择 10 块关键性肌肉和 28 对关键性感觉点，可迅速确定运动损伤平面和感觉损伤平面。

（1）**运动损伤平面评定**　运动损伤平面是指最低的正常运动平面，按照肌力为 3 级的关键肌确定运动平面，但该平面以上的关键肌的肌力必须正常。按照徒手肌力检查法对 10 块关键性肌肉（表 6-6）进行肌力测试和分级计算运动积分，即将肌力（0～5 级）作为分值，把各关键肌的分值相加。正常者两侧运动平面总积分为 100 分，评定时分左、右侧进行，根据所测肌力级别，记相应的分值。评分越高表示肌肉功能越佳，据此可评定运动功能。若将治疗前、后的运动积分进行比较，可以得到运动功能的恢复率。

（2）**感觉损伤平面评定**　感觉水平是指身体两侧具有正常感觉功能的最低脊髓节段。侧颈 2～骶 5 共 28 个关键性感觉点，每个关键点要检查痛觉和轻触觉，并按 3 个等级分别评定打分：0 分为感觉缺失；1 分为感觉异常（减退或过敏）；2 分为感觉正常；NT 表示无法检查。分值越高表示感觉功能越接近正常。

（3）**脊髓损伤平面与预后的关系**　对于脊髓损伤患者而言，要达到理想的预后目标，需要及时的临床抢救和适宜的康复治疗，但患者的损伤水平与预后有一定关系，可根据脊髓损伤水平推断康复治疗效果，进行功能恢复预测（表 6-7）。

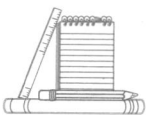

表 6-6　脊髓损伤水平的确定

平面	关键肌肉（10 块）	皮肤感觉点（28 个）
C2		枕骨粗隆
C3		锁骨上窝
C4		肩锁关节顶部
C5	屈肘肌（肱二头肌、肱桡肌）	肘窝桡侧
C6	伸腕肌（桡侧伸腕肌）	拇指
C7	伸肘肌（肱三头肌）	中指
C8	中指屈指肌（中指指深屈肌）	小指
T1	小指外展肌	肘窝尺侧
T2		腋窝顶部（胸骨角）
T3 ～ T11		第 3 ～ 11 肋间
T12		腹股沟水平
L1		T12 与 L1 之间上 1/3
L2	屈髋肌（髂腰肌）	大腿前部、中部
L3	伸膝肌（股四头肌）	股骨内上髁
L4	踝背伸肌（胫前肌）	内踝
L5	趾长伸肌（踇长伸肌）	足背第 3 跖趾关节
S1	踝跖屈肌（腓肠肌、比目鱼肌）	足跟外侧
S2		腘窝中点
S3		坐骨结节
S4 ～ S5		肛门周围

注：C 表示颈椎；T 表示胸椎；L 表示腰椎；S 表示骶椎。

表 6-7　脊髓损伤平面与功能预后的关系

脊髓损伤水平	基本康复目标	需要支具、轮椅种类
C5	桌上动作自理，其他依靠帮助	电动轮椅，平地可用手动轮椅
C6	ADL 部分自理，需中等量帮助	手动电动轮椅，可用多种自助具
C7	ADL 基本自理，能乘轮椅活动	手动轮椅，残疾人专用汽车
C8 ～ T4	ADL 自理，轮椅、活动支具站立	手动轮椅，残疾人专用汽车，骨盆长支具，双拐
T5 ～ T8	ADL 自理，可应用支具治疗性行走	手动轮椅，残疾人专用汽车，骨盆长支具，双拐
T9 ～ T12	ADL 自理，长下肢支具治疗性行走	轮椅，长下肢支具，双拐
L1	ADL 自理，家庭内支具功能性行走	轮椅，长下肢支具，双拐
L2	ADL 自理，社区内支具功能性行走	轮椅，长下肢支具，双拐
L3	ADL 自理，肘拐社区内支具功能性行走	短下肢支具，肘拐
L4	ADL 自理，可驾驶汽车，可不需轮椅	短下肢支具，肘拐
L5 ～ S1	无拐，足托功能性步行及驾驶汽车	足托或短下肢支具

2. 脊髓损伤严重程度评定　脊髓损伤预后常见的分级方法有 Frankel 分级和美国脊髓损伤协会（ASIA）分级（表 6-8）。是否完全性损伤的评定以最低骶节（骶 1 ～骶 5）有无残留功能为准：残留感觉功能时，刺激肛门皮肤与黏膜交界处皮肤有反应；残留运动功能时，肛门指检时

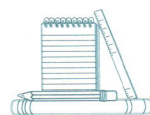

肛门外括约肌有自主收缩。完全性脊髓损伤：骶4～骶5既无感觉也无运动功能；不完全性脊髓损伤：骶4～骶5有感觉或运动功能。

表6-8   美国脊髓损伤学会（ASIA）分类法

等级	程度	运动感觉功能状况
A级	完全性损伤	骶段（S4～S5）无任何感觉或运动功能
B级	不完全性损伤	在受损平面以下，包括骶段（S4～S5）有感觉功能，但无运动功能
C级	不完全性损伤	在受损平面以下，运动功能存在，大多数关键肌肌力＜3级
D级	不完全性损伤	在受损平面以下，运动功能存在，大多数关键肌肌力≥3级
E级	正常	感觉和运动功能正常，但可遗留肌张力增高

3.其他康复评定

（1）运动功能评定   包括关节活动度（ROM）、肌张力、反射、平衡功能、协调功能等。

（2）日常生活活动能力评定   可采用改良Barthel指数评定，四肢瘫患者可用四肢瘫功能指数评定。

4.心理评定   脊髓损伤后患者会产生一系列心理变化，可采用相应量表评定患者的焦虑、抑郁状态。

【康复护理目标与措施】

（一）康复护理目标

1.重获独立能力   是康复的首要目标。独立能力既包括身体或生理功能上的独立，也包括独立做出决定和解决问题的能力。对高位脊髓损伤的患者可通过指导、别人的协助和应用辅助器械达到一种相对独立的生活方式。

2.重建新生活   最大限度地利用残存功能尽可能在较短时间内最大限度地生活自理，重新开始和建立有意义的新生活，尽量恢复对社会的适应能力及潜在的就业能力。

3.保持稳定心态   促使患者保持积极、稳定的心态，对于提高治疗效果和尽早独立完成日常生活活动、回归社会至关重要。

（二）康复护理措施

1.早期的康复护理   在脊髓损伤后的8周之内，患者生命体征和病情基本平稳即可开始康复训练。患者需要卧床和必要制动，所有的康复及治疗均需在床上进行，训练强度不宜过强。

（1）正确卧位   骨折稳定后，提倡患者仰卧、侧卧及俯卧位变换，并逐步增加俯卧位的耐力（具体内容见模块四项目三）。

（2）手法按摩   按摩可以改善肢体血液循环和淋巴回流，防止和减轻浮肿，防止肌肉萎缩及关节畸形，防止下肢静脉血栓形成，增加感觉输入，促进功能恢复。

（3）关节被动运动   尽早开始肢体各关节的被动运动，每日2次，直至恢复主动运动。进行被动运动时，每个肢体由近端到远端做各个关节被动活动20次左右，尤其注意肩胛、肘、指、髋、膝、踝关节活动度的保持（具体内容见模块三项目一）。

（4）肌力训练   所有能主动运动且不影响骨折稳定性的肌肉都应在床上早期进行训练，特别是肱三头肌、肱二头肌、腰背肌、腹肌的训练，确保急性期患者不发生肌力下降（具体内容见模块三项目一）。

（5）呼吸与排痰训练   正确采用呼吸训练技术，训练患者掌握腹式呼吸、吹笛式呼吸、呼

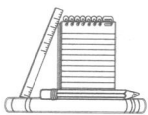

吸肌训练、排痰训练、咳嗽训练等，重点通过长呼气和深吸气增加每次换气量（具体内容见模块四项目二）。

（6）直立适应性训练　为防止体位性低血压，应使患者逐步从卧位转向半卧位或坐位，并逐渐增加角度和时间（具体内容见模块四项目三）。

（7）大小便的训练　脊髓损伤早期的排尿异常主要表现为尿潴留和尿失禁，易导致泌尿系感染，损伤后 1～2 周多采用留置导尿的方法，并嘱咐患者足量饮水。直肠问题主要是便秘，应进行肠道管理教育（具体内容见模块五项目三、项目四）。

2. 中后期的康复护理　患者受伤后 2～6 个月，骨折部位稳定、神经损害或压迫症状稳定、呼吸平稳后即可进入中后期的康复护理，主要围绕功能改善、代偿和替代三方面进行。此期以运动疗法为主，并配合物理治疗、作业治疗、心理治疗等其他疗法。

（1）关节活动及肌肉牵伸训练　通过关节活动训练改善瘫痪肢体的关节活动度。进行肌肉牵伸训练，可防止关节挛缩，降低肌肉张力，抑制痉挛，扩大关节活动范围。例如，进行腘绳肌牵伸训练使患者直腿抬高大于 90°，能独立保持长坐位；进行牵伸内收肌训练，避免因内收肌痉挛而造成会阴部清洁困难和行走困难；进行牵伸跟腱训练，防止跟腱挛缩，以利于步行训练。

（2）肌力训练　脊髓损伤患者为了使用轮椅、助行器或拐，均要重视训练肩和肩胛带的肌肉。对于下肢有残存肌力的患者，应鼓励其早期进行主动运动。早期在床上可采用拉力器、沙袋、哑铃、弹力带、铅球、滑轮、吊环等进行训练；离床时可利用电动自行车、支具、双拐、平行杠进行训练。

（3）垫上训练　在治疗垫上可进行以下训练。

1）翻身训练：从俯卧位向仰卧位翻身，可先在一侧骨盆或肩胛下放置枕头以帮助最初的旋转，如果翻身仍然困难，可以增加枕头，使躯干和肢体的转动能够实现。

2）长坐位平衡训练：一手支撑，另一手抬起保持平衡，然后双手抬起保持平衡。康复护士在后方保护。长坐位稳定性增加后，康复护士可在垫上与患者做抛、接球练习，训练长坐位的动态平衡。

3）长坐位支撑训练：即伸膝坐位，躯干前倾，手支撑床上，伸肘使臀部离床并向后提起。三角肌、背阔肌、胸大肌肌力接近正常，肩关节、肘关节和髋关节的活动范围正常是完成支撑动作的必要条件。一般颈 7 以下损伤可完成，开始时可由康复护士辅助托起臀部，撑起动作可以给臀部减压，预防骶尾部压疮。

4）长坐位移动训练：①双手支撑向前方移动训练。②支撑向侧方移动训练（具体内容见模块四项目三）。

（4）轮椅训练　伤后 2～3 个月，损伤部位较低、上肢功能健全、脊柱稳定性良好的患者，可独立坐 15 分钟以上时，开始进行轮椅训练（具体内容见模块三项目五）。

（5）站立训练　此阶段的站立可在平行杠内进行或在康复护士的帮助下进行。由于损伤平面以下丧失了姿势感觉和平衡反应能力，可用训练镜增加视觉代偿。四肢瘫患者可双臂环抱康复护士的颈部，必要时身体前倾，下颌钩住康复护士的肩部保持平衡。康复护士的两腿分开跨过患者双下肢，双手置于患者臀下协助其站立。

（6）平衡训练　训练时应保持脊柱的稳定性，佩戴腰围。训练时患者在平行杠内，一手扶住平行杠，另一手放开，做躯干的前后移动，也可两手交替进行，康复护士在患者后方给予保护。

（7）步行训练　当患者具有站立能力，且能交替迈步，即使肌力不足以支撑体重，平衡控

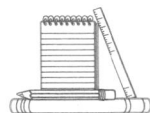

制还不太好，可采用减重步行训练。

（8）矫形器使用　通常腰髓平面损伤有踝关节不稳，可用膝踝足矫形器；下胸髓水平损伤，用带骨盆托的髋膝踝矫形器。康复护士应指导患者完成矫形器穿戴和正确使用方法，并及时处理发现的问题。

（9）日常生活活动能力训练　训练应与手功能训练结合进行，可做剪贴、折纸、刺绣、编织、投球游戏等活动。通过以上活动锻炼躯干、肢体的肌力、耐力及手的灵活性。

（10）心理康复指导　针对心理障碍不同阶段，如休克期、否认期、愤怒期、抑郁期，可采用个别、集体、家庭等多种方法制定不同的心理治疗计划，帮助患者重塑自身形象，正确面对新的生活方式，使患者在社会中找到自己应有的位置。

3. 并发症的康复护理

（1）肌肉痉挛　表现为肢体僵硬、关节活动受限，一般在损伤后 3～6 周开始发生，6～12 个月达到高峰。常见的诱因有膀胱充盈、尿路感染、便秘、结石、阻塞、压疮及机体的其他感染或损伤。

康复护理措施：去除诱发因素，采用被动的牵拉、按摩和抗痉挛手法，局部热疗或冷疗，巴氯芬等药物口服，肉毒毒素局部注射等。严重者可考虑手术切断神经根或肌腱等治疗。

（2）下肢深静脉血栓　表现为下肢肿胀、体温升高、局部皮肤温度升高等。

康复护理措施：①经常测量肢体的周径，观察有无肿胀。②指导患者每天进行下肢被动运动，平时应鼓励患者积极活动肢体。一旦血栓形成，应禁止剧烈活动，以防止血栓脱落，引起肺栓塞。③开始起床活动时，需用弹力绷带或穿弹力袜，适度压迫浅静脉，增加静脉回流。④进行下肢气压治疗等理疗，预防血栓。⑤卧床休息时，适当抬高下肢，促进静脉回流。

（3）自主神经反射亢进　是一种脊髓损伤患者特有的、威胁患者生命的严重并发症，由交感神经和副交感神经失衡引起。常见的原因有尿潴留、泌尿系感染、便秘、压疮、疼痛、痉挛、局部感染、衣服过紧、矫形器的压迫或不适、过冷、过热等。机体对来自内外环境不良的刺激发生心动过缓、搏动性头痛、视物模糊及损伤平面以上出汗、面部潮红、血压增高等症状，血压可达 300/160mmHg，如不立即处理，即会发生脑血管意外、癫痫甚至死亡。

康复护理措施：①立即抬高床头或采用坐位，以减少颅内压力，无效时迅速采用药物降压，及时监测血压和脉搏。②尽快寻找诱因，如检查膀胱是否过度充盈、导尿管是否通畅、直肠内是否有粪块未排出等，若发现问题应立即予以解决。

（4）异位骨化　多发生于伤后 1～4 个月，表现为局部炎症反应，伴全身低热，继之肿胀部位变硬，形成团块。好发部位包括髋关节、膝关节、肩关节、肘关节和脊柱。发生异位骨化时，局部炎症反应可采取冷敷、超声、深部温热疗法等措施。被动运动应注意动作轻柔，避免肌肉及关节软组织的牵拉伤。

4. 康复护理指导

（1）饮食调节　合理膳食，保证蛋白质、膳食纤维、水、钙等各种营养物质的摄入。

（2）心理调适　培养良好的心理素质，正确对待自身疾病，以良好的心态面对困难。

（3）掌握康复基本技巧和自我护理知识　如使用轮椅的技巧，关节活动的练习，自己处理大小便、皮肤护理等，以提高患者的功能独立性水平。

（4）正确服药　指导患者按时准确服药，遵医嘱停药，如对抗痉挛药停药时，要注意逐渐减量，以防出现反跳。

（5）回归社会　配合社区康复机构，帮助家庭和工作单位改造环境设施，使其适合患者的

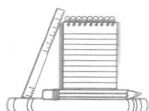

生活和工作。

复习思考题

1. 脊髓损伤可造成损伤水平以下（　　　）

    A. 感觉障碍　　　　　　　　B. 运动障碍　　　　　　　　C. 括约肌功能障碍

    D. 自主神经功能障碍　　　　E. 以上都是

2. 脊髓损伤早期的护理中应注意的重点问题是（　　　）

    A. 压疮　　　　　　　　　　B. 关节挛缩　　　　　　　　C. 肺部感染

    D. 二便障碍　　　　　　　　E. 以上都是

3. 脊髓损伤可能会造成哪些并发症？应给予哪些康复护理措施？

（孙会娟）

扫一扫，查阅
复习思考题答案

项目四　小儿脑瘫的康复护理

【学习目标】

  掌握：小儿脑瘫的主要康复问题、康复护理评定、康复护理措施。

  熟悉：小儿脑瘫的康复护理目标、康复护理指导。

  了解：小儿脑瘫的概念、特点、分型。

案例导入

    患儿，男，3岁，孕30周出生，生后出现黄疸，持续20天。目前运动发育落后，不能竖颈，不能独立翻身，不能独立保持坐位，原始反射残存，发音障碍，睡眠不佳，便秘。脑电图检查显示双侧对称同步尖慢波。诊断为脑性瘫痪，癫痫。

    问题：请问该患者主要有哪些功能障碍？请为患者制订康复护理计划。

【概述】

（一）概念

脑性瘫痪（cerebral palsy）的全称为儿童脑性瘫痪综合征（简称脑瘫），是指从出生前到出生后1个月内因各种原因所致的一种非进行性脑损伤综合征。

（二）特点

脑瘫发病率在发达国家约为2‰，我国为1.5‰～5‰，是小儿致残的主要疾患之一。本病主要表现为中枢性运动障碍及姿势异常，同时伴随智力低下、癫痫及视听觉、言语、摄食等障碍。根据损伤部位不同及运动障碍特点，本病分为痉挛型、手足徐动型、共济失调型、混合型4种。

    导致脑瘫的病因：①产前因素：因基因突变、染色体异常等先天性、遗传性或代谢异常所引起的胚胎发育异常，胚胎早期受精卵着床异常；微生物如风疹病毒、化学毒物、电离辐射、

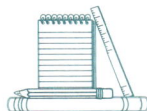

微波等干扰胚胎发育；母亲患有外伤、甲状腺疾病、糖尿病、营养缺乏等影响胚胎营养供给。不良生活习惯的影响，服用药物的副作用等。②产时因素：脐带绕颈、脐带脱垂、胎盘早剥、胎位不正等引起宫内窒息、脑缺氧。③产后因素：新生儿颅内出血、感染、新生儿溶血病引起核黄疸，严重的心、肺疾病所致的缺氧而造成的脑损伤。

【主要康复问题及康复护理评定】

（一）主要康复问题

1. 痉挛型 脑瘫中最多见的一种，常见于锥体束损害，约占70%，其特征性症状和体征常到2岁才出现，主要表现为被累及肌肉张力不同程度增高，而出现病理性原始反射及限制性异常姿势，如上肢出现屈肌痉挛模式，下肢为内收、伸展痉挛，呈剪刀样姿势。

2. 手足徐动型 此型脑瘫患儿约占20%，主要表现为全身肌张力在清醒、紧张时增高，安静时下降，上、下肢不自主运动、舞蹈样运动、手足徐动、震荡、扭转痉挛等。

3. 共济失调型 此型患儿约占发病患儿的5%，主要表现为四肢动作过度，缺少稳定性和协调性，步行时步态蹒跚，意向性震颤，但眼球震颤不明显，智能轻度障碍，临床上许多症状与手足徐动型相似。

4. 混合型 同时伴有两种或两种以上类型的特征。

以上各型可根据病情严重程度和生活自理情况分为轻度（日常生活完全自理）、中度（日常生活部分自理）、重度（日常生活完全不能自理）。

（二）康复护理评定

1. 一般状况评定 进行营养状态、头围、身长、体重，以及心、肺、腹部检查等。

2. 发育水平评定 正常小儿发育水平有一定的时间和顺序，脑瘫患儿在相同的年龄阶段，一般达不到正常小儿发育水平或表现为主动活动减少，可参考正常小儿运动发育水平进行评定。

知识链接

正常小儿运动发育水平

2～3个月时卧位能抬头，4～5个月能主动伸手触物，两手各握一玩具，6～7个月能单手或两手支撑坐起，8～10个月能爬，1岁能独自站立，1岁至1岁半能独立行走，2岁会跑，3岁会骑三轮车，4岁能爬梯子。

---

3. 运动功能评定

（1）肌张力

1）姿势观察：观察小儿的体位和姿势。肌张力低下的患儿，仰卧位时上下肢常屈曲外展；而肌张力高的患儿，仰卧位时出现不对称的异常姿势，张力越高，姿势越异常。

2）触诊：触摸上下肢主要肌肉（肱二头肌、肱三头肌、腓肠肌、股四头肌等），手感柔软、松弛为肌张力低下；手感紧张、僵硬为肌张力增高。

3）被动运动：目前常用改良Ashworth分级法进行量化。

4）抱：抱患儿时感到下滑、沉重，表示肌张力低下；感到强直、抵抗，则表示肌张力增高。

5）肢体活动范围：检查肢体活动范围可判断肌张力的大小。

（2）肌力 对不同年龄阶段的患儿，肌力评定的要求不尽相同。发育前期，患儿主动运动较少，对其进行肌力评定，其治疗意义不大，但当患儿会坐爬，甚至会站、会走路时，对其进

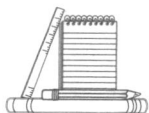

行肌力评定有重要的实用价值。

（3）关节活动度　依据不同年龄小儿关节活动度范围进行评定（表6-9）。

表6-9　不同年龄小儿各关节活动度范围

	1～3个月	4～6个月	7～9个月	10～12个月
内收肌角	40°～80°	70°～110°	100°～140°	130°～150°
腘窝角	80°～100°	90°～120°	110°～160°	150°～170°
足跟碰耳	80°～100°	90°～130°	120°～150°	140°～170°
足背屈角	60°～70°	60°～70°	60°～70°	60°～70°

（4）运动发育障碍　小儿运动发育能准确地反映神经系统的发育情况，是客观评价中枢神经系统发育的依据，主要评定头部控制、翻身、坐位保持、坐位平衡、爬行、站立、行走等能力。

（5）反射　小儿反射的发育水平，反映了中枢神经系统发育的成熟程度，是脑损伤判断的一个客观依据。

4. 知觉、感觉评定　由于患儿年龄小，常伴有智力障碍，且检查困难，准确度差，故一般只做智力评定，不做详细的知觉、感觉评定。脑瘫患儿常见的视觉障碍有斜视、眼睑下垂、眼肌麻痹等。听觉由于出生时中耳鼓室未充盈空气且有部分羊水潴留，妨碍声音传导，故不太灵敏。出生后3～7天有明显改善，约4岁时基本完善。

5. 言语功能评定　主要通过交流、观察或使用量表，评估患儿有无言语功能障碍。

6. 日常生活活动能力评定　主要测试患儿生活自理的程度。

7. 智力障碍评定　脑瘫患儿智力障碍一般称为智力低下、智力落后、智力发育迟缓、智力缺陷等，使用韦氏智力量表、贝利婴幼儿发育量表等进行评定。

8. 体格发育评定　通过对患儿体格发育的评定可以看出患儿比同龄小儿发育差别的程度和发育滞后的时间，明确是否有畸形、挛缩等情况。

【康复护理目标与措施】

（一）康复护理目标

1. 采用综合治疗手段，最大限度地减少功能障碍，减少继发性残疾。

2. 纠正异常姿势，使肌张力正常化。

3. 加强营养，预防感染。

4. 促进正常生活技能的发育，提高交流和社会适应能力。

（二）康复护理措施

1. 运动训练　由于患儿肌张力高低不平衡，在运动训练时，特别要注意患儿姿势的护理。

（1）正确的抱姿　使患儿头颈脊柱竖直，尽可能使两上肢及手保持正中位，双下肢屈曲分开。

1）面对面抱法：对双上肢有一定肌张力的患儿，令其双手搂抱住康复护士的颈部，两腿分开置于康复护士的胯部两侧，康复护士双手托住患儿的臀部。如患儿为低张型，则康复护士将患儿两腿分开置于自己两胯部，一手托患儿的臀部，一手由患儿腋下穿出，托住患儿背部（图6-1）。

2）面对背抱法：康复护士位于患儿的背后，一种方法是用双手及前臂从患儿腋下插向前方抱住患儿两大腿内侧，使患儿两大腿弯曲，左右分开（图6-2）；另一种方法是将双手从患儿腋下插入至前方，然后用双手搂抱在患儿的胸腹部。

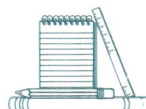

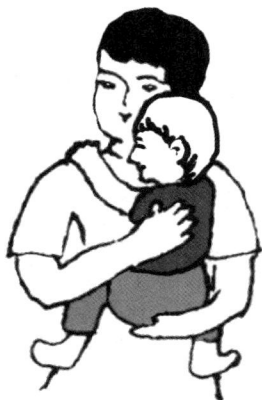

图 6-1　脑瘫患儿面对面抱法　　　图 6-2　脑瘫患儿面对背抱法　　　图 6-3　脑瘫患儿侧面抱法

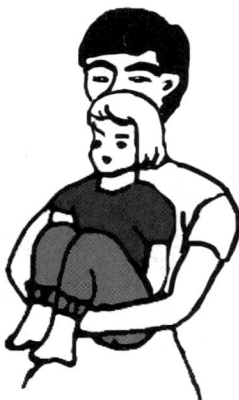

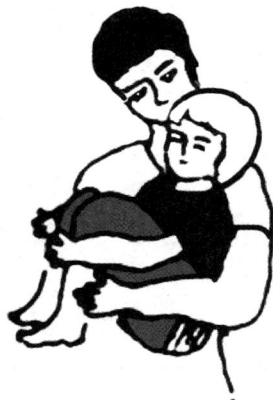

3）侧面抱法：康复护士一手扶住患儿的头和躯干的侧面，一手托住患儿的臀部（图 6-3），由于患儿身体获得的支持面积小，有助于自己逐渐学会维持躯干平衡。

（2）适宜的卧姿　对患儿提倡采用侧卧位，可有效抑制全身伸肌痉挛及各种紧张性反射，有利于患儿双手放在胸前进行各种日常活动和游戏。为帮助患儿抬头，有利于患儿双手活动及增强双上肢支撑能力，应取俯卧位，胸下放楔形垫，必要时康复护士可帮助患儿固定肘部或托起下颌，促使患儿抬头，便于游戏。

2. 日常生活活动训练　将正常儿童运动发育规律与日常生活活动训练结合起来，自上而下、由近及远，重点是调整好姿势。

（1）头颈控制训练　如俯卧位时，令患儿俯卧于楔形垫上，头置于正中位，保持躯干呈一直线，两臂自然伸直。在楔形垫前，摆放一些色彩鲜艳的积木、玩具、球等，以吸引患儿的注意力，使患儿学会用眼观察，用手触摸。

（2）坐立训练　学会长腿坐位，保持膝伸直，两腿分开，高坐位时髋、膝、踝关节屈曲90°。鼓励坐位完成进食、排便活动；坐位时，最好配一个活动的小平台，台上可放一些玩具，色彩要鲜艳，以利于患儿手的精细活动的恢复。

（3）穿、脱衣服训练　包括衣服的准备，可选用宽松、柔软、保暖性能较好的衣服，最好选用开衫；同时注意选择合适的体位，以利于穿脱练习。

（4）翻身训练　翻身时，先将头转向欲翻侧，以带动身体完成翻转。然后再翻转躯干及肢体。

（5）爬行训练　指导患儿爬行，强化髋部控制，按照扶跪、直跪、分腿跪分别进行训练。

（6）站立行走训练　首先在控制好患儿姿势的前提下，进行安静状态的扶持下站立，每次10～20分钟，逐步变成独立站立、单腿支撑站立，最后进行双杠内行走训练。

（7）言语交流能力训练　重视开发患儿智力，鼓励患儿说话，耐心听患儿说话，以减轻患儿的心理压力，提高自信心。由于脑瘫患儿是一个特殊的群体，对护理工作有着特殊的要求，除了正常的护理工作以外，还要利用一切机会帮助患儿学习文化、科学知识，促进其智能的发育。

3. 安全保障　在治疗、护理、日常生活活动时，加强安全保护，防止坠床和跌伤等意外情况的发生。进食时应保持安静，避免各种刺激，防止呛入气管引起窒息。对家居环境应增添各种防护措施，如在卫生间、过道等处安装扶手，方便患儿转移，有利于患儿独立进行个人卫生处置，防止意外发生。

4. 康复护理指导　脑瘫的康复治疗持续时间长、费用高，给社会、家庭带来很大的负担。因此，应加强对脑瘫的宣教，以预防为主，同时做到早期发现、早期介入、综合处置、家庭参

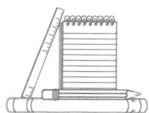

与、持之以恒。

（1）脑瘫的预防：坚持优生优育，保证胎儿健康发育。积极开展早期产前检查，如有高血压、妊娠毒血症应及时治疗。加强对高危新生儿（如宫内缺氧、难产、早产、窒息、颅内出血等）的监护，为早期诊断提供可靠依据。

（2）积极治疗和康复：教育父母要调整好心态，面对现实，对患儿进行及早教育。创造良好的生活和治疗环境，注意纠正异常姿势，抑制异常肌肉痉挛的出现，通过游戏帮助患儿学会转移和平衡控制，并进行力所能及的日常生活活动训练和指导。

（3）预防并发症，防止坠床、外伤、吞入异物等意外损伤。

（4）促进脑瘫患儿回归社会、回归学校。

复习思考题

1. 关于脑瘫康复护理教育说法正确的是（   ）

　　A. 坚持优生优育，保证胎儿健康发育

　　B. 积极开展早期产前检查，如有高血压、妊娠毒血症应及时治疗，避免难产

　　C. 保证孕妇良好的营养，预防早产

　　D. 教育父母要调整好心态，面对现实，对患儿进行及早教育

　　E. 以上说法都正确

2. 关于小儿脑瘫的病因说法正确的是（   ）

　　A. 出生前因素有孕期感染、胎儿期中毒、遗传因素等

　　B. 出生时因素有早产、新生儿窒息、缺氧、核黄疸

　　C. 出生后因素有头部外伤、一氧化碳中毒、脑炎、脑膜炎、新生儿溶血等

　　D. 脑瘫是一组持续存在的中枢性运动和姿势发育障碍、活动受限的症候群

　　E. 以上说法都正确

3. 小儿脑瘫的分型有哪些？

（孙会娟）

项目五　阿尔茨海默病的康复护理

【学习目标】

掌握：阿尔茨海默病的主要康复问题、康复护理目标、康复护理措施。

熟悉：阿尔茨海默病的康复护理评定及康复护理指导。

了解：阿尔茨海默病的概念、特点。

案例导入

患者，女，67岁，近3年来记忆力减退、注意力下降。近1个月有明显的"记忆障碍"，表现为刚刚做过的事情马上遗忘、错放东西。家属送入院就诊。

问题：该患者需要进行哪些方面的康复护理评定？应采取哪些康复护理措施？

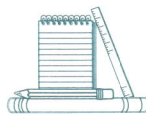

【概述】

（一）概念

阿尔茨海默病（alzheimer disease，AD）是一组慢性进行性疾病，以记忆力、抽象思维、定向力障碍及社会功能减退为主要临床表现的中枢神经退行性疾病，与年龄增长、遗传、慢性病毒感染、自身免疫功能障碍、铝中毒等有关。

（二）特点

全世界有超过 5500 万人患痴呆症，其中 60% 以上生活在低收入和中等收入国家。每年有近 1000 万新病例。痴呆症目前是第七大死因，也是造成全球老年人能力丧失和依赖他人的主要原因之一。阿尔茨海默病是痴呆症最常见的形式，占病例数的 60% ～ 70%，分为 3 个阶段。

1. 第一阶段   1 ～ 3 年，以近记忆下降为主要表现；进行记忆量表测试时，常可发现记忆的轻中度下降；存在立体、图形的视空间技能障碍；部分患者存在找词及命名语言功能异常；脑电图及头颅 CT 检查多正常或轻度改变。

2. 第二阶段   发病后 2 ～ 10 年，近记忆明显下降，远记忆障碍逐渐明显；进行记忆量表测试结果为高度记忆障碍；MMSE 分数明显下降；存在时间、场所、人物定向力功能障碍。情感变化逐渐明显，判断力、记忆力、理解力均明显下降；脑电图检查显示中度异常（慢波明显增多）；头颅 CT 检查可见脑室扩大，脑沟和脑裂增宽、变深。

3. 第三阶段   发病 8 ～ 12 年，为全面性痴呆，极度的智能障碍；记忆量表测试已无法进行；可产生肢体和括约肌功能障碍；脑电图检查呈现全面的慢波，头颅 CT 示全脑萎缩。

【主要康复问题及康复护理评定】

（一）主要康复问题

1. 认知功能损害

（1）**记忆障碍**   是诊断本病的首先必要条件，主要表现为近记忆减退，达 90.3%。对近事出现记忆障碍，患者的记忆信息从短时记忆中很快消失，信息的储存和远记忆也受到损害。

（2）**言语障碍**   主要表现为内容空洞、重复和累赘。患者述说能力损害通常比较明显，过多使用代词，且指代关系不明确，交谈时语言重复较多。

（3）**定向能力障碍**   当患者出现人物、时间、地点三方面记忆下降时，就有可能出现定向能力障碍。

（4）**失认症**   包括视觉失认、听觉失认、体感觉失认。

（5）**失用症**   包括意念性失用、意念运动性失用、肢体运动性失用、结构性失用、穿衣失用。

（6）**执行功能障碍**   主要表现为日常生活和学习能力下降，组织、计划和管理能力减退。

2. 非认知性神经、精神损害   本病患者的行为和精神症状包括激越、激惹、幻觉、妄想、焦虑、淡漠和欣快等。其非认知症状发生率可达 90% 以上，有高度的异质性、易变性和危害性。

3. 继发性功能损害和并发症   包括肌力减退和肌肉萎缩，关节活动范围受限，软组织挛缩，平衡功能减退和跌倒，步行能力减退，全身耐力减退，吞咽及消化能力下降引起的营养不足，感染，压疮，肢体肿胀及血栓形成，骨、关节损伤及意外等。

4. 日常生活能力减退   本病的早期患者日常生活能力完全不受影响，但随着认知功能的下降，在认知功能层面上的日常生活能力受限。据统计，目前有 2% ～ 15% 轻中度患者生活不能自理，严重影响患者及家属的生活质量，表现为自我意识下控制，处理日常生活的能力减退（吞咽、大小便控制、穿衣、洗漱等功能下降）；在运动功能层面上日常生活能力受限，表现为

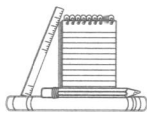

继发功能受损后的日常生活能力减退（转移活动减少）；最终会出现全面功能下降而呈现木僵状态，完全依赖他人的照料。

（二）康复护理评定

1. 认知功能评定

（1）简易智能精神状态检查量表 该量表在国内外广泛应用，是本病筛查的首选量表（具体评定内容见模块二项目二）。

（2）蒙特利尔认知评估量表 该量表覆盖注意力、执行功能、记忆、言语、视空间结构技能、抽象思维、计算力和定向力等认知领域，旨在筛查轻度认知功能障碍患者。

（3）临床痴呆量表 该量表是目前对痴呆程度进行评定的量表，根据记忆力、定向力、判断及解决问题能力、社会活动能力、家庭生活及爱好、个人自理能力6个方面进行综合判断。

（4）阿尔茨海默病评定量表 该量表认知部分适用于轻中度患者的疗效评估，由12个条目组成，包括词语回忆、命名、执行口头命令、结构性练习、意向性练习、定向力、词语辨认、回忆测验指令、口头语言能力、找词困难、口头语言理解能力及注意力。

（5）画钟试验 该试验操作简便，受文化程度、种族、社会经济状况等干扰因素影响小，对本病患者检测的灵敏度和特异性高达90%，在临床与科研工作中越来越多地被应用。评分标准有多种，但临床常用的为4分法，即总分为4分：完成一个闭合的圆圈为1分，时间位置正确为1分，12个数字完全正确为1分，指针位置正确为1分，正常值＞2分。

2. 日常生活能力评定 临床评估中常使用阿尔茨海默病协作研究日常能力量表（ADCS-ADL）、Barthel指数评定表、Lawton工具性日常能力量表、功能活动问卷（FAQ）。

【康复护理目标与措施】

（一）康复护理目标

1. 控制症状，减轻认知功能损害，延缓疾病进展。
2. 纠正异常的精神行为，改善情感障碍，减少社交隔离，促进情感联系。
3. 改善患者的日常生活自理能力，提高其生活质量。

（二）康复护理措施

1. 记忆训练

（1）即刻记忆训练 训练环境要安静，康复护士读出一串随机动物或者植物的名称，让患者复述，从少到多，若能正确复述，就逐渐增加动物或者植物的名称。训练时间不宜太长，以免患者出现烦躁情绪，不配合训练。

（2）短时记忆训练 让患者看几件物品或图片，记忆后回忆，或者用积木摆一些图案给患者看，弄乱让患者按原样摆好。

（3）长时记忆训练 训练时结合患者日常生活活动，鼓励患者回忆过去的生活经历，认识目前生活中的真实人物和时间，以恢复记忆并减少错误判断。

2. 定向能力训练 康复护士可在与患者接触时反复讲解一些生活的基本知识，并要求患者讲述日期、时间、上午和下午、地点、天气等，使患者逐渐形成时间概念；帮助患者认识目前生活中真实人物（如家人、护士、朋友）和事件；在病房或卧室设置易懂醒目的标志，使患者认识病房或卧室、厕所的位置。训练过程中要鼓励患者多谈论熟悉的人或事，鼓励患者自己完成饮食、起居等日常活动，保持患者与现实生活的接触。

3. 失用症康复 包括对结构性失用、运动失用、意念性失用、意念运动性失用、穿衣失用的康复（具体内容见模块六项目二）。

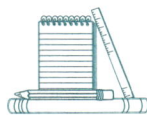

4. 思维训练   可根据患者智力评测结果，选择难易程度适当的智力拼图或编制图案进行训练，以提高患者的逻辑联想能力和思维的灵活性。此外，可让患者进行卡片、图片归纳和物品分类，训练其分析和综合能力；让患者听或阅读报纸并讲述或指出相关内容，以训练其理解和表达能力。

5. 康复护理指导

（1）疾病知识宣教   向患者家属介绍阿尔茨海默病致病因素、治疗方法、预防措施等。

（2）心理支持   鼓励患者积极参加社交活动，与家人建立良好的亲情关系。指导家属多关心患者，平时注意观察患者的言谈举止。

（3）饮食营养指导   三餐定时定量，尽可能做到"三高三低"饮食。"三高"即高蛋白、高维生素及高膳食纤维饮食，"三低"即低脂肪、低盐和低糖饮食，同时还需戒烟戒酒。

（4）休息活动指导   鼓励患者白天做一些轻体力活动和游戏，循序渐进地进行锻炼。夜间为患者营造舒适、安静的睡眠环境，对睡眠障碍者可采取温水泡脚、脸部或脚部穴位按摩等方法，以改善睡眠。

（5）合理用药指导   目前阿尔茨海默病尚不能完全根治，对于罹患该病的患者，主要采用多奈哌齐、美金刚、加兰他敏、他克林、石杉碱等药物治疗，以有效延缓病情发展。患者的口服药物要妥善管理，服药时要看着患者服下，并观察药物不良反应，以便及时报告医生。

复习思考题

1. 张某，男，55岁，确诊阿尔茨海默病2年。近期患者出现近记忆减退，达90.3%，对近事遗忘，患者的记忆信息从短时记忆中很快消失，信息的储存和远记忆也受到损害。患者出现了哪一种认知功能损害（   ）

　　A. 失用症   B. 失认症

　　C. 定向力障碍   D. 记忆障碍

　　E. 言语障碍

2. 阿尔茨海默病属于（   ）

　　A. 精神活性物质所致的精神障碍   B. 精神分裂症

　　C. 神经症   D. 人格障碍

　　E. 中枢神经退行性疾病

3. 如何正确指导阿尔茨海默病患者进行康复训练？

（王太娟）

扫一扫，查阅
复习思考题答案

项目六　骨折的康复护理

【学习目标】

掌握：骨折的康复护理评定、主要康复问题、康复护理措施。

熟悉：骨折的康复护理目标、康复护理指导。

了解：骨折的概念、特点。

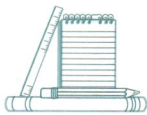

案例导入

患者，女，42岁，因车祸致左上肢肿痛1小时入院。查体：左上臂明显肿胀、触痛、畸形，左上肢活动障碍。X线片示左肱骨中度骨折。

问题：请问患者存在的康复问题有哪些？如何指导患者活动？

【概述】

（一）概念

骨折（fracture）是指由各种原因导致的骨结构的完整性和连续性发生完全或部分破坏。导致骨折的因素有很多，以外伤性骨折最为多见，日常生活中如交通、工伤事故，运动意外，火器伤等，均可导致骨折。

（二）特点

根据骨折的程度，可分为不完全性骨折和完全性骨折；根据骨折处是否与外界相通，可分为闭合性骨折和开放性骨折；根据骨折端的稳定程度，可分为稳定性骨折和不稳定性骨折。骨折的三大特征包括畸形、反常活动、骨擦音或骨擦感。骨折的治疗常需较长时间地固定受伤部位，长时间制动可引起肌力减退、肌肉萎缩、关节内粘连、韧带退变等不良反应，甚至使肢体遗留功能障碍，亦可导致患者精神抑郁、悲观等心理障碍。因此，对骨折患者及早给予正确的康复治疗，可促进骨折愈合，有利于恢复运动功能，改善生活质量。

【主要康复问题及康复护理评定】

（一）主要康复问题

1.疼痛和肿胀 主要见于骨折早期。创伤引起骨折及其周围软组织损伤，同时并发出血或瘀血，表现为局部的疼痛及肿胀。

2.关节活动障碍 骨折后制动导致关节周围纤维组织的挛缩及关节内外组织的粘连，是肢体活动受限的重要原因；关节内结构异常如骨缺损、关节内骨折复位欠佳、关节内存在游离体、关节软骨的营养障碍，也可导致关节活动障碍。

3.失用性肌肉萎缩 骨折肢体制动后，肌肉出现失用性萎缩，肌力下降。

4.骨质疏松 制动使骨丧失了应力负荷的刺激，同时使骨组织血液循环受到影响，导致骨代谢障碍，骨无机盐流失，引起骨质疏松。

5.并发症 骨折后长时间的肢体制动或卧床，对全身各系统功能均可产生明显影响，如发生坠积性肺炎、尿路感染或结石、压疮、直立性低血压、便秘及血栓性静脉炎等并发症。

6.日常生活能力下降 局部制动、卧床休息、关节活动受限、关节僵硬、关节周围软组织粘连及肌力下降等，可使骨折患者日常生活和工作受到明显影响。

7.心理问题 骨折后易导致患者出现如焦虑、忧郁、烦躁、失望等心理情绪改变。

（二）康复护理评定

1.影像学检查 X线摄片是骨折的常规检查，三维CT成像对了解骨折的类型、移位情况、复位固定和骨折愈合情况等具有重要价值。磁共振成像（MRI）则能通过损伤部位的信号高低判定是新鲜骨折还是陈旧性骨折，以及骨折愈合情况。

2.肌力评定 是判定肌肉功能状态的重要指标，主要采用徒手肌力检查评估受累关节周围

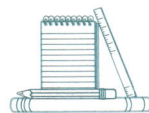

肌肉的肌力。

3. 肢体长度及周径测量   利用无伸缩的带尺评估肢体长度，可了解骨折后有无肢体缩短或延长，是否影响儿童生长发育。上肢全长是测量肩峰到中指尖端的距离；上臂长度是从肩峰到肱骨外髁的距离；前臂长度是从尺骨鹰嘴至尺骨茎突的距离；大腿长度是从髂前上棘至膝关节内侧间隙的距离；小腿长度是从膝关节内侧间隙到内踝的距离。肢体的周径有助于判定肢体水肿、肌肉萎缩的程度，必须选择两侧肢体相对应的部位进行测量。测量上臂周径可在肩峰下15cm处；测量前臂周径可在尺骨鹰嘴下10cm处；测量大腿周径时取髌骨上方10cm处；测小腿周径取髌骨下方10cm处。健侧与患侧应进行对比。

4. 日常生活活动能力评定   对上肢骨折患者重点评定生活自理情况，如穿衣、洗漱、清洁卫生、进食、写字等；对下肢骨折患者重点评定步行、负重能力等。

【**康复护理目标与措施**】

（一）康复护理目标

1. 促进血肿和渗出物的吸收，改善血液回流，尽早消除肿胀。

2. 防止关节粘连、僵硬，恢复关节活动度。

3. 防止各种并发症，最大限度地促进骨折愈合，提高患者整体生活能力。

（二）康复护理措施

骨折后康复训练一般分为3期进行。

1. 骨折早期   骨折后1～2周。此期肢体肿胀、疼痛，骨折断端不稳定，容易再移位。早期功能锻炼的重点是消肿止痛、保护骨折部位、预防肌肉萎缩。

（1）疼痛的处理   局部冰冻疗法能减轻局部的炎症反应，减轻水肿、疼痛，必要时可给予止痛药物。

（2）肢体肿胀的处理   遵循 PRICE 原则：保护（protect）、休息（rest）、冰敷（ice）、包扎（compression）、患肢抬高（elevation），能有效防治肢体肿胀，给予受伤肢体足够的保护，适当制动、冰敷可减少出血，减轻水肿，同时可给予弹力带或弹力袜轻轻包扎患肢，以促进静脉回流。

（3）肌力训练   骨折固定部位可进行有节奏、缓慢的肌肉等长收缩练习，防止肌肉萎缩，利于骨折愈合。一般在复位后2～3天开始，嘱患者尽最大力量收缩5～6秒，然后放松20～30秒，每10次为一组，每日训练3次，每次5～10分钟，以不引起疲劳为宜。健侧肢体与躯干各肌群的肌力练习可采取等张收缩练习及等张抗阻练习。患肢未受累部位的肌群可选择等长收缩或等张收缩练习，以不影响骨折的复位与固定为前提。

（4）关节活动训练   健侧肢体和患肢非固定关节的被动及主动训练在术后麻醉反应解除后即可进行，上肢应注意肩关节外展、外旋及手掌指关节、指间关节的屈伸练习。下肢应注意踝关节的背屈运动。每日训练3次，每次5～10分钟，关节活动范围逐渐加大。固定关节也应尽早进行关节活动练习，在固定2～3周后，应每日短时解除外固定，在保护下进行受累关节不负重的主动运动，并逐步增加关节活动范围，运动后继续维持固定。

（5）日常生活活动和呼吸训练   鼓励患者尽早离床，绝对卧床患者需每日做床上保健操，以改善全身状况，预防失用性综合征、压疮等的发生。长期卧床的患者，尤其是老年人及骨折较严重者易并发坠积性肺炎，可通过呼吸训练和背部叩击排痰训练进行预防。

（6）物理因子疗法   超短波疗法、低频磁疗、超声波、高频电治疗、冲击波等均可加速骨

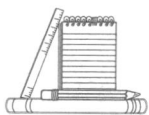

折愈合，对软组织较薄部位的骨折（如手部、足部骨折）更适合应用低频磁场治疗、短波治疗。这些治疗可在石膏或夹板外进行，但有金属内固定时禁忌使用。

2.骨折中期　骨折后 3～8 周。此期上肢疼痛、肿胀明显减轻，骨痂逐步形成，骨折部位趋于稳定。治疗以防止关节周围软组织粘连、关节挛缩，增强肌力，恢复关节活动范围为目的。

（1）肌力训练　逐步增加肌肉训练强度，引起肌肉的适度疲劳。外固定解除后，可逐步由等长收缩练习过渡到等张收缩练习及等张抗阻练习。0～1 级肌力，可采用水疗、按摩、低频脉冲电刺激、被动运动、助力运动等；2～3 级肌力，以主动运动为主，配合助力运动，但助力宜小；4 级肌力，应进行抗阻运动，但需保护骨折处，避免再次骨折。

（2）关节活动训练　鼓励患者进行受累关节各个运动轴方向的主动运动，轻柔牵伸挛缩、粘连的关节周围组织，每个动作重复多遍，每日 3～5 次。运动幅度应逐渐加大，遵循循序渐进的原则。当外固定刚去除时，可先采用主动助力运动，以后随着关节活动范围的增加而相应减少助力。若关节挛缩、粘连严重，且骨折愈合情况许可时，可给予被动运动，动作应平稳、缓和、有节奏，运动方向与范围符合解剖及生理功能，以不引起明显疼痛及肌肉痉挛为宜，避免再骨折。

（3）物理因子疗法　红外线、蜡疗等热效应治疗可作为手法治疗前的辅助治疗，促进血液循环、软化瘢痕；紫外线照射可促进钙盐沉积和镇痛；音频电疗、超声波疗法能软化瘢痕、松解粘连。

（4）改善日常生活活动能力及工作能力训练　尽早进行作业治疗，并逐步进行职业训练，注重平衡性和协调性练习，改善患者的日常生活活动能力及工作能力。

3.骨折后期　骨折后 8～12 周。此时骨折已基本愈合，最常见的问题是僵硬、粘连等关节活动障碍。康复治疗着重于恢复关节活动范围和肌力，并进一步促进肢体运动功能、日常生活活动能力和工作能力的恢复。

（1）肌力训练　可采用渐进抗阻练习或等速练习，以最大限度地促进肌力恢复，可根据需要进行手部的各种操作、下肢负重及步行训练。

（2）关节活动训练　以主动运动为主，根据需要可配合被动运动和抗阻运动。刚去除外固定的肢体可先采用助力运动，随关节活动范围的改善可逐渐减少助力。对组织挛缩及粘连严重者可进行被动运动，以牵拉活动受累的关节，但动作应平稳柔和而有节奏，以不引起明显的疼痛为度。对僵硬的关节，可配合热疗进行手法松动，即关节松动术。

（3）日常生活活动能力及工作能力训练　逐步增加日常生活活动能力训练和职业训练的方式和强度，并尝试重返家庭或工作岗位。

（三）康复护理指导

1.心理调适　骨科患者易产生焦虑、恐惧心理，应给予耐心开导，介绍骨折的治疗和康复训练方法，可能的预后等，并给予悉心的照顾，以减轻或消除患者的心理问题。

2.饮食指导　鼓励患者多吃蔬菜和水果，补充蛋白质，有助于愈合和软组织的修复。老年人常伴有骨质疏松，骨折后也易引起失用性骨质疏松，宜给予高钙饮食。

3.自我病情监测指导　指导患者自我观察病情，特别是观察远端皮肤有无发绀、发凉，有无疼痛和感觉异常等，及早发现潜在并发症，尽早就医。

4.自我护理指导　指导患者进行日常生活活动的自我护理，尽早生活独立。

5.功能锻炼指导　指导患者进行相关的关节活动训练、肌力训练及坐位、站立位、步行等功能训练，特别是要牢记锻炼中的注意事项，避免因不恰当的锻炼引起意外的发生。

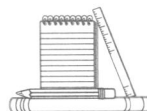

复习思考题

1. 患者踢足球摔倒致小腿骨折，患肢出现肿胀，护理措施不包括（　　　　）

　　A. 休息　　　　　　　　　B. 包扎　　　　　　　　　C. 患肢抬高

　　D. 温水擦拭　　　　　　　E. 冰敷

2. 骨折愈合早期指（　　　　）

　　A. 12 小时内　　　　　　B. 24 小时内　　　　　　C. 1 ～ 2 天

　　D. 1 ～ 2 周　　　　　　E. 1 ～ 2 个月

3. 简述骨折后的康复护理目标。

（徐含秀）

项目七　截肢的康复护理

【学习目标】

掌握：截肢术后的主要康复护理问题、康复护理措施，截肢并发症的康复护理措施。

熟悉：截肢术前的康复护理措施，截肢术后的康复护理评定，截肢的康复护理指导。

了解：截肢的概念、特点。

案例导入

患者，男，50 岁，于 1 年前因地震砸伤左腿，造成左腿膝下 15cm 处截肢。现伤口愈合，左腿已佩戴临时假肢，自觉残肢疼痛，无法穿戴假肢，步行受限，且情绪烦闷、焦虑。

问题：请问患者存在哪些主要功能障碍？如何对患者进行康复护理？

【概述】

（一）概念

截肢（amputation）是指通过手术将失去生存能力，没有生理功能，威胁人体生命的部分或全部肢体切除，包括截骨（将肢体截除）和关节离断（从关节处分离）两种。

（二）特点

造成截肢的原因主要有严重的创伤、肿瘤、周围血管疾患和感染。在我国，外伤是截肢的主要原因。截肢的目的不仅是将已经失活、危及生命或没有生理功能的肢体截除，以挽救患者的生命，更重要的是通过残肢训练和假肢安装，以代偿失去肢体的功能，提高患者的生活质量。

【主要康复问题及康复护理评定】

（一）主要康复问题

1. 幻肢痛　主观感觉已切除的肢体仍然存在，并有不同程度、不同性质的疼痛的幻觉现象，称为幻肢痛。

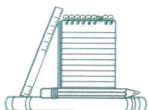

2. 残肢肿胀　主要因截肢后残端血液循环较差，导致肿胀。

3. 残肢挛缩与畸形　与术后残肢长期处于不合适的体位，忽视了残留关节的功能训练，术后残肢关节没有合理固定，术后疼痛、瘢痕、肌肉痉挛等有关。

4. 残肢功能障碍　如前臂截肢后，手功能全部丧失；下肢截肢后，影响站立、行走。

5. 日常生活能力下降　截肢后，患者日常生活活动如饮食、穿衣、如厕、行走等的功能受到影响。

6. 心理障碍　截肢导致肢体的缺损和功能丧失，严重影响患者的心理状态，主要表现为悲观、沮丧、自闭、恐惧，特别是在工作、生活、婚姻、社交等方面。

（二）康复护理评定

1. 全身状况评定　了解患者的一般情况，如姓名、性别、年龄、身高、体重、职业、截肢的日期、截肢的原因、截肢部位、是否安装假肢及其时间等。特别要注意评估患者截肢的原因及是否还有其他疾病，用以评估患者能否安装假肢，在安装假肢后能否承受功能训练等。

2. 残肢状况评定

（1）残端外形　如果残端畸形明显，对假肢的制作和装配都有影响。即使勉强装配假肢，也会影响假肢的穿脱和功能代偿。目前残端外形以圆柱形为佳。

（2）残肢皮肤　检查皮肤的颜色、亮度、感觉、弹性等，观察有无感染、溃疡、瘢痕、水肿等，这些皮肤情况影响假肢的佩戴。

（3）残肢长度　对假肢的选择和装配关系密切。理想的残端长度：上臂截肢应在肩峰下 16 ～ 24cm；前臂截肢应在肘下 8 ～ 18cm；膝上截肢应在坐骨结节下 25cm；膝下截肢应在胫骨平台内侧下 15cm。

（4）关节活动度　关节挛缩畸形及关节活动度受限等直接影响假肢的安装和穿戴，因此应注意残端能否完成各个方向的自主运动，邻近关节活动有无受到限制。

（5）肌力　患者全身及患肢的肌力，特别是维持站立和行走的主要肌群，肌力至少达 3 级以上才能佩戴假肢。

（6）疼痛　造成残肢和患肢疼痛的原因有很多，疼痛分为神经痛、压痛、自发痛、幻肢痛等，严重者不能装配假肢。

3. 假肢的评定

（1）临时假肢的评定

1）假肢接受腔适应程度：接受腔的松紧适宜与否，是否能够全面接触和全面承重，有无压迫和疼痛感等。

2）假肢悬吊情况：观察是否存在上下窜动，可拍摄残肢在立位时负重与不负重时的 X 线片，通过测量残端皮肤同接受腔底部的距离变化进行判断。

3）假肢的对线情况：生理力线有无异常，在站立时身体是否有前倾或后倾的感觉等。

4）穿戴假肢后残肢情况：皮肤是否出现红肿、硬结、破溃和皮炎等，残端接受腔接触是否不良，腔内负压是否导致局部肿胀等。

5）步态及假手功能：患者行走时的步态是否存在异常，如有则需评估原因，并进行纠正。

（2）永久假肢的评定

1）上肢假肢：主要评定穿脱衣物、翻书、书写、使用钥匙、削皮等手动作的能力。

2）下肢假肢：主要评定站立、上下楼梯、平地行走（前进与后退）、手杖或拐杖的使用情况等。

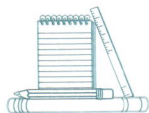

【康复护理目标与措施】

（一）康复护理目标

1. 穿戴假肢前，减轻残端肿胀并增强健侧肢体的肌力，提高患者体能和平衡能力。

2. 穿戴临时假肢后，掌握穿戴假肢的正确方法。若为下肢，应达到立位平衡，假肢侧单腿站立至少达 2～5 秒，不使用辅助具独立行走，能上下台阶、左右转身。

3. 穿戴正式假肢后，尽可能实现日常生活活动自理。如安装下肢正式假肢后，要提高步行能力，减少异常步态，提高对突然的意外做出反应的能力。

（二）康复护理措施

1. 术前康复护理

（1）心理护理   让患者及家属共同参与讨论，将手术的操作方法和术后可能产生的后果告知患者及家属，并共同探讨假肢的安装，让他们做好心理准备并予以配合。

（2）上肢截肢的康复护理   截肢侧为利手，则需要进行"利手交换训练"。

（3）下肢截肢的康复护理   全身状态允许时，单侧下肢截肢者要进行单足站立持拐训练。为了术后早日回归社会，还应提前进行相关肌群的肌力训练。

2. 术后康复护理   术后康复主要是针对假肢的安装和功能的恢复，帮助患者尽早回归正常生活。

（1）功能训练   尽早开始对残肢的功能训练有助于防止幻肢痛。上肢截肢者，应用单手进行日常生活活动能力训练，一般术后 24 小时就可进行床上或离床训练。下肢截肢者术后 24 小时可进行床上训练。大腿截肢患者在术后第 6 天可开始主动伸髋训练；小腿截肢者，应注意增强膝关节屈伸肌特别是股四头肌的肌力训练；若术后 2 周愈合良好，可行主动内收训练及髋关节的外展肌训练。髋关节离断者应行腹背肌及髂腰肌训练。另外，可在训练镜前做健侧腿站立训练以矫正姿势。截肢后如忽视了训练及早期装配假肢，易引起骨盆倾斜和脊柱侧弯，从而影响患者的康复和生活。因此，应注意进行镜前的矫正训练和早期安装假肢。

（2）残端包扎   对于残肢端的包扎，一般在术后 2 周切口愈合拆线后改石膏绷带包扎为软绷带包扎，可用弹力绷带加压包扎肢体残端，同时可适当按摩。

3. 安装假肢后的康复护理

（1）安装临时假肢后的康复护理   截肢 1 周后不必等到疼痛消除或是切口愈合下床，即可穿戴假肢练习行走。小腿以下截肢者，拆线后即可穿戴临时假肢进行负重练习，一般是在术后 3 周即可开始。

穿戴临时假肢时，如小腿假肢训练，需要给残肢穿袜套，当残肢萎缩致接受腔变松时需适当增加袜套层数。对于上肢肩胛带离断者，应先给予帮助，以免下床活动时重心不稳。一般在双杠内进行适应性训练，练习双下肢站立、健肢站立及假肢侧站立平衡。在迈步训练时，先练习假肢侧迈步，再逐渐练习假肢侧站立，健肢迈步。步行训练也应循序渐进，先指导用拐或步行器辅助进行，再逐渐过渡到独立行走、转弯、上下阶梯和过障碍物等。

（2）安装永久假肢后的康复护理   当穿戴临时假肢训练达到预期目标后，术后 6 个月即可更换永久假肢。并在医护人员的指导下继续进行训练，以期功能得到最大的发挥。

4. 幻肢痛的康复护理   幻肢痛是截肢术后常见的一种并发症，目前尚无非常有效的治疗方式，但康复护士应尽量帮助患者减轻痛苦。

（1）知识宣教   幻肢痛患者术前多有精神状态不稳定，或有比较严重而长期的肢体疼痛病史，截肢后患者不仅仍感觉患肢的存在，而且感觉患肢某部位有残端钳夹样、烧灼样或刺割样

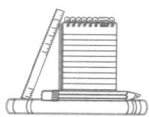

疼痛。因此，手术前应做好宣传解释工作，使患者有充分的思想准备。

（2）促进康复指导 让健侧肢体和患肢同时进行锻炼，能帮助缓解症状。此外，放松术、催眠术、理疗、针灸等方法也有一定效果，必要时可遵医嘱采取药物治疗。

5.康复护理指导

（1）保持适当体重 现代假肢接受腔的形状、容量十分精确，体重每增减 3kg 就会引起接受腔的过紧或过松，所以需保持适当的体重。

（2）安全防护指导 合理安排训练，循序渐进，训练中避免跌倒等意外事件的发生。

（3）保持清洁 防止残肢皮肤发生红肿、溃疡、毛囊炎、皮炎、过敏等。

（4）假肢定期保养指导 脱下假肢后需注意观察接受腔的完整性，有无破损和裂缝，以免皮肤损伤，同时定期保养假肢。

复习思考题

1. 截肢常见的功能障碍不包括（ ）

　A.残端水肿　　　　B.残端感染　　　　C.残肢疼痛

　D.幻肢痛和幻肢觉　E.残端出血和血肿

2. 残肢的评估不包括（ ）

　A.患者的心理　　　B.残肢外形　　　　C.残肢皮肤

　D.残肢长度　　　　E.肌力

3. 简述截肢术后的主要康复问题。

（徐含秀）

扫一扫，查阅
复习思考题答案

项目八 人工关节置换术的康复护理

【学习目标】

掌握：人工关节置换术的主要康复护理问题、康复护理评定、康复护理措施。

熟悉：人工关节置换术前的康复护理措施，人工关节置换术后的康复护理措施。

了解：人工关节置换术的概念。

案例导入

患者，女，69岁，因不慎摔倒后出现髋部疼痛1天入院，X线片发现有股骨颈骨折，入院当天即行人工全髋关节置换术，术后患者返回病房。

问题：请问患者术后观察需密切注意哪些问题？该患者术后有哪些康复护理措施？

【概述】

（一）概念

人工关节是人们为挽救已失去功能的关节而设计的一种人工器官。人工关节置换术是指通

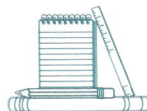

过外科手术方式使用人工关节替代和置换已经失去功能的病伤关节，达到缓解症状、改善功能的目的。

（二）特点

19 世纪中叶，人们就开始了人工关节置换的探索。20 世纪 40 年代，人工关节的研究得到迅速发展。20 世纪 60 年代，英国 John Charnley 使用带柄的不锈钢假体替代股骨头与高密度聚乙烯制成的髋臼假体相关节，使人工关节置换进入了新时代。人工髋、膝关节置换术在临床上应用最为普及。人工关节置换术的康复是保证关节置换手术成功必不可少的一部分。其目的是最大限度地增加患者的关节功能及日常生活活动能力，减轻关节疼痛，纠正关节畸形，使关节获得长期稳定，减少术后并发症，使患者回归家庭、社会，并重返工作岗位。

髋关节置换术可用于治疗髋关节炎、股骨头缺血性坏死、髋关节肿瘤及陈旧性股骨颈骨折等疾病。下面以髋关节置换术为例，介绍人工关节置换术的康复护理内容。

【主要康复问题及康复护理评定】

（一）主要康复问题

1. 疼痛 早期的疼痛多因手术创伤引起，后期可因术后被动活动髋膝关节，使部分挛缩的肌肉被伸展而出现疼痛，也可能因焦虑导致肌紧张和疼痛加剧。

2. 运动能力下降 因体位不当或未行早期关节活动，使关节不能有效伸展，长期处于屈曲状态，导致关节屈曲挛缩。关节疼痛、挛缩、粘连，可导致机体运动能力下降。

3. 日常生活活动受限 疼痛、关节活动度减小等将限制患者步行、上下楼梯、个人卫生及穿脱裤子、鞋、袜等活动的能力。

4. 焦虑与恐惧 由于长期关节功能障碍及疼痛的折磨、日常生活不能自理，导致患者的心理失衡，从而产生心理障碍，如焦虑、恐惧等。

（二）康复护理评定

康复护理评定主要包括疼痛、关节活动度、关节周围肌肉肌力、日常生活活动能力、焦虑和抑郁、生活质量等方面，可各自应用相关量表进行评估（具体内容见模块二项目二）。

对于髋关节功能评估，临床常应用量表进行整体功能评定，如 Harris 评价标准，包括疼痛、关节功能、关节活动度、畸形 4 个方面，满分为 100 分，得分越高，髋关节功能越好。90 ～ 100 分为优，80 ～ 89 分为良，70 ～ 79 分为中，低于 70 分为差。

【康复护理目标与措施】

（一）康复护理目标

1. 尽可能减少术后出血、感染、脱位等并发症。

2. 增强关节周围肌肉的肌力，增加关节活动度。

3. 改善关节稳定性，恢复正常的步行姿势。

4. 恢复日常生活活动能力，促进患者早日回归社会。

5. 保护人工关节，延长其使用期。

（二）人工髋关节置换术前的康复护理措施

术前康复护理的目的是为了让患者做好身体和心理上的准备，需要教会患者术后康复训练技术，具体措施如下。

1. 术前心理指导 手术前向患者介绍髋关节置换术的有关情况，消除焦虑与恐惧，以良好

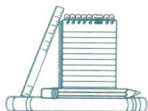

的心态接受手术。

2.体位护理 维持患侧下肢处于无内旋或外旋的伸直体位，可借助皮牵引、丁字鞋、辅助支具以维持体位。

3.呼吸与排痰训练 教患者深呼吸、正确咳嗽、排痰护理技术，预防术后卧床导致的肺部感染。

4.肌力训练 加强手术周围肌群（髋外展肌、股四头肌、腘绳肌）的肌力训练。

5.关节活动训练 加强患侧踝关节、足部各关节及健侧下肢各关节活动训练。

6.助行器训练 指导患者正确使用助行器，为术后的行走训练奠定基础。

7.其他 指导患者卧床排便训练，肥胖者控制饮食以减轻体重。

（三）人工髋关节置换术后的康复护理措施

1.第一阶段（术后第1周） 该阶段的康复护理目标是控制疼痛和出血，减轻水肿，保护创伤部位，防止下肢深静脉血栓和关节粘连，维持关节活动度，促进伤口愈合，防止肌肉萎缩。

（1）搬运及体位 术后搬运患者及护理操作时，要小心抬臀，托住髋部，防止假肢脱位和伤口出血。术后给予平卧位，并于两腿间置楔形枕以保持患髋外展15°～30°，患肢外侧放一枕头以防止髋关节外旋畸形。鼓励患者向患侧翻身，早期应向健侧翻身，翻身时注意伸直术侧髋关节。

（2）预防并发症 主要预防术后伤口感染、肺部感染、深静脉血栓形成等。如合适体位的卧床；重点护理骶尾部，每2小时帮助抬臀1次，以防止压疮的发生；尽早开始深呼吸训练、咳嗽训练；辅助髋、膝关节屈曲、伸展位训练；辅助髋外展肌、伸展肌和股四头肌的等长收缩；踝关节"泵"式往返训练和足趾被动活动，预防下肢静脉血栓形成。

（3）肌力训练 开始于术后第1天，患者清醒后先从仰卧位练习开始，包括踝泵（图6-4）运动训练及股四头肌、腘绳肌、臀肌等长收缩训练。

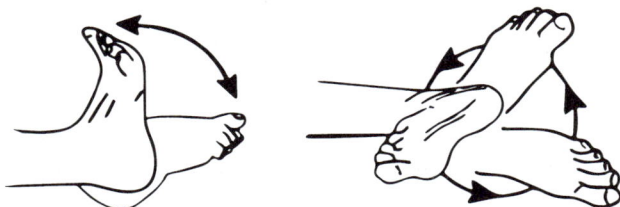

图6-4 踝泵运动训练

（4）关节活动训练 如足跟滑动使髋屈曲至45°角、髋关节内旋至中立位，然后逐步过渡到坐位膝关节伸直及髋关节屈曲练习，告知患者一次坐位时间不宜超过1小时。

（5）转移能力训练 为提高患者日常生活活动能力水平，转移能力至关重要。

1）卧位至起坐转移：鼓励患者借助双上肢支撑坐起。切忌借助床头系带，双臂用力牵拉坐起。

2）坐至站转移：健侧下肢在后，患侧下肢在前，双手支撑扶手，保持在起立时躯干重心移动过程中患侧屈髋不能超过90°，以防止脱位。坐位时，膝关节不能超过髋关节。

（6）步行训练 术后24小时，指导患者持助行器下地行走。患者站稳后，健腿先向前迈进，助行器或拐杖随后前移，患腿随后或同时前迈，挺胸，双目平视前方。术后第1天，患者每次步行距离5～10m，第2天可加倍，以后逐渐增加。待助行器行走能保持平衡和稳定后，可持双拐行走。

（7）负重练习 术后早期即可进行负重训练，患侧肢体一般从不负重到少负重、部分负重

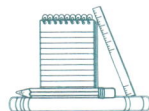

再到完全负重循序渐进练习。

2. 第二阶段（术后第2周） 该阶段的康复护理目标是改善关节活动度，减轻疼痛和水肿，患肢在不负重情况下主动运动，增强肌力。

（1）股四头肌练习　要保持髋关节相对稳定，将硬枕放在患侧膝关节下，将膝关节伸直，助力下做下肢抬高，每组15～20次，角度＜30°，每日3组。

（2）被动屈髋　角度为30°～60°，每组10～15次，每日3组。

（3）负重、步行训练　采用骨水泥固定型假体术患者，可借助助行器或双拐离床负重，练习床边站立、部分负重行走和上下楼梯；采用非骨水泥固定型假体术患者，可用助行器或双拐离床，但不负重。

（4）其他　继续第一阶段的训练项目。

3. 第三阶段（术后第3周） 该阶段的康复护理目标是增强肌力，保持关节活动度，加强本体感觉训练、步态训练，增强日常生活活动能力。

（1）站立训练　平行杠内做患侧少量负重站立练习，每次15分钟。

（2）关节活动训练　加强髋、膝关节屈伸活动练习，保持和增加关节活动度，每组20～30次。

（3）肌力训练　患侧股四头肌等长收缩、等张收缩，小腿肌肉的抗阻力练习，每组20～30次，每日3组。

（4）行走训练　扶双拐练习行走，加强髋关节外展肌群外展肌力的训练和外旋、内收功能训练。非骨水泥固定型假体的负重时间应适当推迟，在术后第3周开始，患侧足负重为体重的25%，第4周负重为体重的50%，第6周负重为体重的75%，第8周负重为100%。

4. 第四阶段（术后第4周及以后） 该阶段的康复护理目标是以增强肌力为主，提高患肢负重能力，加强本体感觉训练、髋关节控制训练，改善步态。

（1）肌力训练

1）梨状肌、臀中肌、臀小肌肌力训练：取仰卧位或站立位，患侧髋关节外展10°～30°，每次保持3～10秒，重复15～20次。

2）髂腰肌、股四头肌收缩训练：将患肢伸直，直腿抬高15°～60°，每次保持5～10秒，在不同角度各重复10～20次。

3）臀大肌、股二头肌收缩训练：取仰卧位，患腿伸直向下用力压床，每次保持5～10秒，重复20次。也可取俯卧位，使患腿膝关节处于伸展位，将腿抬高，施加阻力于患腿的大腿和小腿上，每次保持5～10秒，重复10～20次。

（2）关节活动训练　患侧髋关节屈曲、外展、后伸训练。

（3）负重训练

1）增强抗阻力的主动关节运动：如静态自行车、上下楼梯等，在患侧大部分负重站立下主动屈髋＜90°。如功率自行车练习，上车时患肢支撑，健侧先跨上车，座椅高度以屈髋＜90°为宜，持续15～20分钟。

2）髋关节的抗阻力运动：术后2个月可进行抗阻力的髋关节主动训练。

（三）康复护理指导

1. 禁忌动作　告知患者全髋关节置换术后8周内的禁忌动作：髋关节屈曲＞90°、髋关节内收超过中线、髋关节内旋超过中立位。这些动作均易引起假肢脱位。

2. 脱拐指导　何时由助行器过渡到双拐，再到单拐或手杖甚至脱拐，需要根据患者的耐受

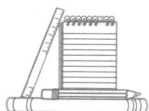

程度及手术医师和康复医师随访评估后决定。

3. 控制体重　合理的体重有利于术后关节功能的恢复，减轻对人工关节的压力，延长假体的寿命，减少松动等远期并发症的发生。

4. 避免不良姿势　髋关节置换术后要避免翘二郎腿、盘腿坐、坐太低的座椅或沙发、下蹲取物、弯腰穿鞋袜等，坐位时保持身体直立。

5. 避免剧烈活动　可允许患者恢复部分体育和娱乐活动，但避免跑、跳、快速行走、爬山和一些球类运动等，这些体育活动会增加假体的负荷，导致松动。

6. 注意安全　术后患者需进行必要的家居改造，防止跌倒损伤等风险。

复习思考题

1. Harris 髋关节评分为 50 分，表明髋关节功能（　　　）

　　A. 优　　　　　　　　　　B. 良　　　　　　　　　　C. 可

　　D. 差　　　　　　　　　　E. 完全丧失功能

2. 人工关节置换术后，康复护理的目标不包括（　　　）

　　A. 增加关节活动度　　　　B. 改善关节稳定性　　　　C. 增强竞技运动水平

　　D. 减少术后并发症　　　　E. 增强肌力

3. 简述全髋关节置换术后 8 周内有哪些禁忌动作。

（徐含秀）

扫一扫，查阅
复习思考题答案

项目九　颈椎病的康复护理

【学习目标】

掌握：颈椎病的主要康复问题、康复护理目标、康复护理措施。

熟悉：颈椎病的康复护理评定及康复护理指导。

了解：颈椎病的概念、特点。

案例导入

患者，男，35 岁，银行职员。患者因长期伏案工作，出现颈肩酸痛、头晕头胀伴右手麻木 1 年余，放射至右脸部。颈椎 X 线片示颈 4～颈 7 轻度退行性改变；CT 检查示颈 5～颈 6 椎间盘向后均匀膨出，硬膜囊前脂肪间隙消失。诊断为颈椎病。

问题：目前患者有哪些功能障碍？应该采取哪些康复护理措施？

【概述】

（一）概念

颈椎病（cervical spondylosis）是因颈椎椎间盘、椎体、椎间关节退行性改变，刺激或压迫邻近的神经根、脊髓、椎动脉及颈部交感神经等组织，所引起的相应症状和体征。其发病常由

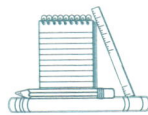

姿势不良引起的慢性劳损、头颈部外伤、血管因素、咽喉部炎症、颈椎结构发育不良等所致。本病以中老年人群居多，是临床常见病、多发病。近年来，本病有年轻化趋势，青少年颈椎病患者逐年增多，从事伏案工作者发病率较高。

（二）特点

1. 神经根型　由椎间孔狭窄、神经根受累引起。表现为颈部活动受限，颈、肩部疼痛，可向前臂或手指放射，手麻，手或臂无力感。

2. 脊髓型　是颈椎病中最严重的类型，多为颈椎间盘病变、椎体后缘骨赘、发育性椎管狭窄及外伤等压迫脊髓所致。表现为颈肩痛伴有四肢麻木、肌力减弱或步态异常，严重者发展至四肢瘫痪、小便潴留、卧床不起。

3. 椎动脉型　是由于椎间隙变窄、钩突变尖刺激或压迫椎动脉，引起椎—基底动脉供血不足所致。颈椎椎体发生半脱位，包括旋转和侧屈，同样也会影响椎体横突孔的位置而使椎动脉发生扭曲，出现头痛、头晕、眩晕，甚至猝倒，有时可有恶心、耳鸣、耳聋和视物不清。

4. 交感型　是由于交感神经末梢受刺激和压迫所出现的交感神经功能紊乱，主要有头晕、头痛、头沉重感、偏头痛、视物模糊、耳鸣、耳聋、心律失常，以及肢体或面部区域性麻木、出汗异常等。

5. 颈型　是临床上极为常见、最早期的颈椎病，也是其他各型颈椎病共同的早期表现。因以颈部症状为主，故又称局部型。由于症状较轻，仅有颈部酸痛不适、疼痛、板滞甚至僵硬等症状，往往重视不够，以致反复发作而使病情加重，不少反复"落枕"的患者多属此型。

6. 混合型　兼有上述两种以上类型的症状和体征。

【主要康复问题及康复护理评定】

（一）主要康复问题

1. 疼痛　以慢性疼痛为主，反复发作，常在劳累、受凉、受伤、姿势不当时诱发。

2. 运动功能障碍　表现为颈部、肩关节活动受限，上肢肌力和手握力减退。

3. 感觉功能障碍　表现有颈、肩、背、上肢疼痛，皮肤麻木、蚁走感、触电样感觉，手指发热、发冷，躯干部紧束感等。

4. 日常生活活动能力障碍　因运动障碍、疼痛、感觉障碍等，导致梳头、穿衣、提物、个人卫生、站立行走等日常生活活动能力障碍。

5. 心理障碍　由于疾病病程长，加上各种障碍影响日常生活和工作，导致患者出现焦虑、恐惧、暴躁、抑郁等心理问题。

（二）康复护理评定

1. 颈部局部评定

（1）颈椎活动情况　关节活动度评定，包括评估轴向旋转和各个方向的屈曲。正常轴向旋转为90°，屈曲范围为90°，伸展范围为70°，侧向屈曲为45°。患者的活动范围可能与年龄有关，老年患者的活动幅度较小。

（2）肌力评定　常采用徒手肌力检查，评定的肌肉包括冈上肌、三角肌、胸大肌、肱二头肌、肱三头肌、伸腕肌、骨间肌。

2. 特征性评定

（1）椎间孔挤压试验　嘱患者坐正，颈部轻度后仰，同时偏向患侧，检查者在头顶部用双

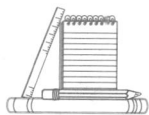

手往下压头顶，挤压颈椎间孔，如果出现同侧手臂疼痛、麻木、无力等感觉，提示为阳性。

（2）臂丛牵拉试验 患者取坐位，头微屈，检查者立于患者被检查侧，一手推患者的头部向对侧，另一手握该侧腕部做相对牵引，此时臂丛神经受牵拉，若患肢出现放射痛、麻木、则为阳性，多见于神经根型颈椎病患者。

3. 脊柱稳定性评定 目前临床主要使用过屈过伸动态 X 线检查，与相邻的椎间隙成角超过 15° 或移位超过 3mm，可判断脊柱不稳定。

【康复护理目标与措施】

（一）康复护理目标

1. 避免诱发因素，防止复发。
2. 减轻颈神经及组织的受压与刺激。
3. 缓解颈、肩、臂肌痉挛，松弛肌肉。
4. 增强颈部肌肉力量，重建和保持颈椎稳定性。

（二）康复护理措施

1. 保持正确的姿势

（1）正确卧姿 颈椎病急性发作期或初次发作的患者，要适当卧床，病情严重者宜卧床休息 2 ~ 3 周。睡觉使用 10 ~ 12cm 高度的枕头，头应放于枕头中央。以仰卧位为主，侧卧为辅，左右交替，侧卧时膝关节微屈对置。俯卧、半俯卧、半仰卧或上、下段身体扭转睡眠，都属于不良睡姿，应及时纠正。待急性期症状基本缓解以后，患者可在颈围保护下逐渐离床活动。

（2）正确坐姿 坐位下保持头部正中的位置，耳朵和肩峰在一条线上。上身坐直，双肩向后张开的同时自然放松，两上臂靠近身体，双肘自然弯曲使前臂置于桌上。

2. 运动疗法 主要是进行增强颈肩背肌和颈前肌的肌力训练，使颈椎稳定，减少神经刺激，改善颈椎间各关节的功能，增加颈椎活动范围，减轻肌肉痉挛，如可以做颈椎米字体操、游泳、"小燕飞"、放风筝等。

3. 颈椎牵引 通过对颈椎牵伸的生物力学效应，缓解颈部肌肉痉挛，使椎间隙或椎间孔相对增大，以缓解对神经根、椎动脉、交感神经的刺激、压迫，牵开被嵌顿的组织，减少椎间盘内压，缓冲椎间盘向周缘外突的压力，有利于外突组织的复位和回纳，减轻症状。一般来说，颈部自躯干纵轴向前前倾 10° ~ 30°，避免过伸。牵引（力度）重量：原则上以患者能忍受为宜，根据不同的年龄，选择不同的牵引重量（2 ~ 20kg）。一般每日牵引 1 ~ 2 次，每次牵引 10 ~ 30 分钟，10 天为一疗程，具体应根据患者的体质而定。一般使用坐式间歇牵引，对年老体弱者通常使用卧式间歇牵引。

4. 其他物理因子疗法 主要作用是扩张血管，改善局部血液循环，解除肌肉和血管的痉挛，消除神经根、脊髓及周围软组织的炎症、水肿，减轻粘连，调节自主神经功能，促进神经和肌肉功能的恢复。可根据患者病情选用直流电药物离子导入疗法、超短波疗法、调制中频电疗法、超声波疗法及红外线疗法等。治疗过程中要注意患者皮肤情况、治疗效果和其他不良反应。

5. 心理康复 向患者讲解疾病的相关知识，及时告知康复情况，增强患者战胜疾病的信心和耐心。教会患者疾病康复技术，促进主动康复。

6. 康复护理指导

（1）严防急性头、颈、肩外伤 避免各种生活意外及运动损伤，如头颈部跌扑伤、碰击伤及挥鞭伤，均易发生颈椎及其周围软组织损伤，直接或间接引起颈椎病，应积极预防。

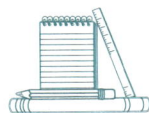

（2）避免诱发因素　颈椎病的致病因素较为复杂，除外伤外，常见的还有落枕、受凉、过度疲劳、强迫体位、上位胸椎半脱位、姿势不良及其他疾病（如咽喉部炎症、高血压、内分泌紊乱等）。

（3）提高机体抗病能力　加强身体锻炼和自身营养，多食新鲜的蔬菜、水果等富含维生素 C 的食物，多食牛羊肉、鸡蛋、豆制品等富含蛋白质的食物，以增强人体免疫力。

复习思考题

1. 颈椎病康复护理目标不包括以下哪一个（　　　）

A. 避免诱发因素，防止复发

B. 减轻颈神经及组织的受压与刺激

C. 缓解颈、肩、臂肌痉挛，松弛肌肉

D. 增强颈部肌肉力量，重建和保持颈椎稳定性

E. 提高下肢肌力

2. 下列哪个不是颈椎病分型（　　　）

A. 颈型　　　　　　　　　　B. 颈肩痛型　　　　　　　　　C. 神经根型

D. 椎动脉型　　　　　　　　E. 混合型

3. 颈椎病有哪些自我保健的方式？

（田梦晨）

扫一扫，查见
复习思考题答案

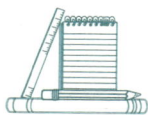

项目十　腰椎间盘突出症的康复护理

> 【学习目标】
>
> 掌握：腰椎间盘突出症的主要康复问题、康复护理目标、康复护理措施。
>
> 熟悉：腰椎间盘突出症的康复护理评定及康复护理指导。
>
> 了解：腰椎间盘突出症的概念、特点。

案例导入

王某，女，35 岁，公司文员，诉腰部活动受限伴下肢放射痛 3 个月。身体评估：腰椎侧凸，腰 4～腰 5 棘突压痛、叩击痛（＋），无向下肢放射。右下肢直腿抬高试验阳性。影像学检查示腰 4～腰 5 椎间隙变窄，椎体边缘增生。

问题：此患者的临床诊断是什么？该患者的康复护理措施有哪些？

【概述】

（一）概念

腰椎间盘突出症（lumbar disc herniation，LDH）是在椎间盘退变的基础上，受到相应的损伤和应力作用，造成纤维环破裂，髓核突出，刺激或压迫神经根而表现的一种综合征，是引起

腰腿痛最常见的原因之一。引发腰椎间盘突出症的原因主要是腰椎间盘的退行性变，但也与腰椎过度负荷、外伤、受寒等因素有关。

（二）特点

本病以腰 4～腰 5、腰 5～骶 1 椎间盘发病率最高，可达 90% 以上，好发于青壮年，其中约 80% 发生于在 20～50 岁，男性明显多于女性，男女之比约为 5∶1。按照临床表现的不同，通常腰椎间盘突出症分为以下几种类型。

1. 中央型 椎间盘在中线突出，压迫马尾神经，症状较重。

2. 后外侧型 突出的椎间盘位于中线的一侧，压迫同侧神经根。

3. 外侧型 突出位于椎间小关节部位及其外侧，压迫硬膜囊和神经根。

【 主要康复问题及康复护理评定 】

（一）主要康复问题

1. 疼痛 腰痛是本病最先出现的症状，也是最常见的症状，发生率在 90% 以上。由于纤维环及后纵韧带受到突出髓核的刺激，会产生疼痛并伤害感受器，大多分布在关节突关节、脊神经周围、关节囊附近等，感受器的结构受到各种应力或者压迫使感觉输入异常而产生下腰部疼痛。特点是腰部疼痛，尤其在下腰椎区域靠近脊柱两侧或者腰骶部中间区域，程度轻重不一，多在平卧位减轻，站立位加重。坐骨神经痛发生率在 85% 以上。下肢痛沿坐骨神经分布区域放射，一般是从下腰部向同侧臀部、大腿后方、腘窝、小腿外侧、小腿内侧直至足部放射，在咳嗽、打喷嚏或用力时疼痛加重。

2. 运动障碍 急性期腰椎各方向活动度包括前屈、后伸、侧屈等均可出现受限。神经根长时间受压，下肢肌力可出现减退、松弛或亢进状态。

3. 感觉障碍 有少数病例（占 5%～10%）自觉下肢发冷、发凉，为椎管内的交感神经纤维受刺激所致。少数患者单侧下肢局部区域皮肤温度比健侧低，多为支配该区域皮肤运动感觉的神经在走行过程中受到骨性或者软组织压迫而导致温度异常。

4. 腰骶椎曲度改变 可出现曲度变直、侧凸、腰骶角的变化。

5. 心理障碍 由于疼痛、腰椎活动度受限等影响工作和日常生活，部分患者对疾病产生恐惧心理，影响治疗和功能康复。

（二）康复护理评定

1. 健康状态评定

（1）一般情况 包括姓名、年龄、性别、职业、家庭情况等。

（2）过去史 是否有急性、慢性腰痛，腰背筋膜炎等。

2. 疼痛评定 可使用视觉模拟评分法（VAS）、文字描绘评定法等（具体内容见模块五项目一），也可使用腰椎间盘突出症疼痛评估、疗效评分表。满分为 46 分，分值越高，疼痛越严重，疗效越差。疗效指数 =（治疗前积分 – 治疗后积分）/ 治疗前积分 ×100%。

（1）临床治愈 腰腿痛消失，直腿抬高 70° 以上，能恢复原工作，治疗后症状积分 0～2 分，疗效指数 > 90%。

（2）好转 腰腿痛减轻，腰部活动功能改善，疗效指数 > 30%。

（3）未愈 治疗后症状、体征与治疗前无明显改善，疗效指数 ≤ 30%。

3. 腰椎活动度评定 采用量角器评定腰椎前屈（正常值 90°）、后伸（正常值 30°）、左右侧屈（正常值 30°）和旋转（正常值 30°）。腰椎活动受限是腰椎间盘突出症最常见的体征。

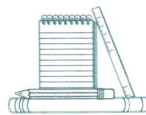

4. 肌力评定　腰痛患者大多伴有腰背肌如竖脊肌、腰方肌，腹肌如腹直肌、腹内斜肌、腹外斜肌的肌力减退，一般属失用性改变，可做各组肌力的手法测试、耐力或等速肌力测试。等速肌力测试可获得较精确的肌力水平。

5. 骨盆评定　腰痛患者大多会伴随骨盆错位，包括髂骨、骶骨、坐骨和耻骨在各个方向的半脱位。连接于腰椎和骨盆之间大量的肌肉由于腰椎或者骨盆的错位而产生两侧长度不对称，从而引发肌肉的疲劳或者痉挛，可以用专业的骨科检查判断骨盆具体的错位方向，进行精准的骨盆复位。

【康复护理目标与措施】

（一）康复护理目标

1. 减轻椎间压力，促进突出物缩小回纳，解除神经根压迫。
2. 改善或者减轻下背部和下肢疼痛程度，恢复正常日常生活活动。
3. 恢复下背部和下肢周围肌肉的肌力，改善脊柱稳定性，预防复发。

（二）康复护理措施

1. 卧床休息　适用于急性发作期症状较重的患者。严格卧硬板床休息3周左右，可使腰部软组织得到充分的松弛和休息，缓解肌肉痉挛，改善血液循环，减少对神经组织或疼痛伤害感受器的刺激和激惹，有利于炎症的消退和致痛物质的清除，减轻体重或者应力对椎间盘的压力。3周后带腰围起床活动，3个月内不做或者减少弯腰持重动作。

2. 腰椎牵引　患者仰卧位，用两个牵引套分别固定骨盆和胸部或腰部，进行对抗牵引。牵引重量通常从30kg开始，逐渐增至相当于患者体重的重量，也有人主张不超过体重的一半。每次牵引20～30分钟，每日1次。如果在牵引过程中出现疼痛加剧、下肢麻木酸胀、腰背肌肉拉伤等情况，一定要立即停止牵引。

3. 物理因子疗法　可促进炎症的消散和吸收，消除神经根水肿，加速组织修复，起到止痛的作用，如超短波疗法、中频电疗法、超声波疗法等。

4. 运动疗法　临床上应重视腰背肌和腹肌的锻炼，只有腹肌与腰背肌保持适当平衡，才能维持良好姿势及保持腰椎的稳定，包括腹式呼吸训练、核心肌群激活训练。疼痛缓解后即可开始，均在硬板床上进行：①直腿抬高法：患者仰卧，双手压于臀下，慢慢抬起双下肢，膝关节可微屈，坚持10～15秒，然后放下，可有效防止神经根粘连（图6-5）。②五点支撑法：患者平卧，用头、双肘、双脚五点支撑，将臀部撑起，抬到最高位（图6-6）。③三点支撑法：1～2周后练习。患者平卧，用头、双脚三点支撑，将臀部、背部撑起，臀部尽量抬高（图6-7）。④四点支撑法：用双手、双脚将身体全部撑起呈拱桥状（图6-8）。⑤飞燕点水法：患者俯卧，头、双上肢、双下肢后伸，腹部接触床的面积尽量小，呈飞燕状（图6-9）。所有锻炼均每日3～4次，每次15～20组，循序渐进，逐渐增加次数。痊愈后应坚持运动半年以上。

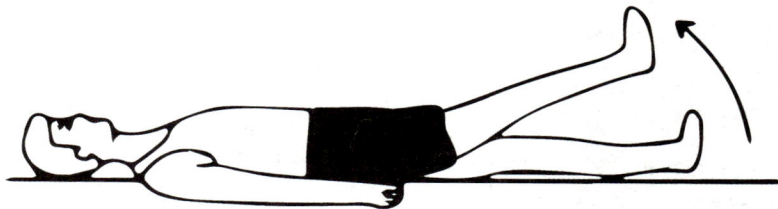

图 6-5　直腿抬高法

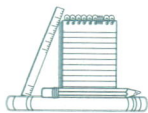

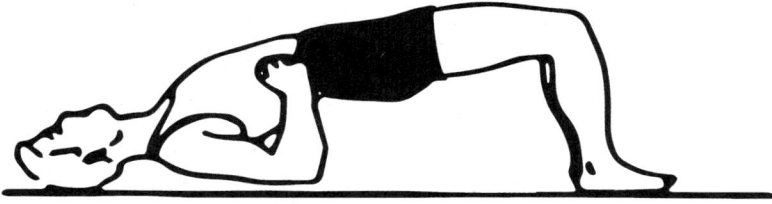

图 6-6　五点支撑法

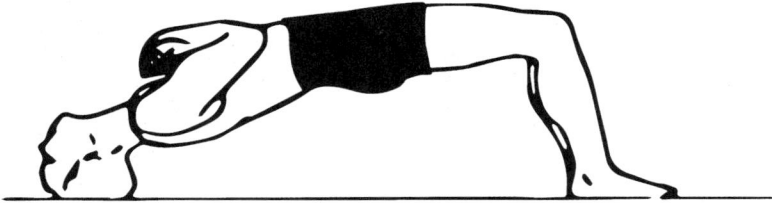

图 6-7　三点支撑法

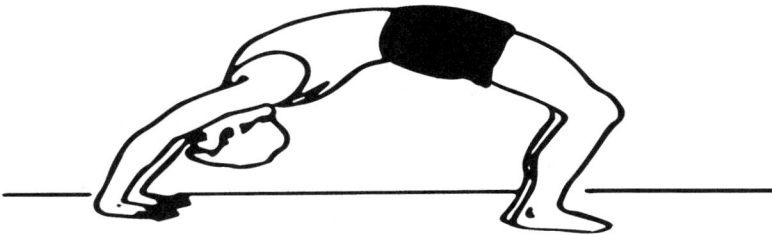

图 6-8　四点支撑法

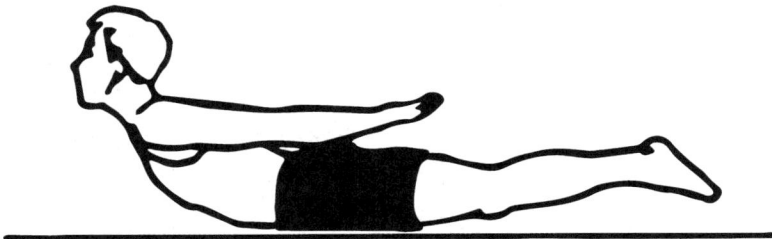

图 6-9　飞燕点水法

5. 术后康复　对保守治疗无效或经常反复发作的患者，可进行手术治疗。手术后的康复与非手术康复的方法基本相同，后路手术者应减少腰部的前屈动作；前路手术者应减少腰部后伸的运动；植骨融合术者应在骨愈合以后再进行腰部活动的训练。采用椎间孔镜手术的患者，在出院后 1 个月左右需要在腰围和助行器的辅助下，完成站立和缓慢步行，有利于患者下肢肌力的恢复和防止严重的肌肉萎缩，恢复下肢和躯干的本体感觉。腰背肌在站立步行过程中受到适当的应力，也有助于手术位置的尽快愈合。

6. 康复护理指导

（1）健康检查　对不同的人群，特别是青壮年应做健康检查，注意有无脊柱先天性异常，如脊柱侧凸、隐性骶椎裂，因其易发生腰椎间盘突出症。

（2）改善腰部姿势

1）采取正确的坐、立、睡姿，避免不良的姿势。在坐位或者驾驶时，在腰椎后侧放靠背，使腰椎保持正常的生理前凸。

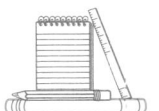

2）长时间弯腰用力劳动或需要长时间维持同一姿势或重复同一动作时，要注意调整身体的姿势或定时做简短的放松运动。弯腰提物或搬运重物时，要精神集中，各肌肉、关节运动协调配合，拾物时以下蹲代替弯腰，避免大幅度屈伸腰部，避免在腰部侧弯、扭转姿势下用力。携带重物时应尽量使其贴近躯干，减少椎间盘的压力。

3）连续工作 1 小时后应适当活动腰部，减轻腰部的疲劳。可以久坐后定期站起活动或者步行 5 分钟，以缓解腰部肌肉长期使用后的疲劳。

（3）腰围的合理使用　腰围的佩戴应根据病情灵活掌握，以保持腰椎良好的生理曲度为前提。患者经过牵引或长期卧床治疗后，下床活动时应佩戴腰围，以免再次扭伤使病情加重，并可巩固治疗效果。当病情减轻，临床症状消失，应及时取下腰围，以免产生对腰围的依赖感。

（4）其他　肥胖者控制体重以减轻腰椎负荷。女性避免穿过高的高跟鞋，应多穿软底的平底鞋。注意腰部保暖，避免腰部寒冷刺激。

复习思考题

1. 腰椎间盘突出症不包括以下哪些症状（　　　）

    A. 腰背痛　　　　　　　　　B. 下肢放射性症状　　　　　C. 手麻

    D. 下肢发冷　　　　　　　　E. 臀肌萎缩

2. 腰椎间盘突出症评定不包括以下哪项（　　　）

    A. 骨盆评定　　　　　　　　B. 腰椎活动度评定　　　　　C. 疼痛评定

    D. 巴宾斯基征检查　　　　　E. 腰椎核磁

3. 腰椎间盘突出症患者的姿势管理包括哪些？

（田梦晨）

项目十一　慢性阻塞性肺疾病的康复护理

【学习目标】

掌握：慢性阻塞性肺疾病的主要康复问题、康复护理目标、康复护理措施。

熟悉：慢性阻塞性肺疾病的康复护理评定及康复护理指导。

了解：慢性阻塞性肺疾病的概念、特点。

案例导入

患者，男，72 岁。因"慢性咳嗽、咳痰 16 年，活动后气短 5 年，加重 10 天"入院。查体：体温 37.5℃，心率 98 次／分，呼吸 30 次／分，血压 126/80mmHg，神清，消瘦，口唇发绀，桶状胸，肋间隙增宽，呼吸动度减弱，叩诊呈过清音，双肺呼吸音粗，可闻及干湿啰音。心率 98 次／分，律齐，未闻及杂音。患者既往吸烟 35 年。

问题：该患者的康复护理问题是什么？应采取哪些康复护理措施？

扫一扫，查阅
复习思考题答案

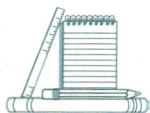

【概述】

（一）概念

慢性阻塞性肺疾病（chronic obstructive pulmonary disease，COPD）简称慢阻肺，是由慢性支气管炎或肺气肿所致的、以不完全可逆的气流受限为特征的慢性肺部疾病。慢性支气管炎是指由于物理、化学和感染等因素引起气管、支气管黏膜及其周围组织的慢性非特异性炎症，咳嗽、咳痰 3 个月以上，并连续 2 年者。阻塞性肺气肿是指肺部终末细支气管远端的气道出现异常持久扩张，弹性减退，充气和肺容积增大，并伴有气道壁的破坏，多为慢性支气管炎的常见并发症。当慢性支气管炎、肺气肿患者肺功能检查出现气流受限，并且不能完全可逆时，则诊断为 COPD。

（二）特点

COPD 具有高患病率、高致残率、高病死率的特点，医疗负担重，是严重危害公众健康的重大慢性疾病。COPD 目前居全球死亡原因的第 4 位，据世界银行 / 世界卫生组织预计，COPD 位居世界经济负担的第 5 位。2018 年"中国成人肺部健康研究"对 10 个省市成年人调查显示，我国 20 岁及以上成年人的慢阻肺患病率为 8.6%，40 岁及以上则高达 13.7%，估算我国慢阻肺患者人数近 1 亿。可见，慢阻肺早期预防、早期诊断和规范治疗是一项重大而艰巨的任务。

【主要康复问题及康复护理评定】

（一）主要康复问题

1. 有效呼吸减低　本病一系列的病理生理改变，导致有效通气量降低，影响了气体的交换功能。严重时换气功能障碍，导致缺氧和二氧化碳潴留。老年患者有不同程度的驼背和肋软骨钙化，限制了胸廓的活动，导致肺功能进一步下降，使有效呼吸降低。

2. 病理性呼吸模式　肺通气功能障碍，肺组织弹性减退，影响患者平静呼吸过程中膈肌的上下活动，减少了肺的通气量。为了弥补呼吸量的不足，呼吸运动代偿性使用胸式呼吸，即肋间肌和辅助呼吸肌（胸大肌、胸锁乳突肌、斜方肌等）参与呼吸，久之形成了浅快、用力的病理式呼吸模式。

3. 日常活动能力下降　由于形成了病理性呼吸模式，气短、气促常使患者精神和颈背部乃至全身肌群紧张，使机体氧耗进一步增加。另外，患者因惧怕出现劳累性气短，限制自己的活动，有的患者长期卧床，使呼吸及循环系统对运动的适应能力减退，从而导致肺功能及日常生活等基本能力下降，独立性丧失。

4. 心理障碍　对所患疾病缺乏认识，加之病程长、担心疾病预后，以及咳嗽、气短、乏力、喘息的症状，造成患者精神紧张，易产生焦虑、抑郁、烦躁不安等不良心理反应。

（二）康复护理评定

1. 健康状态评定

（1）一般情况　包括姓名、年龄、性别、职业、家庭情况等。

（2）吸烟情况　包括吸烟时间及吸烟量等。

（3）过去史　是否有慢性支气管炎、肺气肿、哮喘等。

2. 呼吸功能评定

（1）呼吸困难程度评定　见表 6–10。

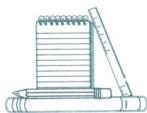

表 6-10　呼吸困难分级

分级	特点
0级	除剧烈运动外，一般无呼吸困难
1级	平地快步走或上缓坡时出现气促
2级	因气短，平地走时比同龄人慢或需停下休息
3级	平地行走约100m或数分钟后需停下喘气
4级	因严重呼吸困难以至于不能离开家，或在穿衣、穿鞋等日常活动中感到困难

（2）呼吸功能检查　包括肺容量、通气功能、小气道功能、换气功能的测定。常用指标有肺总量（TLC）、肺活量（VC）、功能残气量（FRC）、最大（用力）肺活量（FVC）、第1秒用力呼气量（FEV1）等。FEV_1和FVC的比值（FEV1/FVC），FEV1占预计值百分比（FEV1%）是评估COPD气流受限严重程度及预后的良好指标。

（3）肺功能评定　应用气流受限的程度进行肺功能分级（表6-11）。

表 6-11　肺功能分级

分级	程度	标准	症状
Ⅰ级	轻度	FEV1/FVC＜70%，FEV1≥80%预计值	有或无慢性咳嗽、咳痰症状，患者不易察觉自己肺功能异常
Ⅱ级	中度	FEV1/FVC＜70%，50%≤FEV1＜80%预计值	常伴有慢性咳嗽、咳痰症状，患者因呼吸困难加重或疾病加重而常去医院就诊
Ⅲ级	重度	FEV1/FVC＜70%，30%≤FEV1＜50%预计值	多伴有慢性咳嗽、咳痰症状，反复出现急性加重。此期疾病已影响患者的生活质量
Ⅵ级	极重度	FEV1/FVC＜70%，30%≤FEV1＜50%预计值，或FEV1＜50%预计值	伴有慢性呼吸衰竭。患者生活质量明显下降，若出现急性加重则可能有生命危险

3. 日常活动能力评定　见表6-12。

表 6-12　日常活动能力分级

分级	分级标准
0级	虽存在不同程度的肺气肿，但活动如常人，对日常生活无影响，无气短
1级	一般劳动时出现气短，日常生活活动稍受限
2级	平地步行不气短，速度较快或上楼、上坡时气短，日常生活活动受限
3级	慢走不到百步即有气短，日常生活活动明显受限
4级	讲话或穿衣等轻微活动时亦有气短，日常生活活动严重受限
5级	安静时出现气短，无法平卧，日常生活活动无法进行

4. 运动能力评定

（1）心肺运动试验　通过活动平板或功率车进行运动试验获得最大吸氧量、最大心率、最大代谢当量值、运动时间等相关量化指标，以评定患者的运动能力。

（2）步行试验　对于不能进行活动平板运动试验的患者，采用定量行走法评估。可让患者在规定的时间（6分钟或12分钟）内尽可能快地行走，记录其所走的距离，距离越长，说明体力活动能力越好；或采用固定距离法，如固定距离30m，计算完成该距离行走的时间，以此判断患者的运动能力及运动中发生低氧血症的可能性。

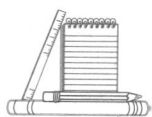

（3）耐力运动试验　为使康复计划更加有效，应在训练计划开始前和完成时，用一些运动耐力的标准测量进行评估，如在固定自行车上或步行器上，用最大负荷（由开始的渐进练习试验测得）测定耐力，选用固定负荷为最大负荷的75%～85%，并记录其速度和时间。

5. 营养状况评定　最简便的方法是查看前臂屈侧或上臂伸侧下1/3部位的皮下脂肪的充实程度，也可根据体质指数评估患者的营养状况。体质指数（body mass index，BMI）是反映成人体重与身高关系和判断人体胖瘦程度的一项重要指标，计算方法：BMI= 体重（kg）/ 身高（m）^{2}。BMI < 18.5 为营养不良，BMI > 25 为肥胖。

6. 日常生活活动能力评定　包括自我照顾、家务活动、日常活动、交通（活动性）及人际关系等。

7. 心理社会评定　COPD 患者由于自身呼吸困难和慢性缺氧，经常处于持续紧张不安的焦虑状态，因而胸壁肌紧张程度增加，使呼吸更加困难，患者常表现出情绪不稳定等问题，因此需定期对患者进行相应的心理评估。

【康复护理目标与措施】

（一）康复护理目标

1. 改善胸廓活动，获得正常的呼吸方式，教育引导患者形成有效的呼吸模式，支持和改善心肺功能。

2. 提高机体能量储备，改善或维持体力，提高患者对运动和活动的耐力。

3. 改善心理状况，放松精神，缓解焦虑、抑郁、紧张等情绪。

4. 开展积极的呼吸和运动训练，发掘呼吸功能潜力，积极治疗和预防并发症，消除后遗症。

5. 提高机体免疫力，提高日常生活自理能力。

（二）康复护理措施

1. 呼吸训练

（1）腹式呼吸　患者取坐位或卧位，用鼻吸气，用口呼气。先吸后呼，吸气时鼓腹、呼气时缩腹（具体内容见模块四项目二）。

（2）缩唇呼吸　患者取坐位或头胸部抬高、双肩后倾，使膈肌活动不受限。用鼻深吸气，紧闭嘴，默数"1、2"，并做短暂停顿。用口呼气，嘴唇缩成吹口哨状，让气流缓慢呼出，默数"1、2、3、4"，呼气时间最少是吸气的2倍（具体内容见模块四项目二）。

（3）放松训练　指导患者采取放松体位，常采用前倾依靠坐位、椅后依靠坐位和前倾站位。对肌肉不易松弛的患者可以教授放松技术，让患者先充分收缩待放松的肌肉，然后再松弛紧张的肌肉，以达到放松的目的。还可以做肌紧张部位节律性摆动或转动，以利于该部肌群的放松。缓慢地按摩或牵拉也有助于紧张肌肉的放松。

2. 排痰训练

（1）有效咳嗽训练　先深吸气，吸气末段屏气3～5秒，当肺泡内压力明显增高时，突然将声门打开，连续进行2～3次短促有力的咳嗽，将痰液咳到咽部附近，再迅速用力将痰液咳出体外。再缓慢深吸气，缓呼气，重复以上动作，连续2～3次后，嘱患者静卧休息（具体内容见模块四项目二）。

（2）胸部叩击　患者侧卧位或在他人协助下取坐位，康复护士两手指弯曲并拢，使手呈空杯状，运用腕力在引流部位胸壁上从肺底自下而上、由外向内、双手交替、迅速而有节律地叩击，振动气道，每一个肺叶叩击1～3分钟，每分钟叩击120～180次，以松动支气管内的分

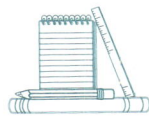

泌物，使之易脱落排出。

（3）体位引流 采取各种体位，病变肺部处于高位，引流管开口向下，痰液可顺体位引流排出。若有两个以上炎性部位时，一般先从痰液较多的部位开始，然后进行另一部位。引流频率视分泌物多少而定，每日 2～4 次，每次引流 1 个部位 5～10 分钟，总时间为 30～45 分钟。本法适用于神志清楚、体力较好、分泌物多的患者，宜空腹进行，避免引起胃部不适或恶心、呕吐，引流过程中需注意生命体征变化等。

3. 运动训练

（1）有氧运动训练 结合患者个体情况、环境及兴趣爱好等因素制定训练方案，最常见的方法是步行和慢跑，游泳、踏车、爬山、上下楼梯、呼吸操、使用手摇车训练等也是有效的有氧运动锻炼方法。通常先进行 12 分钟的行走距离测定，以了解患者的活动能力。然后采用亚极量行走和登梯练习，改善患者的耐力。可先慢走，然后正常步行，最后慢跑或步行与慢跑交替进行。慢跑从 5 分钟开始，逐渐增加到 20～30 分钟，以出现轻度呼吸短促为宜。适宜的步行量为停止步行后 3～5 分钟内呼吸困难缓解，心率恢复正常。

（2）上肢锻炼方法 包括上肢功率计法、扔球等，也可以让患者用体操棒做高度超过肩部的各个方向的练习或高过头的上肢套圈练习，还可让患者手持重物（0.5g～3kg）做高过肩部的活动，每次活动 1～2 分钟，休息 2～3 分钟；每日 2 次。

（3）下肢训练 常用步行、登山、骑车等方法，以骑自行车和行走锻炼的方式训练耐力是最常见的训练方法。下肢训练可以增加 COPD 患者的活动耐力，减轻呼吸困难的症状，改善整体功能和精神状态。

4. 营养支持 保证充足的营养，给予高蛋白、高热量、高维生素饮食。合理的膳食搭配、科学的烹调方法、正确的饮食习惯，可改善患者的代谢功能，从而增强身体素质，促进疾病的康复。尤其多食用新鲜的水果及鱼类，对肺部健康有益。饮食中搭配水果和蔬菜，可以降低发生呼吸道疾病的危险。

5. 心理康复 可改善患者的异常心理状态，指导患者学会放松肌肉、减压及控制惊慌，有助于患者以积极主动的态度参与康复治疗，提高康复效果。

6. 中医传统疗法 五禽戏、八段锦、六字诀、易筋经、太极拳、推拿按摩、吐纳训练、针灸疗法、穴位敷贴等对本病有良好的康复效果。

知识链接

COPD 自我管理效能的含义

COPD 自我管理效能是指 COPD 患者在应对疾病的过程中，发展起来的管理症状、治疗、身体、心理及社会变化，同时做出生活方式改变的自信力。通过结构化和个体化的干预措施，鼓励、确保和支持患者积极地采纳健康的行为习惯，并提高技能以更好地控制疾病。其最终目标是优化并保持躯体健康，降低日常生活中症状及功能损害的发生。

---

7. 康复护理指导

（1）疾病知识宣教 进行呼吸系统结构、功能和慢阻肺相关知识的介绍，说明康复治疗的意义、方法和注意事项。

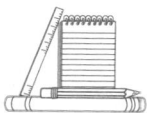

（2）COPD 的预防指导

1）戒烟、改善生活环境：耐心对患者讲解吸烟的危害，引导其行为的改变；经常开窗通风，避免在多尘、异味或烟雾环境中生活。

2）增强体质：COPD 患者易患感冒，在身体条件允许的情况下，采用冷水洗脸，进行耐寒锻炼。在呼吸道传染病流行期间，应戴口罩或尽量少去公共场所。

3）坚持训练：学会自我控制病情的技巧，坚持腹式呼吸及缩唇呼吸，提高摄氧能力，有效咳嗽和促进痰液排出。进行适宜的全身活动，不但可改善骨骼肌、心肺功能，还可调节情绪，增加活动耐力。告知患者康复训练一定要在病情稳定时进行，在训练中如感到不适及时与医生取得联系。

（3）家庭氧疗　每天进行 15 小时持续低流量（1.0 ～ 2.0L/min）的家庭氧疗，能明显改善生存质量和延长寿命。告知患者在进行氧疗时应注意用氧安全，做到四防，即"防火、防热、防震、防油"，远离火源、高温，搬运时要轻拿轻放，防止火灾和爆炸。吸氧过程中禁止吸烟。氧疗装置要定期更换、清洁和消毒。

复习思考题

1. 患者，女，58 岁，慢性阻塞性肺疾病 5 年，慢走不到百步即有气短，日常生活活动明显受限，其日常生活活动能力为（　　　）

　A. 0 级　　　　　　B. 1 级　　　　　　C. 2 级　　　　　　D. 3 级　　　　　　E. 4 级

2. 慢性阻塞性肺疾病进行腹式呼吸的目的是（　　　）

　A. 有利于痰液排出　　　　　　　　　B. 增加肺泡张力

　C. 使呼吸幅度扩大，增加肺泡通气量　　D. 借助腹肌进行呼吸

　E. 间接增加肋间肌活动

3. 慢性阻塞性肺疾病有哪些主要康复问题？如何评定？

（李为华）

扫一扫，查阅
复习思考题答案

项目十二　冠心病的康复护理

【学习目标】

　掌握：冠心病的主要康复问题、康复护理目标、康复护理措施。

　熟悉：冠心病的康复护理评定及康复护理指导。

　了解：冠心病的概念及特点。

案例导入

　李某，男，69 岁，因"劳累性心绞痛 2 年，加重 1 个月"收治入院。患者主诉心前区呈压榨样疼痛，起初常发作于劳累后，休息或舌下含服硝酸甘油后，疼痛即可逐

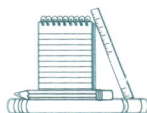

渐缓解。但近 1 个月以来，疼痛发作次数增多，且与劳累无明显关系，休息或舌下含服硝酸甘油后疼痛缓解的时间延长。

问题：如何对该患者进行康复护理？

【概述】

(一) 概念

冠心病全称为冠状动脉粥样硬化性心脏病（coronary atherosclerotic heart disease，CHD），也可称为缺血性心脏病。冠心病是指由于冠状动脉粥样硬化导致血管狭窄或阻塞，和（或）由于冠状动脉的功能性改变（痉挛）导致心肌缺血、缺氧甚至坏死，从而引发的心脏病。

(二) 特点

本病好发于 40 岁以上者，且男性多于女性，脑力劳动者较多。在欧美国家，本病占心脏病死亡人数的 50% ~ 70%；而在我国，本病则占心脏病死亡人数的 10% ~ 20%。

1. 无症状型（隐匿型冠心病） 患者没有自觉症状，但其静息、动态或运动心电图中可见 ST 段压低，T 波低平或倒置等，提示出现了心肌缺血性改变。

2. 心绞痛型 是由一时的心肌供血不足而引起，有发作性的胸骨后疼痛。

3. 心肌梗死型 是由冠状动脉闭塞所致的急性心肌缺血性坏死引起，症状严重。

4. 缺血性心肌病 由长期心肌缺血所致的心肌纤维化而引起，患者出现心脏增大、心力衰竭及心律失常的表现，类似于扩张型心肌病。

5. 猝死型 患者因出现原发性的心脏骤停而猝然死亡，多是由于缺血的心肌局部发生了电生理紊乱，从而导致严重的室性心律失常。

【主要康复问题及康复护理评定】

(一) 主要康复问题

1. 心血管功能障碍 冠心病患者在活动后，由于心脏的负担增加，心肌耗氧量增加，从而导致已发生冠状动脉粥样硬化的心肌缺血，可诱发心绞痛。

2. 活动能力减退 冠心病和缺乏运动导致机体摄氧能力减退、肌肉萎缩和代谢能力降低，从而导致活动能力减退。

3. 呼吸功能障碍 冠心病会有胸闷、气急等缺氧表现。针对呼吸困难的程度可分为 4 种类型，即劳力性呼吸困难、夜间阵发性呼吸困难、端坐呼吸和急性肺水肿。

4. 代谢功能障碍 脂肪和能量物质摄入过多而缺乏运动，导致脂代谢和糖代谢障碍，表现为血清总胆固醇和甘油三酯增高、高密度脂蛋白降低。缺乏运动还可导致胰岛素抵抗，除了引起糖代谢障碍外，还可形成高胰岛素血症和高脂血症。

5. 心理行为障碍 由于冠心病是终身性疾病，治疗时间长，患者往往伴有思想负担，易发生焦虑、恐惧、烦躁等情志改变。

(二) 康复护理评定

1. 心功能评定 目前通用的是美国心脏协会提出的心功能分级方案（表 6-13）。

2. 心电运动试验 以心电图为主要检测手段，并通过试验前、中、后心电图和症状、体征的反应来判断心肺功能。其原理为平时心电图无明显改变的患者，采用运动平板、功率自行车等运动试验，因暂时增加了心肌负荷及耗氧量，心电图表现为心肌缺血。

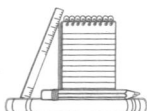

表 6-13　心功能分级

分级	特点
Ⅰ级	患者虽患有心脏病，但体力活动不受限制，一般的活动不会引起疲乏、心悸、呼吸困难、心绞痛等症状，属于心功能的代偿期
Ⅱ级（轻度心衰）	患者有心脏病且体力活动轻度受限，休息时没有自觉症状，一般的活动可引起上述症状，休息后可很快缓解
Ⅲ级（中度心衰）	患者患有心脏病且体力活动受到明显限制，休息时无症状，一般轻微的体力活动即可引起上述症状，休息较长时间后上述症状才能缓解
Ⅳ级（重度心衰）	患者患有心脏病且无法从事任何体力活动，甚至在休息时也会存在心衰的症状，即使从事轻微的活动都会使症状加重

3. 超声心动图运动试验　超声心电图可以直接反映心肌活动情况，从而揭示心肌收缩和舒张功能，还可以反映心脏内血流变化情况，有利于提供运动心电图不能显示的重要信息。检查一般采用卧位踏车或活动平板方式。

4. 冠状动脉造影试验　用特制的心导管经股动脉、肱动脉或桡动脉送到主动脉根部，分别插入左、右冠状动脉口，注入少量造影剂，使左、右冠状动脉及其主要分支能够清楚地显影，并可进行电影摄影、快速连续摄片或光盘记录，发现各支动脉狭窄性病变的部位并估计其程度。一般认为，管腔直径减少 70% ～ 75% 或以上严重影响血供，管腔直径减少 50% ～ 70% 者对血供也有一定影响。

5. 代谢当量测定　代谢当量（metabolic equivalent，MET）是以安静、坐位时的能量消耗为基础，表达各种活动时相对能量代谢水平的常用指标。MET 可由 VO_2max 推算而来，1MET 相当于耗氧量 3.5mL/（kg·min），是能量代谢的另一种表达方式。

【康复护理目标与措施】

（一）康复护理目标
通过对危险因素的控制，尽量减少复发，降低发病率及死亡率，同时提高患者的生活质量。

（二）康复护理措施

1. 日常生活训练

（1）根据心功能状况进行指导　临床上可根据患者的心功能分级情况给予适当的指导，如帮助患者适应床上排便，进行呼吸训练，帮助患者在绝对卧床期间采取舒适的卧位，对患者的日常生活给予适当的照顾等。

1）心功能Ⅰ级患者：注意避免过重的体力活动，但日常生活无须限制。

2）心功能Ⅱ级（轻度心衰）患者：日常的活动可不受到限制，但休息的时间适当增加，患者适当午睡，且保证夜间的睡眠充足。

3）心功能Ⅲ级（中度心衰）：患者应以卧床休息为主，同时对日常活动进行限制。

4）心功能Ⅳ级（重度心衰）：患者应绝对卧床休息，等病情好转之后再逐步增加活动量。

（2）根据康复分期进行指导　国际上依据冠心病的病理及康复治疗的特点，将康复分为 3 期。

1）Ⅰ期：此期时间为 3 ～ 7 天，是指急性心肌梗死或者急性冠脉综合征的住院康复期。患者的生命体征稳定，安静状态下的心率 <110 次/分，体温在正常范围，血压也基本正常。在此期无明显的心绞痛表现，没有心力衰竭、严重的心律失常及心源性休克。

Ⅰ期的康复目标：低水平运动试验为阴性，能够按照正常节奏持续行走 100 ～ 200m 或能够

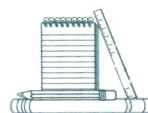

上下 1～2 层楼且没有症状。运动能力可达 2～3METs，可以适应家庭生活。

2）Ⅱ期：此期时间为 5～6 周，是指从患者出院开始，直到病情的稳定性完全建立。此期患者的病情稳定，和Ⅰ期相似，其运动能力可达 3METs 以上，在家庭活动时无明显的症状及体征。

Ⅱ期的康复目标：能逐渐恢复一般的日常生活活动能力，如娱乐活动、轻度的家务活动等。运动能力可达 4～6METs，提高患者的生活质量。

Ⅰ期、Ⅱ期的康复指导：训练内容应循序渐进，一般先从呼吸训练及床上的肢体活动开始，先活动远端肢体的小关节，然后慢慢过渡到坐位、步行等，逐渐增加活动量，帮助患者改善心功能。如果患者在训练过程中没有不良反应，活动时心率增加 10 次 / 分，次日训练可以进入下一阶段。运动中的心率增加在 20 次 / 分左右，则继续同一级别运动。心率增加超过 20 次 / 分，或出现任何不良反应，则应退到前一阶段的运动，甚至暂时停止运动训练。

3）Ⅲ期：康复治疗的时间一般是 2～3 个月，患者病情处在长期较稳定的状态，包括稳定性心绞痛及陈旧性心肌梗死等。

Ⅲ期康复护理目标：巩固前期的康复成果，控制危险因素并提高和改善身体的活动能力及心血管的功能，最大限度地帮助患者恢复正常的工作与生活。此期是心脏康复计划中重要的组成部分。在此期强化和高水平的康复护理措施可能需要持续 6～12 个月，且患者应终生进行自我锻炼。若患者停止训练，则前期训练达到的效果在随后的几周内就会慢慢消失。因此，一定要向患者强调持续训练的重要性。Ⅲ期的康复训练应以有氧运动为主，但也应本着因人而异（考虑患者的年龄、性别、爱好、疾病的诊断、临床表现、心理状态、治疗目标等），循序渐进（遵循生理学的规律），持之以恒，主动积极，全面整体的原则进行。常见的有氧运动包括登山、骑车、游泳、步行等。为了增强患者对训练计划的依从性，最好将训练项目同患者的生活相结合，具体运动训练方案可参考表 6-14。

表 6-14　依据患者一般情况拟定的运动训练方案

患者情况	训练方式	训练次数	强度	每次训练时间	类型
年龄＜65 岁且不超重	高强度的耗氧方式	3～4 次 / 周	75%～85% 最大心率	连续或持续 35～45 分钟	划船、散步、慢跑、骑车
年龄≥65 岁	低强度的耗氧训练及抗阻练习	3～4 次 / 周	65%～75% 最大心率	30 分钟（中途可间断）	划船、散步、骑车
超重	高热卡消耗的耗氧训练	5～6 次 / 周	65%～80% 最大心率	45～60 分钟	散步
年龄＞65 岁且伴有残疾，超重或从事体力活动	抗阻训练	2～3 次 / 周	单次可抬高最大重量的 50%～75%	10～20 分钟（练习 5～7 组，每组 10 次）	利用哑铃或举重机重点练习上肢、肩和大腿

无论患者采取哪一种训练方法，都一定要注意安全，特别是对于有中度甚至明显骨质疏松的患者要预防骨折或意外的发生。左心室功能良好的患者运用肌力练习（等长和抗阻练习）和循环力量训练的危险性很低。如果患者有左心室的功能损害，进行抗阻训练则有可能出现失代偿。因此，这类患者及有未控制的心律失常或是不稳定心绞痛者不应进行这些训练。

2. 呼吸训练　主要训练腹式呼吸（具体内容见模块四项目二）。呼气与吸气之间要均匀连贯，可以比较缓慢，但是不可憋气。

3. 营养支持　推荐地中海饮食模式，饮食宜清淡、低脂低盐、低胆固醇、营养丰富且易消

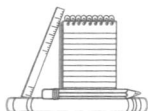

化；可多食富含不饱和脂肪酸的食物（如鱼类），多食富含维生素 C 及膳食纤维的新鲜瓜果、蔬菜；忌暴饮暴食，注意少量多餐，忌食辛辣及肥甘厚味之物，忌咖啡、烟、酒、浓茶。

4. 排便训练 指导患者保持大便通畅，预防便秘。且提醒患者不能自行去卫生间排便，不采用蹲位排便，也不能在排便时过分用力，应逐渐习惯在床旁利用坐便器采用坐位进行排便。

5. 传统运动功法 对于无法参加现代心脏康复项目的老年患者或病情较重的心脏病患者，推荐采用个性化的传统运动功法作为有氧运动的方式，如太极拳、八段锦、五禽戏等。

6. 康复护理指导

（1）**疾病知识宣教** 根据患者及家属对知识的了解情况，采取讲座、问答、个人咨询和宣教等形式，向患者及其家属介绍冠心病的相关知识及危险因素，指导患者随身携带硝酸甘油等急救药物。硝酸甘油药物应避光保存；发生心绞痛时应立即舌下含服；若病情不缓解可再次含服，但若连服 3 次仍无效，则高度怀疑心肌梗死，应立即送医治疗。

（2）**改变生活习惯** 帮助患者养成良好的生活习惯，控制高血压、高血脂、糖尿病和肥胖等冠心病的危险因素。保持乐观松弛的精神状态，避免情绪激动、焦虑、发怒等，保障睡眠质量。帮助患者戒烟、酒，不饮浓茶和浓咖啡。

（3）**定期随访** 指导患者学会自我监测病情，同时应了解患者的病情进展，如有不良的生活方式应及时指出，并提醒患者定期到医院做健康检查。

复习思考题

1. 冠心病患者恢复期康复训练最简便易行的方法是（　　　　）

　　A. 跳绳　　　　　　　　　　　　B. 行走

　　C. 游泳　　　　　　　　　　　　D. 骑自行车

　　E. 跑步

2. 冠心病患者的康复教育以下不正确的是（　　　　）

　　A. 控制体重　　　　　　　　　　B. 保持大便通畅

　　C. 保持心情舒畅，乐观对待　　　D. 运动后可即刻进行热水浴或洗热水澡

　　E. 培养良好的饮食习惯，合理营养

3. 冠心病患者的康复护理措施有哪些？

（王太娟）

扫一扫，查阅
复习思考题答案

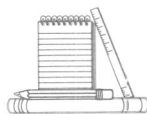

主要参考书目

1. 沈珣.康复护理［M］.北京：中国中医药出版社，2018.

2. 谭工.康复护理学［M］.北京：中国医药科技出版社，2019.

3. 黄学英.康复护理［M］.北京：人民卫生出版社，2018.

4. 赵桂花.康复护理学［M］.北京：北京大学出版社，2020.

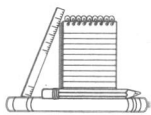

教材目录

注：凡标☆者为"十四五"职业教育国家规划教材。

序号	书　名	主　编		主编所在单位	
1	医古文	刘庆林	江　琼	湖南中医药高等专科学校	江西中医药高等专科学校
2	中医药历史文化基础	金　虹		四川中医药高等专科学校	
3	医学心理学	范国正		娄底职业技术学院	
4	中医适宜技术	肖跃红		南阳医学高等专科学校	
5	中医基础理论	陈建章	王敏勇	江西中医药高等专科学校	邢台医学院
6	中医诊断学	王农银	徐宜兵	遵义医药高等专科学校	江西中医药高等专科学校
7	中药学	李春巧	林海燕	山东中医药高等专科学校	滨州医学院
8	方剂学	姬水英	张　尹	渭南职业技术学院	保山中医药高等专科学校
9	中医经典选读	许　海	姜　侠	毕节医学高等专科学校	滨州医学院
10	卫生法规	张琳琳	吕　慕	山东中医药高等专科学校	山东医学高等专科学校
11	人体解剖学	杨　岚	赵　永	成都中医药大学	毕节医学高等专科学校
12	生理学	李开明	李新爱	保山中医药高等专科学校	济南护理职业学院
13	病理学	鲜于丽	李小山	湖北中医药高等专科学校	重庆三峡医药高等专科学校
14	药理学	李全斌	卫　昊	湖北中医药高等专科学校	陕西中医药大学
15	诊断学基础	杨　峥	姜旭光	保山中医药高等专科学校	山东中医药高等专科学校
16	中医内科学	王　飞	刘　菁	成都中医药大学	山东中医药高等专科学校
17	西医内科学	张新鹃	施德泉	山东中医药高等专科学校	江西中医药高等专科学校
18	中医外科学☆	谭　工	徐迎涛	重庆三峡医药高等专科学校	山东中医药高等专科学校
19	中医妇科学	周惠芳		南京中医药大学	
20	中医儿科学	孟陆亮	李　昌	渭南职业技术学院	南阳医学高等专科学校
21	西医外科学	王龙梅	熊　炜	山东中医药高等专科学校	湖南中医药高等专科学校
22	针灸学☆	甄德江	张海峡	邢台医学院	渭南职业技术学院
23	推拿学☆	涂国卿	张建忠	江西中医药高等专科学校	重庆三峡医药高等专科学校
24	预防医学☆	杨柳清	唐亚丽	重庆三峡医药高等专科学校	广东江门中医药职业学院
25	经络与腧穴	苏绪林		重庆三峡医药高等专科学校	
26	刺法与灸法	王允娜	景　政	甘肃卫生职业学院	山东中医药高等专科学校
27	针灸治疗☆	王德敬	胡　蓉	山东中医药高等专科学校	湖南中医药高等专科学校
28	推拿手法	张光宇	吴　涛	重庆三峡医药高等专科学校	河南推拿职业学院
29	推拿治疗	唐宏亮	汤群珍	广西中医药大学	江西中医药高等专科学校

序号	书名	主编		主编所在单位	
30	小儿推拿	吕美珍	张晓哲	山东中医药高等专科学校	邢台医学院
31	中医学基础	李勇华	杨频	重庆三峡医药高等专科学校	甘肃卫生职业学院
32	方剂与中成药☆	王晓戎	张彪	安徽中医药高等专科学校	遵义医药高等专科学校
33	无机化学	叶国华		山东中医药高等专科学校	
34	中药化学技术	方应权	赵斌	重庆三峡医药高等专科学校	广东江门中医药职业学院
35	药用植物学☆	汪荣斌		安徽中医药高等专科学校	
36	中药炮制技术☆	张昌文	丁海军	湖北中医药高等专科学校	甘肃卫生职业学院
37	中药鉴定技术☆	沈力	李明	重庆三峡医药高等专科学校	济南护理职业学院
38	中药制剂技术	吴杰	刘玉玲	南阳医学高等专科学校	娄底职业技术学院
39	中药调剂技术	赵宝林	杨守娟	安徽中医药高等专科学校	山东中医药高等专科学校
40	药事管理与法规	查道成	黄娇	南阳医学高等专科学校	重庆三峡医药高等专科学校
41	临床医学概要	谭芳	向军	娄底职业技术学院	毕节医学高等专科学校
42	康复治疗基础	王磊		南京中医药大学	
43	康复评定技术	林成杰	岳亮	山东中医药高等专科学校	娄底职业技术学院
44	康复心理	彭咏梅		湖南中医药高等专科学校	
45	社区康复	陈丽娟		黑龙江中医药大学佳木斯学院	
46	中医养生康复技术	廖海清	艾瑛	成都中医药大学附属医院针灸学校	江西中医药高等专科学校
47	药物应用护理	马瑜红		南阳医学高等专科学校	
48	中医护理	米健国		广东江门中医药职业学院	
49	康复护理	李为华	王建	重庆三峡医药高等专科学校	山东中医药高等专科学校
50	传染病护理☆	汪芝碧	杨蓓蓓	重庆三峡医药高等专科学校	山东中医药高等专科学校
51	急危重症护理☆	邓辉		重庆三峡医药高等专科学校	
52	护理伦理学☆	孙萍	张宝石	重庆三峡医药高等专科学校	黔南民族医学高等专科学校
53	运动保健技术	潘华山		广东潮州卫生健康职业学院	
54	中医骨病	王卫国		山东中医药大学	
55	中医骨伤康复技术	王轩		山西卫生健康职业学院	
56	中医学基础	秦生发		广西中医学校	
57	中药学☆	杨静		成都中医药大学附属医院针灸学校	
58	推拿学☆	张美林		成都中医药大学附属医院针灸学校	